François Lelord
Das Geheimnis der Cellistin

PIPER

Zu diesem Buch

Spannend wie die Fälle von Oliver Sacks, poetisch wie die Geschichten von Hector: François Lelord erzählt die interessantesten Fälle aus seinem Leben als Psychiater. Da ist die junge Frau, die nur noch mit Handschuhen das Haus verlässt und nichts zu berühren wagt. Da sind der Student, der Stimmen hört, und die Cellistin, die unter Angststörungen leidet. Lelord fühlt sich in seine Patienten ein, stellt die Diagnose und erklärt dem Leser die Geheimnisse der menschlichen Psyche.

François Lelord, geboren 1953, studierte Medizin und Psychologie und wurde Psychiater, schloss jedoch seine Praxis, um sich und seinen Lesern die wirklich großen Fragen des Lebens zu beantworten. Er lebt in Paris und Hanoi, wo er Psychiater an der französischen Klinik ist. Alle Abenteuer Hectors (»Hectors Reise oder die Suche nach dem Glück«, »Hector und die Geheimnisse der Liebe«, »Hector und die Entdeckung der Zeit«, »Hector und das Wunder der Freundschaft«, »Hector & Hector und die Geheimnisse des Lebens«) sowie seine Romane »Im Durcheinanderland der Liebe« und »Die kleine Souvenirverkäuferin« wurden weltweit große Erfolge.

François Lelord

Das Geheimnis der Cellistin

Beinahe normale Fälle eines ungewöhnlichen Psychiaters

Deutsch von Ralf Pannowitsch

Piper München Zürich

Mehr über unsere Autoren und Bücher:
www.piper.de

Von François Lelord liegen bei Piper vor:

Hectors Reise oder die Suche nach dem Glück
Hector und die Geheimnisse der Liebe
Hector und die Entdeckung der Zeit
Hector & Hector und die Geheimnisse des Lebens
Hector und das Wunder der Freundschaft
Im Durcheinanderland der Liebe
Die kleine Souvenirverkäuferin

Die Macht der Emotionen
Das Geheimnis der Cellistin

MIX
Papier aus verantwortungsvollen Quellen
FSC® C014496
FSC www.fsc.org

Ungekürzte Taschenbuchausgabe
Oktober 2012

Titel der französischen Originalausgabe:
»Les contes d'un psychiatre ordinaire«

Umschlaggestaltung: semper smile, München
Umschlagabbildung: Isabell Klett Illustration
Satz: Fotosatz Reinhard Amann, Aichstetten
Gesetzt aus der Minion
Papier: Munken Print von Arctic Paper Munkedals AB, Schweden
Druck und Bindung: GGP Media GmbH, Pößneck
Printed in Germany ISBN 978-3-492-30013-1

Oft wirft man denen ihre Launenhaftigkeit vor,
die man wegen ihrer Leiden eigentlich nur bedauern sollte.

CHODERLOS DE LACLOS

Inhaltsverzeichnis

Vorwort zur deutschen Ausgabe

Das Geheimnis der Cellistin ist mein erstes Buch. Ich habe es geschrieben, als ich selbst noch in Paris praktizierte – nachmittags in meiner privaten Praxis und vormittags in einem Krankenhaus, genau wie Hector, der Held aus meinen Romanen.

Damals habe ich mich oft geärgert, wenn ich merkte, wie wenig die Leute über meinen Beruf wussten. Die Menschen, denen ich begegnete, hatten immer wieder dieselben zwei Bilder vom Psychiater im Kopf: den schweigsamen Psychoanalytiker, der hinter seinem Patienten sitzt, während dieser auf der Couch liegt und Monologe hält, oder aber den Irrenarzt im weißen Kittel, der damit beschäftigt ist, die in seiner Abteilung internierten »Verrückten« ruhig zu stellen.

Dies machte mir Lust darauf, die wirkliche Arbeit eines Psychiaters von Tag zu Tag zu beschreiben. Gerade hatte ich Oliver Sacks' herrliches Buch *Der Mann, der seine Frau mit einem Hut verwechselte* gelesen und fühlte mich davon inspiriert: Wenn ein Neurologe es schafft, seine nüchterne Disziplin zu etwas Spannendem zu machen, indem er Geschichten von Patienten erzählt, warum sollt ein Psychiater das nicht können?

Auf diese Weise ist das vorliegende Buch entstanden. Jedes seiner Kapitel ist der Geschichte eines meiner damaligen

Patienten gewidmet. Selbstverständlich sind aus Gründen der Diskretion biografische Details verändert worden, und in manchen der beschriebenen Fälle sind mehrere Personen, die an der gleichen Störung erkrankt waren, zu einer einzigen Figur verschmolzen. Aber nichts ist erfunden, all diese Geschichten sind Ausschnitte der Realität – der Realität jener Menschen, die eines Tages einen Psychiater aufsuchen müssen.

Im Vorfeld der deutschen Ausgabe stellte sich nun die Frage, ob dieses vor beinahe zwanzig Jahren geschriebene Buch nicht Patina angesetzt hatte. Beim Wiederlesen waren wir beruhigt: Zum Glück (oder vielmehr: leider) hat es in den vergangenen zwei Jahrzehnten keine grundlegenden Umwälzungen in der Psychiatrie gegeben – anders als beispielsweise in den 1960er-Jahren, als fast gleichzeitig Antidepressiva, Anxiolytika und Neuroleptika auf der Bildfläche erschienen, woraufhin sich die Krankenhäuser leerten und das Leben von Millionen Patienten sich veränderte. Was die Störungen selbst betrifft, die in den folgenden Kapiteln beschrieben werden, so haben diese sich natürlich nicht verändert, und die Patienten von heute können sich in meinen Patienten von damals gewiss problemlos wiedererkennen.

Allerdings hat die Psychiatrie wie jeder andere Teilbereich der Medizin auch Fortschritte gemacht. Die drei wichtigsten seien hier aufgeführt:

- Die Auswahl an wirkungsvollen Medikamenten ist größer geworden, wodurch man die Behandlung besser auf die Bedürfnisse jedes einzelnen Patienten ausrichten kann.
- Die Biologie ist ein ganzes Stück vorangekommen, wobei besonders die Gehirnuntersuchungen mit bildgebenden Verfahren und die genetischen Forschungen zu nennen wären. Zwar haben sie noch keinen unmittelbaren Nieder-

schlag in neuen Therapien gefunden, aber sie haben uns über die Mechanismen psychischer Störungen eine Menge neuer Erkenntnisse gebracht.

- Schließlich die größere Verbreitung effizienter Psychotherapien, umso mehr, als die Patienten und ihre Familien heute dank Internet selbst direkten Zugang zu den wesentlichen Informationen haben.

Über diese allgemeinen Aussagen hinaus habe ich jedem einzelnen Kapitel einen Anhang beigefügt, der die Fortschritte schildert, die es seit dem Entstehen der französischen Originalausgabe gegeben hat – einen Anhang, der den Wissensstand aktualisiert und die Therapiemöglichkeiten durch erst kürzlich eingeführte Praktiken ergänzt.

Möge dieses Buch zu einem genaueren Bild von der Psychiatrie beitragen, möge es die bedürftigen Menschen dazu bringen, ohne Scheu einen Psychiater zu konsultieren, und möge es ein besseres gegenseitiges Verständnis zwischen den Patienten und ihren Familien fördern.

Das Geheimnis der Cellistin

Es war an einem schönen Maienmorgen. Durch das halb offene Fenster drang das Gurren der Tauben, die in diesem Jahr sehr zahlreich waren. Alle möglichen Vögel waren in den Bäumen der Allee versammelt, die zur chirurgischen Notfallaufnahme führte. Ein Sonnenstrahl fiel auf das helle Holz des Schreibtischs. Eine groß gewachsene junge Frau stellte sich zu ihrer ersten Konsultation ein. Sie wurde von einer Freundin begleitet, die im Wartezimmer blieb. Die junge Frau war schlank, brünett, schön. Ihre Bewegungen hatten eine leicht schüchterne Anmut, als hätte sie das Teenageralter noch nicht ganz hinter sich gelassen. Sie hieß Marie-Hélène L. und war Cellolehrerin.

»Womit kommen Sie zu mir?«

»Mit einer Freundin.«

»Ah, ja, aber ich meinte, welches Problem Sie herführt.«

»Ich schaffe es nicht mehr … allein aus der Wohnung zu gehen.«

»Weshalb nicht?«

»Ich habe Angst. Sobald ich draußen allein bin, habe ich Angst, dass ich einen Schwächeanfall bekomme.«

»Und haben Sie solche Anfälle schon gehabt?«

»Ja … das heißt, jetzt nicht mehr … ich gehe ja nicht mehr allein raus.«

Sie lächelte traurig, denn sie fühlte, wie absurd diese Lösung war.

»Wollen Sie sagen, dass Sie in Begleitung keine Angst vor einem solchen Anfall haben?«

»Ja, wenn mich jemand begleitet, geht es so einigermaßen.«

»Und wie lange ist das schon so?«

»Oh, ungefähr sechs Monate.«

Angefangen hatte alles in der Woche vor Weihnachten. Marie-Hélènes Mutter war für eine Woche nach Paris gekommen, um ein paar Dinge einzukaufen, und die junge Frau hatte sie am Bahnhof abgeholt. Dann hatten Mutter und Tochter ihren Streifzug durch die Straßen der Hauptstadt begonnen. Am späten Nachmittag waren sie gemeinsam in ein Kaufhaus am rechten Seineufer gegangen, wo sie sich getrennt hatten: Die Mutter wollte in der Herrenabteilung im ersten Stock ein Hemd für ihren Mann kaufen, während sich die Tochter bei den Kosmetika im Erdgeschoss umsehen wollte.

Als Marie-Hélène ihre Einkäufe erledigt hatte, wartete sie an der großen zentralen Treppe des Kaufhauses auf ihre Mutter. Als sie sie nach einigen Minuten immer noch nicht erblickt hatte, begann sie unruhig zu werden. Ihr war heiß, und sie fühlte sich nicht besonders gut. An diesem Tag war es sehr voll, und ihr war beklommen zumute beim Anblick des Menschenstroms, der sich in die Gänge des Kaufhauses ergoss. Sie versuchte einen Ausgang zu entdecken, aber das Kaufhaus war so groß, dass sie nur ein paar Hinweisschilder mit Pfeilen sah, und auch die schienen ihr sehr weit weg zu sein. Eine Hitzewelle überlief sie. Sie fühlte sich wie in einer Falle; es kam ihr vor, als könnte sie nie mehr einen Ausgang zur Straße hin finden. Ihr Herz begann heftig zu klopfen. Sie bekam große Angst, einen Schwächeanfall zu erleiden und hinzufallen; sie hatte das Gefühl, keine Luft mehr zu bekommen. Sie hatte den Eindruck, dass sich das Kaufhaus nach allen Seiten bis ins Unendliche erstreckte, dass sie nie wieder an die frische Luft gelangen würde, dass sie sich niemals durch diese Unmenge von Leuten einen Weg würde bahnen können. Alles begann sich zu drehen, ihr Herz pochte wild; sie spürte, wie sie schwankte, und glaubte schon, sie müsse sterben. In diesem Moment tauchte ihre Mutter neben ihr auf, und Marie-Hélène klammerte sich an ihren Arm. Die Mutter war erschrocken, ihre Tochter in solch einem Zustand vorzufinden; sie führte sie zum Ausgang und erklärte, dass sie wegen einer defekten Kasse aufgehalten worden sei. Sobald sie auf der Straße waren, fühlte sich Marie-Hélène besser, und beide fuhren nach Hause zurück.

Die folgenden Tage konnten die Erinnerung an jene große Angst nicht zerstreuen. Marie-Hélène fürchtete sich davor, dass es zu einer neuen Krise kommen könnte, sobald sie den Fuß vor die Tür setzte. In ihrer direkten Nachbarschaft ging es noch, aber wenn sie sich ein wenig weiter von ihrem Haus entfernte, wuchs die Angst in ihr an. Drei Tage nach ihrer ersten Panikattacke wollte sie die Metro nehmen. Als sie auf den unterirdischen Bahnsteig trat, hatte sie von Neuem das Gefühl, von der frischen Luft abgeschnitten zu sein, und ihr Herz begann wie verrückt zu rasen. Panisch stürzte sie auf die Treppe zu und fühlte sich erst besser, als sie wieder unter freiem Himmel stand. Sie hielt sich am Geländer fest und blieb mehrere Minuten so stehen, bis sie wieder ruhig durchatmen konnte.

Da sie dachte, dass vielleicht mit ihrem Herzen etwas nicht in Ordnung sein könnte, konsultierte sie einen Kardiologen. Dieser konnte sie nach einigen Untersuchungen beruhigen: Ihr Herz sei vollkommen gesund. Auf Anraten einer Freundin ging sie noch zu einem anderen Arzt, der sie untersuchte und ihr dann empfahl, die Schilddrüsenwerte analysieren zu lassen. Die Resultate waren normal. Er sagte Marie-Hélène, dass ihre Störungen nervlich bedingt seien, und verschrieb ihr Magnesium und Kalzium. Trotz dieser Behandlung wuchs ihre Furcht weiter. Sie hatte Angst vor einem Aufenthalt in geschlossenen Räumen mit vielen Menschen – Kaufhäuser, öffentliche Verkehrsmittel –, aber sie fürchtete sich auch davor, allein auf der Straße unterwegs zu sein.

Sechs Monate nach dem Einsetzen der Störung hatte sich ihre Autonomie drastisch reduziert. Sie konnte kaum mehr allein aus dem Haus gehen, es sei denn zu Lebensmittelläden, die nicht weiter als hundert Meter entfernt lagen. Für alle längeren Wege brauchte sie unbedingt eine Begleitung. Auf die Benutzung öffentlicher Verkehrsmittel musste sie verzichten und bewegte sich nur noch mit dem Taxi fort, was ein empfindliches Loch in ihren Geldbeutel riss.

Marie-Hélène erzählte mir all dies mit resignierter Miene. Ihre traurige Schönheit verlieh ihr die Anmutung einer Prinzessin, die sich anschickte, den Rest ihres Lebens in einem Kloster zu verbringen.

Seit ihrer Scheidung vor drei Jahren lebte sie allein. Seither hatte es keine Liebesgeschichten gegeben, was bei einer so attraktiven Frau überraschend war. Sie traf sich regelmäßig mit drei Freundinnen, allesamt verheiratet, die sie seit Kindertagen kannte. Die Freundinnen wussten über ihre Störung Bescheid und hatten sich immer wieder angeboten, Marie-Hélène durch Paris zu begleiten. Außer ihrer Lehrtätigkeit war Marie-Hélène auch Mitglied eines Quartetts, das mehrmals pro Jahr Konzerte gab.

Mit zehn hatte sie begonnen, Cello zu spielen. Nach einem ersten Preis in der Musikhochschule ihrer Heimatstadt war sie zum Studium nach Paris gekommen, wo sie weitere Preise erhalten hatte. Damals hätten diese Wettbewerbserfolge es ihr ermöglicht, für ein Jahr zum Studium an eine ausländische Universität zu gehen, aber diese Vorstellung hatte ihr Angst gemacht; stattdessen hatte sie sich für eine Lehrtätigkeit an einem Konservatorium unweit von Paris entschieden.

»Als Sie nach Paris gekommen sind, haben Sie da allein gelebt?«

»Nein, bei meiner Tante.«

»Und wann sind Sie dort ausgezogen?«

»Als ich geheiratet habe.«

»Mit 23, nicht wahr?«

»Ja.«

»Kannten Sie Ihren Mann schon lange?«

»Er war ein Freund aus meiner Kindheit.«

Damals hatte ihr Mann, Absolvent einer Elitehochschule, gerade in einem Ministerium zu arbeiten begonnen. Marie-Hélène beschrieb ihn als fleißigen, nicht sehr mitteilsamen und eher strengen Menschen. Als ich sie fragte, was die Ursachen für ihre Trennung gewesen waren, wurde sie verlegen und errötete. Ich bohrte nicht nach, weil ich eine sexuelle Unstimmigkeit vermutete. Weil sie nicht der Gegenstand der heutigen Konsultation war, hielt ich es für besser, diese Frage vorerst auszuklammern.

Marie-Hélènes Leben schien ansonsten ohne offensichtliche Traumata verlaufen zu sein. Immerhin bekannte sie, von eher schüchternem und ängstlichem Naturell zu sein und das Unbekannte zu fürchten. Sie war mit drei älteren Brüdern aufgewachsen und hatte sehr gute Erinnerungen an ihre Kindheit; sie hatte sich von ihren Eltern, einem harmonischen und liebevollen Paar, geliebt gefühlt. Sie hatte sich auch gut mit ihren Brüdern verstanden, die immer als ihre Beschützer aufgetreten waren.

Abgesehen von ihren Schwierigkeiten, unbegleitet die Wohnung zu verlassen, schilderte sie uns keine anderen Störungen – außer vielleicht ein Gefühl von Einsamkeit, das auch die mit den Freundinnen verbrachten Nachmittage oder die Wochenenden bei den Eltern nicht zu vertreiben vermochten. Seit einigen Monaten war ihr Schlaf etwas gestört, ohne dass sie an echter Schlaflosigkeit litt. Ihr Appetit hatte sich nicht verändert, und obgleich sie manchmal das Gefühl hatte, rascher zu ermüden, war sie an anderen Tagen doch wieder voller Energie.

Nach dem Misserfolg der Magnesiumbehandlung hatte der Arzt ihr empfohlen, Antidepressiva zu nehmen; er hatte gesagt, sie würden ihr helfen, ihre Angst zu überwinden. Er hatte ihr ein klassisches Antidepressivum in schwacher Dosierung verschrieben, damit sie sich allmählich daran gewöhnen konnte. Leider ging es Marie-Hélène schon in den ersten Tagen der Behandlung schlecht: Schwindel, Nervosität, Übelkeit und extreme Ermüdung machten ihr zu schaffen. Der Arzt musste die Behandlung abbrechen. Auch Tranquilizer hatten kaum mehr Erfolg. Niedrig dosiert, richteten sie nichts gegen Marie-Hélènes Angst aus; höher dosiert machten sie sie schlaftrunken, was sie ebenso vom Ausgehen abschreckte. Als der Arzt feststellte, dass Medikamente ihr nicht halfen, empfahl er ihr eine Verhaltenstherapie, denn er wusste, dass diese Methoden sich als sehr wirksam gegen Phobien erwiesen hatten. Er schlug ihr also vor, in einer psychiatrischen Einrichtung Hilfe zu suchen. Die Vorstellung, einen Psychiater zu konsultieren, hatte Marie-Hélène zunächst eher entsetzt. Sie wusste nicht genau, was sie dabei zu befürchten hatte, aber es schien ihr, als wäre das auf jeden Fall eine Katastrophe. Sie hätte gewiss noch lange gezögert, wenn nicht eine Freundin, die gerade einen Zeitschriftenartikel über Verhaltenstherapien bei Phobien gelesen hatte, ihr Mut gemacht hätte.

Nach unserer ersten Begegnung schickte ich Marie-Hélène zu Agnès, der Psychologin unseres Krankenhauses, und die erklärte ihr das Grundprinzip der Therapie: »Wir werden gemeinsam eine Liste der Situationen erstellen, die bei Ihnen Angst auslösen, und dann werden wir sie nach dem Grad der Schwierigkeit, die sie Ihnen bereiten, ordnen. Angenommen, dass zehn die Stufe größtmöglicher Angst ist, was wäre dann

Stufe 1, also eine Situation, die Ihnen Angst macht, die Sie aber trotzdem noch bewältigen können?«

»Darüber habe ich schon nachgedacht. Das wäre wohl: Im Lebensmittelladen bei mir um die Ecke an der Kasse anstehen. Oft gehe ich da allein hin, aber wenn vor mir schon ein paar Leute sind und ich warten muss, beginne ich mich unwohl zu fühlen und verlasse den Laden sofort. Ich richte es so ein, dass ich nur reingehe, wenn nicht mehr als ein, zwei Kunden im Laden sind, und wenn ich sehe, dass es voller ist, warte ich draußen oder schaue später noch einmal vorbei. Aber manchmal sage ich mir, dass ich auch in der Warteschlange bleiben könnte, wenn ich mich dazu zwingen würde.«

»Hervorragend, lassen Sie uns diese Situation gleich als Stufe 1 festhalten. Und jetzt überlegen wir mal, was die anderen sein könnten.«

Mit der Hilfe von Agnès erstellte sie in zwanzig Minuten die folgende Liste:

1. Im Lebensmittelgeschäft in einer Warteschlange von mehr als vier Personen ausharren.
2. Zu einer Tageszeit, in der wenig Leute auf der Straße sind, allein an der Bushaltestelle warten.
3. Gleiche Situation zu einer Tageszeit, in der die Straßen sehr belebt sind.
4. Bis zur Post gehen (Entfernung: 300 Meter).
5. Sich auf der Post in die Warteschlange einreihen.
6. Unbegleitet eine Runde durch den Park spazieren (Entfernung: 500 Meter).
7. Zu einer Tageszeit mit wenig Betrieb den Bus nehmen.
8. Wenn wenig Kunden da sind, ins Erdgeschoss eines Kaufhauses gehen, ohne an der Kasse zu warten.
9. Gleiche Situation mit Warteschlange an der Kasse.
10. Dasselbe, aber im Untergeschoss oder in der ersten Etage.

Andere Situationen, vor denen sich die junge Frau fürchtete, fanden sich nicht auf der Liste (ein Kinobesuch, mit dem Lift fahren, über Brücken gehen), aber Agnès beschloss, sich ihnen – falls nötig – später zu widmen. Momentan hatten die Situationen Vorrang, deren Meisterung für Marie-Hélènes Alltag am nützlichsten war.

»Ich werde Ihnen das Grundprinzip der Therapie erläutern. Wir werden Ihnen dabei helfen, sich an Stufe 1 neu zu gewöhnen. Wenn sie Ihnen keine Angst mehr macht, gehen wir zu Stufe 2 über – und so weiter. Sie werden in Ihrem eigenen Tempo vorgehen, und wir beginnen mit der nächsten Stufe immer erst, wenn Sie sich bei der vorigen vollkommen locker fühlen.«

»Aber wie kann ich mich denn wieder an diese Situationen gewöhnen?«

»Zunächst vor Ihrem geistigen Auge, dann an Ort und Stelle. Beim nächsten Mal werden Sie üben, sich vorzustellen, Sie befänden sich in den Situationen der Stufen 1, 2 und – wenn wir genügend Zeit haben – vielleicht noch 3, und dann werde ich Sie bitten, sich einer Situation der Stufe 1 tatsächlich auszusetzen. Wird Ihre Freundin Sie wieder begleiten?«

»Ja.«

»Großartig. Glauben Sie, dass sie bereit wäre, Ihnen bei der Therapie zu helfen?«

»Bestimmt.«

»Nun ja, dann erklären Sie ihr bitte kurz, worüber wir gerade gesprochen haben; das könnte nützlich sein. Und zwingen Sie sich erst einmal zu gar nichts; es hat keinen Sinn, sich in Angst und Schrecken zu versetzen.«

»In Ordnung.«

Die zweite Konsultation fand in der folgenden Woche statt. Die Sitzung begann mit einer Entspannungsübung, die auf langsamer Bauchatmung basierte. Das gelang Marie-Hélène schon nach zwanzig Minuten ziemlich gut, auch weil sie diese Entspannungsübung vor ein paar Jahren bei einem Celloworkshop praktiziert hatte.

Als sie einigermaßen entspannt war, gab ihr Agnès die typischen Instruktionen: »Bitte stellen Sie sich jetzt vor, dass Sie sich im Laden befinden. Sagen Sie mir, was Sie sehen.«

»Die Regalreihen, die Frau an der Kasse.«

»Was hat sie an?«

»Eine blaue Bluse.«

»Sehr gut. Es ist achtzehn Uhr, vor Ihnen warten mehrere Leute an der Kasse. Was haben Sie in Ihrem Einkaufskorb?«

»Ähm … Joghurt.«

»Stellen Sie sich weiter vor, wie Sie in dieser Situation sind, wie Sie mit dem Joghurt im Korb an der Kasse warten, hinter den anderen Kunden. Ich sage jetzt erst mal nichts.«

Marie-Hélène hielt die Augen geschlossen. Nach etwa zehn Sekunden begann sie schneller zu atmen, und ihr Gesichtsausdruck wurde angespannter: Dass sie sich in die Situation hineinversetzte, hatte sie aus ihrem Entspannungszustand gebracht.

»Gut, hören Sie jetzt mit der Vergegenwärtigung auf. Atmen Sie wieder wie vorhin, damit Sie sich entspannen.«

Nach einer Minute hatte sie ihren vorherigen Entspannungszustand wieder erreicht. Agnès bat sie dann, sich die Szene im Geschäft von Neuem vorzustellen, sich wieder zu entspannen, dann eine halbe Minute an den Einkauf zu denken, sich erneut zu entspannen – und all das dreimal hintereinander, bis es Marie-Hélène schließlich gelang, sich die Szene in aller Ruhe auszumalen.

Situation 2 wurde nach demselben Prinzip behandelt, Situation 3 ebenfalls. Agnès beglückwünschte die Patientin zu ihren raschen Fortschritten und gab ihr eine Hausaufgabe mit, welche bis zur nächsten Sitzung zu erledigen war: Marie-

Hélène sollte in den Lebensmittelladen gehen, wenn es dort eine Warteschlange gab.

»Um sich richtig daran zu gewöhnen, sollten Sie versuchen, es mehrmals zu tun, am besten so oft wie möglich.«

Die Therapie schritt in den folgenden Wochen ohne Hindernisse voran. Die junge Frau entdeckte mit Freude, dass sie die Situationen, die sie sich in entspanntem Zustand ausgemalt hatte, wirklich bewältigen konnte. Zuerst war sie in Begleitung ihrer Freundin, die sich dann entfernte. An den folgenden Tagen kam sie ganz allein in den Laden. Während der ersten Minuten war sie ein wenig ängstlich, aber dann schwand ihr Angstgefühl rasch.

Bei der sechsten Sitzung verkündete sie, dass sie es geschafft hatte, auf dem Postamt zu warten. Zwar hatte ihre Freundin sie auf mein Anraten noch bis zum Eingang begleitet und draußen ausgeharrt, was auf Marie-Hélène beruhigend gewirkt hatte, aber beim nächsten Mal ging sie allein zur Post. Als sie in der Warteschlange stand, spürte sie die Vorzeichen des Angstzustands, wandte jedoch die Ratschläge an, die wir ihr mitgegeben hatten: Vor allem sollte sie nicht weglaufen, sondern langsam atmen, bis sich das Unwohlsein beruhigte. Dies gelang ihr, und die Krise ging vorüber.

Dieses Erlebnis war sehr wichtig: Marie-Hélène hatte die Erfahrung gemacht, dass sie in der Lage war, eine beginnende Attacke zu kontrollieren. Von diesem Moment an beschleunigten sich ihre Fortschritte von Tag zu Tag. Sie schaffte es sogar, ins Kino zu gehen und Fahrstühle zu benutzen, ohne dass wir diese Situationen in einer Sitzung vorbereitet gehabt hätten.

Drei Monate nach der ersten Konsultation, also nach etwa zwanzig Sitzungen, hatte sie eine normale Autonomie zurückgewonnen. Ich sprach noch einmal mit ihr, und sie schilderte mir ihre Fortschritte. Dass sie wieder den Bus nehmen konnte, war für sie ein wahres Vergnügen und für ihr Budget eine Erleichterung. Zur Stoßzeit in den Kaufhäusern überkam sie immer noch eine gewisse Furcht, aber wenn es sein musste, konnte sie trotzdem hineingehen.

»Eigentlich bin ich erstaunt, dass es so schnell gegangen ist.«

»Sie haben selbst einen großen Anteil daran, Sie haben sehr regelmäßig trainiert.«

»Und außerdem hat meine Freundin mich wirklich unterstützt. Aber könnte ich einen Rückfall erleiden?«

»Das ist nicht wahrscheinlich, obwohl es bisweilen vorkommt. Glücklicherweise dauert die zweite Therapie, wenn die Leute schon gelernt haben, wie sie sich aus der misslichen Lage befreien können, im Allgemeinen viel weniger lange als die erste. Rufen Sie uns jederzeit gern wieder an!«

Sie verließ unsere Abteilung allein, denn inzwischen kam sie ohne ihre Freundin zu den Konsultationen.

Einige Wochen später bekam ich einen Anruf von Marie-Hélène.

»Es ist nur, um Sie auf dem Laufenden zu halten. Ich habe gerade auch Agnès angerufen. Alles klappt weiterhin sehr gut.«

»Keine Probleme mehr mit Bus und U-Bahn?«

»Nein, aber es ist nicht nur das. Ich habe den Eindruck, dass ich mich verändert habe.«

»Verändert?«

»Ja, ich habe jetzt mehr Selbstvertrauen. Weil ich meine Angst in den Griff bekommen habe, bin ich inzwischen auch in anderen Dingen nicht mehr so furchtsam. Ich gehe häufiger aus, treffe mehr Leute als früher.«

»Großartig. Das bezeichnet man als Generalisierung – die Wirkung der Therapie geht über die Situationen, an denen wir gearbeitet haben, hinaus.«

»Genauso ist es. Ich bin sehr zufrieden.«

Sechs Monate gingen ins Land, bis es Neues von Marie-Hélène gab. Als ich eines Tages auf meinen Terminplaner schaute, sah ich, dass sie für die kommende Woche einen Termin vereinbart hatte. Die Sekretärin sagte mir, eigentlich habe sie Agnès sprechen wollen, aber die war gerade im Urlaub.

Marie-Hélène traf am späten Nachmittag ein. Sie hatte sich verändert. Ihre Schönheit war auffallender geworden, ihre Haltung selbstsicherer, und sie hielt meinem Blick ohne die scheue Verlegenheit der ersten Konsultationen stand. Sie schien aber auch nervöser und unruhiger zu sein: Ständig kreuzte sie ihre schlanken Arme, dann legte sie sie wieder in den Schoß. Hatte sie einen leichten Rückfall erlitten?

»Ich hatte Ihnen ja schon gesagt, dass ich seit dieser Therapie mehr Selbstvertrauen habe, dass ich nicht mehr so schüchtern bin.«

»Ja, ich erinnere mich.«

»Und nun bin ich jemandem begegnet … ich meine, einem Mann.«

»Das ist ja eine gute Neuigkeit.«

»Ja, sicher … Wissen Sie, diesmal bin ich nicht ausgerissen.«

»Früher haben Sie wohl immer die Flucht ergriffen?«

»Das kann man so sagen … (Sie lacht.) Also, ich glaube, dass ich sehr an ihm hänge.«

»Kennen Sie sich schon lange?«

»Inzwischen etwas länger als einen Monat. Ich habe ihn über Freunde kennengelernt, bei einem Konzert. Er ist auch geschieden.«

»Haben Sie Pläne miteinander?«

»Ja … Zumindest hat er welche, glaube ich …«

»Sie nicht?«

»Oh, doch, aber ich habe Angst, dass …«

»Wovor haben Sie Angst?«

Die Stimme der jungen Frau begann zu zittern. »Na ja, ich habe Angst, dass genau dasselbe passiert wie mit meinem Mann.«

»Das heißt?«

»Es ist schwer zu erklären ...«

»Lassen Sie sich Zeit.«

Mit großer Verlegenheit und einigem Zögern erklärte sie mir, weshalb ihre Ehe gescheitert war. Marie-Hélène und ihr Mann kannten sich seit der Kindheit; ihre Eltern waren miteinander befreundet gewesen. Außer mit ihm hatte sie keine Beziehung gehabt, denn ihre ausweichende Haltung hatte alle anderen Jungs entmutigt. Vor der Heirat hatten sie sich manchmal umarmt und geküsst, und das hatte ihr sehr gefallen. Sie hatten bis zur Hochzeitsnacht aber nicht miteinander geschlafen. Das hatte, wie sie sagte, an ihnen beiden gelegen. Sie hatte ihren künftigen Ehemann nach der Verlobung nicht dazu ermutigt, weiterzugehen, und er war in einem ziemlich streng religiösen Umfeld erzogen worden, das ein Liebesleben außerhalb der Ehe missbilligte, selbst zwischen künftigen Ehepartnern.

»... also glaube ich, dass auch er nicht viel Erfahrung hatte.«

»Und was ist dann geschehen?«

»Wir haben nicht ... Wir haben nichts machen können.«

»Lag das Problem eher auf seiner oder auf Ihrer Seite?«

»Nein, auf meiner ... Ich habe mich verkrampft ... Er konnte nicht eindringen ... Ich versuchte mich zu entspannen, aber es klappte nicht, alles zog sich zusammen, sobald er es versuchte; ich schaffte es einfach nicht, locker zu werden.«

»Und hat es sich mit der Zeit gebessert?«

»Nein, ganz und gar nicht. Es ging jedes Mal von Neuem los. Irgendwann versuchte er es nicht einmal mehr. Und schließlich ... schließlich hat er mir gesagt, das sei der Beweis dafür, dass ich ... dass ich ihn nicht liebe.«

Marie-Hélène schluchzte los. Ich konnte mir ausmalen,

wie viel Leid und wie viele Frustrationen es in diesen zwei Ehejahren bei beiden Partnern gegeben hatte. Und keiner von ihnen hatte sich getraut, Hilfe zu suchen.

Marie-Hélène trocknete ihre Tränen.

»Nun, ich glaube, wir können Ihnen helfen. Weiß Ihr Freund Bescheid?«

»Nein … Ich habe es ihm noch nicht gesagt … Aber bestimmt ahnt er etwas, denn wir waren ein paarmal nahe dran, uns zu … Ich meine, ich war bei ihm zu Hause, und im letzten Moment habe ich mich geweigert, mit ihm ins Schlafzimmer zu kommen; ich habe gesagt, dass ich lieber gehen möchte.«

»Und wie nimmt er das auf?«

»Gut … Jedenfalls sagt er nichts weiter, aber letztes Mal habe ich gespürt, dass er ein bisschen genervt war.«

»Das ist schon möglich … Glauben Sie, dass er zusammen mit Ihnen zu jemandem in die Sprechstunde gehen würde?«

»Wenn ich ihn darum bitte, bestimmt …«

»Gut, dann empfehle ich Ihnen, einen Termin mit einer Gynäkologin zu vereinbaren, die auf die Behandlung solcher Schwierigkeiten spezialisiert ist.«

Zu der Konsultation erschien Marie-Hélène gemeinsam mit ihrem Freund. Er war ein ziemlich bedächtig und solide wirkender Mann mit einer sehr beruhigenden Ausstrahlung. Eines Abends, als sie wieder bei ihm gewesen war, hatte ihm Marie-Hélène ihre Schwierigkeiten erklärt. Ihr Freund hatte aufmerksam zugehört und dann angedeutet, dass die Hindernisse, die den Ehemann aufgehalten hatten, mit dem Liebhaber vielleicht verschwinden würden. Aber sie hatte einen neuerlichen Fehlschlag so sehr gefürchtet, dass sie ihn inständig gebeten hatte, vor dem ersten Versuch erst einmal zur Gynäkologin mitzukommen. Er war einverstanden gewesen.

Bei diesem ersten Termin informierte die Gynäkologin sie

zunächst über den Sachverhalt. Sie erklärte, dass Marie-Hélène an einem Vaginismus oder Scheidenkrampf litt, einer reflexartigen Zusammenziehung der Vagina, die jegliches Eindringen verhindert und von Angstgefühlen begleitet wird.

Ein Scheidenkrampf kann selbst mit einem Partner, den man begehrt, auftreten. Mit jedem Misserfolg verschlimmern sich die Angstgefühle der Frau, und damit wird der Kontraktionsreflex noch verstärkt. Marie-Hélène wirkte bei diesen Erläuterungen vor allem verlegen, während ihr Freund sie sich mit großer Ruhe anhörte und Fragen stellte. Die Frauenärztin riet ihnen in den nächsten Tagen von jedem Penetrationsversuch ab; stattdessen sollten sie sich aneinander gewöhnen und alles tun, womit sie sich wohlfühlten. Sie empfahl ihnen, sich nach Herzenslust zu streicheln und zu küssen. Alles außer dem Eindringen in die Vagina war ihnen gestattet. Marie-Hélène verließ das Sprechzimmer mit rotem Kopf, ihr Freund mit einem Lächeln.

Eine Woche später fand die zweite Therapiesitzung statt, und zur Überraschung der Sexologin war es auch die letzte. Marie-Hélènes Freund war dermaßen aufmerksam und zuvorkommend gewesen, dass sie selbst ihn schließlich zu dem ermunterte, was ihr bis dahin Angst gemacht hatte. Er war außerordentlich sanft vorgegangen und hatte sie schnell zu Zuständen geführt, die ihnen beiden große Freude bereitet hatten. Seither hatten sie es oft wiederholt.

Und dann heirateten sie und bekamen viele Kinder – die vielleicht ein wenig schüchtern waren …

Wenn die Angst das Rennen macht

Im Jahre 1871 veröffentlichte der deutsche Psychiater Carl Friedrich Otto Westphal die Beschreibung dreier Patienten, die eine verstandesmäßig nicht erklärbare Angst vor großen offenen Plätzen hatten (Straßen, öffentliche Orte etc.). Er nannte diese Störung »Agoraphobie« – ein Begriff, in dem die griechischen Wörter *agora* (öffentlicher Platz) und *phobia* (Angst) stecken. Sieben Jahre später schilderte der Franzose Henri Legrand du Saulle siebzehn Fälle, welche die Beschreibung des Syndroms vervollständigten. Die Angst, die er bei den Patienten beobachtet, tritt nicht nur angesichts großer Plätze hervor, sondern auch inmitten einer Menschenmenge, in Verkehrsmitteln, Kirchen und Warteschlangen, im Theater und auf Brücken. Wovor haben diese Patienten aber Angst? Sie fürchten sich davor, einen Schwächeanfall zu erleiden und nicht mehr fortzukönnen; sie haben Angst, die Aufmerksamkeit aller Leute auf sich zu ziehen oder keine Hilfe zu bekommen.

Marie-Hélène leidet an einer typischen Agoraphobie. Wie bei fast 80 Prozent aller agoraphobischen Patienten hat ihre Störung mit einer Angstkrise begonnen, einer »Panikattacke«, wie man es heute meistens nennt. Dieser erste Anfall hat bei ihr die Furcht ausgelöst, so etwas könnte sich wiederholen – und noch dazu an Orten, wo man nur schwer Hilfe bekommt oder die Aufmerksamkeit der anderen auf sich lenkt oder nicht so leicht fliehen kann.

Diese Ängste können von Patient zu Patient variieren.[1] Manche – wie Marie-Hélène – sprechen besonders stark auf die Vorstellung an, im Falle eines Unwohlseins nicht schnell genug ins Freie gelangen zu können. Sie fürchten sich also vor dem Aufenthalt in geschlossenen Räumen – öffentlichen Verkehrsmitteln, Flugzeugen, Fahrstühlen oder Kaufhäusern. Beim Autofahren haben manche von ihnen Angst, in einen Stau zu geraten beziehungsweise über eine Brücke oder auf der Autobahn fahren zu müssen – Situationen, aus denen man nicht so einfach »raus« kann. Andere Patienten fürchten sich ganz besonders davor, keine Hilfe zu kriegen; ihnen sind alle Situationen unheimlich, in denen sie allein sind oder sich inmitten fremder Menschen befinden. Sie können sich nur in Begleitung eines Bekannten in der Öffentlichkeit bewegen. Andere schließlich sind besessen von der Vorstellung, dass die Leute Zeugen ihrer Krise werden könnten. Sie haben Angst, in der Öffentlichkeit ohnmächtig zu werden, auf die anderen »anormal« zu wirken, einen Menschenauflauf um sich herum zu verursachen oder, schlimmer noch, ins Krankenhaus gebracht zu werden. Sie ängstigen sich dementsprechend vor öffentlichen Orten, Versammlungen oder Unterrichtsräumen. Die meisten agoraphobischen Patienten leiden wie Marie-Hélène an mehreren dieser Komponenten in verschieden starker Ausprägung.

Aber damit man von Agoraphobie sprechen kann, reicht das Vorhandensein von Angst allein nicht aus; es muss auch ein Vermeidungsverhalten damit verbunden sein: Der Patient meidet gewisse Situationen, die ihm vor Beginn seiner Störung keine Schwierigkeiten bereitet haben. Übrigens besteht eine jede Phobie aus diesen beiden Komponenten – der irrationalen oder übersteigerten Angst und dem daraus resultierenden Vermeiden. Der Schweregrad der Agoraphobie bemisst sich danach, wie stark das Vermeidungsverhalten ausgeprägt ist. Es gibt dabei alle möglichen Zwischenstufen, angefangen von leichten Formen – die betroffene Person schafft ihre üblichen Wege allein, vermeidet aber Reisen ohne Begleitung – bis hin zu schweren – der Patient ist allein nicht in der Lage, auch nur einen Fuß vor die Tür zu setzen, und ist schon seit Jahren nicht mehr ohne Begleitung aus dem Haus gegangen. Im Englischen bezeichnet der Begriff *household wife*, den man frei mit »Ehefrau im Hausarrest« wiedergeben könnte, solche agoraphobischen Frauen, die ihre Angst genauso strikt zu Hause einsperrt wie ein Gerichtsurteil. Übrigens ist Agoraphobie eine Erkrankung, die hauptsächlich Frauen trifft: 80 Prozent aller Agoraphobiker sind weiblich. Es handelt sich um die häufigste Phobie überhaupt, und obwohl die Resultate von einer Studie zur anderen variieren, soll das Risiko, irgendwann im Leben an Agoraphobie zu leiden, bei etwa 4 Prozent liegen.

Der Begriff »Phobie« bezeichnet eine besondere Form von Angst, welche die Psychiater »ichdyston« nennen, weil sie sich gegen den eigentlichen Willen des Individuums richtet. Wenn ich auf dem Packeis unterwegs bin und sehe, dass ein Eisbär auf mich zukommt, bekomme ich Angst, aber diese Angst steht im Einklang mit meinem Verstand: Ich finde die Lage wirklich gefährlich, vor allem, wenn ich kein gutes Gewehr dabeihabe. Bei einer Phobie hingegen räumt der Patient ein, dass seine Angst irrational oder doch zumindest übertrieben ist, und schämt sich für sie. Wird er aber mit der Phobien erzeugenden Situation konfrontiert, gewinnt seine Angst den Wettlauf mit der Vernunft und treibt ihn in die Flucht.

Woher kommt die Agoraphobie?

Die vermutlichen Ursachen für Agoraphobie sind zahlreich und bilden noch immer den Gegenstand weiterer Forschungen. Hier sind einige der Hypothesen, die man heutzutage auf Psychiater- und Psychologenkongressen hört:

Ist Marie-Hélènes Agoraphobie nicht vielleicht *einem unaufgelösten sexuellen Spannungszustand geschuldet, dessen sie sich selbst nicht bewusst ist*?[2] Wie bei den von Freud beobachteten jungen Frauen aus der Wiener guten Gesellschaft könnte man sich vorstellen, dass diese junge Dame, die mit 28 noch Jungfrau ist, ohne ihr Wissen von einem ungestillten Geschlechtstrieb geplagt wird. Die ungenutzte Energie würde nach dieser Theorie zu der Angstkrise führen, welchc die übrigen Symptome im Schlepptau hat. Aber Marie-Hélènes Fall ist inzwischen eher ungewöhnlich: Die meisten agoraphobischen jungen Frauen haben heutzutage einen Sexualpartner.

Oder gehen ihre Probleme *auf ihre unbewussten Wünsche zurück, sich den Männern anzubieten, die sie an jenen öffentlichen Orten trifft*? Laut Freud wird unser Unbewusstes von Sexual- oder Aggressionswünschen regiert, die unser Bewusstsein unermüdlich verdrängt. Weil der Wunsch, sich Männern anzubieten, für Marie-Hélènes schüchternes und prüdes Bewusstsein nun aber etwas so Schreckenerregendes hat, löst er bei ihr große Angst aus. Diese verdrängte, unterbewusste Angst davor, Männer aufreizen zu wollen, würde dann auf die äußere Situation, auf die öffentlichen Orte, umgeleitet: Die Furcht vor einer »äußeren« Gefahr ließe auf diese Weise die Angst vor der »inneren« Gefahr, dem »schändlichen« Begehren, hinter sich.[3] Dieser Mechanismus würde die anfängliche Panikattacke erklären, die ein phobisches Vermeiden nach sich zieht.

Freuds Theorien zur Agoraphobie haben nach und nach von anderen Hypothesen Konkurrenz bekommen.[4] So könnte Marie-Hélènes Agoraphobie einer *Konditionierung* geschuldet sein. Während ihrer ersten Panikattacke sei Marie-Hélène konditioniert worden: Sie befand sich unbegleitet in einem geschlossenen Raum mit vielen Menschen und bekam dort einen schweren Angstanfall. Durch einen Konditionierungsmechanismus würde sie diese Angst nun an allen ähnlichen Orten verspüren und später auch in vergleichbaren Situationen. Anfangs habe sie Angst davor gehabt, sich im Innern eines Kaufhauses zu befinden, dann fürchtete sie die lärmende Straße, die dorthin führte, und schließlich alle Orte, an denen man eine Menschenmenge antrifft. Diese Angst breitet sich wie ein Ölfleck aus und überzieht allmählich alle Bereiche ihres Lebens außerhalb der Wohnung. Diese Deutung würde mit den pawlowschen Theorien konform gehen. Um den Mechanismus der Konditionierung zu verstehen, kann man auch die Analysen von Burrhus Frederic Skinner zurate ziehen. Eine Konditionierung wäre erfolgt, als Marie-Hélène das Kaufhaus mit ihrer Mutter verlassen hatte. Nach dem Hinausgehen hatten sich ihre Symptome sogleich abgeschwächt. Ihr Organismus könnte auf diese Weise gelernt haben, dass er unverzüglich Erleichterung verspürt, wenn er diese Situation meidet oder ihr entflieht. Das »Erinnern« an die Erleichterung würde Marie-Hélène dazu treiben, das gleiche Vermeidungsverhalten anzuwenden, sobald eine beunruhigende Situation auftaucht, und zwar in einem sich selbst beschleunigenden Prozess.

Sollten Marie-Hélènes Störungen auf das Wiedererwachen von Trennungsangst zurückzuführen sein? Damit wäre die Panikattacke ein Neuaufleben jener Angst, die das Baby verspürt, wenn es von seiner Mutter getrennt ist. Einige Studien versuchen zu beweisen, dass sich bei erwachsenen Agoraphobikern in der Kindheit häufig Trennungsangst manifestiert hatte, etwa in Gestalt einer Schulphobie. Vergessen wir nicht, dass die zu Unrecht so genannte Schulphobie keine Angst vor der Schule ist, sondern die Angst, fern von den Eltern zu sein …

Oder könnte man *eine aus Urzeiten überlieferte Angst* zur Erklärung anführen? Unsere menschenähnlichen Vorfahren verfügten kaum über natürliche Waffen, und verglichen mit den großen Raubtieren in ihrer Umwelt rannten sie auch nicht besonders schnell. Es war für sie also lebenswichtig, in der Gruppe zu bleiben und sich nicht zu weit von ihrer Behausung zu entfernen. So konnten sie die Umgebung überwachen und vor einem eventuellen Angreifer Schutz suchen. Agoraphobie könnte der Ausbruch von Panik beim Primaten sein, der den Anschluss an seine Horde verloren hat – im Buschland des Tertiärs eine höchst gefährliche Situation. Die Panikreaktion des Agoraphoben wäre somit ein Bestandteil des genetischen Erbes unserer Art, bliebe aber bei einem gesunden Erwachsenen gewöhnlich unter der Oberfläche verborgen. So lautet die von der Ethologie inspirierte Hypothese.

Oder wird Marie-Hélènes Agoraphobie von ihren Katastrophenerwartungen verursacht? Die entsetzliche Erinnerung an ihre erste Attacke würde dann Furcht vor einem neuen Anfall auslösen, sobald sich Marie-Hélène allein in der Öffentlichkeit befindet. Die Patientin würde sich schon im Vorhinein in Ohnmacht fallen sehen, außerstande, mit der Situation zurechtzukommen, umringt von Neugierigen. Dies würde, so die kognitive Hypothese, eine intensive Erwartungsangst hervorrufen.

Hat Marie-Hélène vielleicht eine Veranlagung für solche Ängste? Eine solche Anfälligkeit soll zum Teil genetisch bedingt sein. Studien haben gezeigt, dass die Agoraphobie, vor allem, wenn sie von Panikattacken begleitet wird, teilweise »in der Familie liegt«.[5, 6]

Spielen auch Stressfaktoren eine Rolle? Häufig stößt man bei agoraphobischen Patienten in den Monaten, die dem ersten Auftreten ihrer Störung vorausgegangen sind, auf mehr Stress auslösende Ereignisse als bei Individuen vergleichbaren Alters und sozialen Niveaus.[7]

Eigentlich sind diese Hypothesen über den Entstehungsmechanismus von Agoraphobien nicht unvereinbar. Inzwischen wurden sie in integrative Deutungsversuche eingebunden, etwa in jenen des englischen Psychiaters David Barlow.[8] Marie-Hélène kann ein Opfer unbewusster Konflikte sein und gleichzeitig besonders anfällig für Panikattacken, vor allem wenn sie einem bestimmten Stressniveau ausgesetzt ist. Die erste Attacke löst dann eine konditionierte Angst aus, eine

Katastrophenerwartung, ein konditioniertes Vermeiden. Alle diese Faktoren kommen an einem bestimmten Moment ihres Lebens zusammen und lösen die Agoraphobie aus. Die jeweilige Bedeutung der einzelnen Faktoren ist schwer zu bestimmen und variiert wahrscheinlich von einem Patienten zum anderen.

Unter dem Begriff »Agoraphobiker« werden ganz unterschiedliche Patienten versammelt. Man kann sie nach der jeweiligen Wichtigkeit der folgenden drei Elemente klassifizieren: Panikattacken, Erwartungsangst, Vermeidungsverhalten. Es gibt also verschiedene Typen von Agoraphobie – angefangen von Patienten, die wie Marie-Hélène keine oder nur sehr seltene Attacken haben, bis hin zu jenen, die regelmäßig von solchen Anfällen heimgesucht werden – wie Pierre, der von Panik ergriffene Boxer, dem wir in einem späteren Kapitel begegnen werden.

Die Behandlung

Marie-Hélènes Hausarzt hatte gehofft, ihr mit einem Antidepressivum helfen zu können. Die Absicht war gut, aber wie es oft geschieht, wenn der Patient ängstlich und nicht deprimiert ist, hat auch Marie-Hélène die Nebenwirkungen des Medikaments nicht vertragen. Wir werden allerdings noch sehen, dass eine Behandlung mit Antidepressiva bei manchen Formen der Agoraphobie sehr nützlich sein kann. Was die Verordnung von Magnesium und Kalzium angeht, so reichen beide Stoffe im Allgemeinen nicht aus, um eine Agoraphobie zu behandeln, wenngleich sich bestimmte Patienten dadurch besser fühlen.

Die Therapie, die wir bei Marie-Hélène anwendeten, nennt sich »systematische Desensibilisierung«. Zur Behandlung von

Phobien wurde sie erstmals im Jahre 1953 von dem südafrikanischen Psychiater Joseph Wolpe empfohlen.[9] Wolpe erforschte die Konditionierung, indem er Phobien bei Katzen hervorrief und dann versuchte, die Tiere wieder zu entkonditionieren. Er setzte eine Katze in einen Käfig und verabreichte ihr schwache Stromstöße. Nach diesem höchst unangenehmen Erlebnis zeigte die Katze, sobald sie den Käfig irgendwo in einer Ecke des Labors erblickte, Anzeichen von Angst und wehrte sich heftig, wenn man sie dem Käfig näher brachte. Wolpe hatte auf diese Weise eine Käfigphobie erzeugt. Dieses Experiment bildete ziemlich gut nach, was mit einem Agoraphobiker passiert, der seine erste Panikattacke (vergleichbar dem Elektroschock) in einem Kaufhaus (Käfig) durchgemacht hat und dann Angst bekommt, sobald er an diesen Ort zurückkehren soll. Hinterher versuchte Wolpe, die bedauernswerte Katze von ihrer Käfigangst zu entkonditionieren. Er sagte sich, dass er bei der Katze einen Zustand hervorrufen musste, der mit Angst unvereinbar ist. Und in welcher Situation kann eine Katze keine Angst empfinden? Beim Fressen natürlich. Wenn ein Tier Angst hat, interessiert es sich nicht für Futter; umgekehrt tritt es, wenn es seinen Hunger stillt, in einen Zustand ein, der sich von Angst unterscheidet. Dies nannte Wolpe »reziproke Hemmung«. Er begann also damit, der Katze ihr Futter in einiger Entfernung vom Käfig zu geben. Anfangs verschreckte der Käfig das Tier so sehr, dass es sich nicht für die Nahrung interessierte. Aber wenn man den Teller weit genug entfernt platzierte, fraß es mit Appetit. Am nächsten Tag stellte Wolpe den Teller näher an den Käfig heran, und die Katze machte sich nach kurzem Zögern ans Fressen. An den folgenden Tagen rückten Teller und Käfig immer enger zusammen, bis Wolpe den Teller schließlich in den Käfig selbst stellte – und die Katze zum Fressen hineinspazierte.

Nach und nach war die Katze also von ihrer Käfigangst entkonditioniert worden. Wenn man dieses Experiment auf den Menschen übertragen will, muss man also nur einen Zustand finden, der mit Angst unvereinbar ist. Dem Beispiel mit der Katze folgend, hätte man hungrigen Patienten etwas zu essen geben und ihnen auftragen können, sich bei der Mahlzeit die phobischen Situationen zu vergegenwärtigen. Damit ihr Hunger aber groß genug wäre, hätte man sie verpflichten müssen, zwischen den Behandlungen zu fasten. Wäre diese Idee umgesetzt worden, hätte die klassische Psychoanalyse ihre Monopolstellung als frustrierende Therapie verloren ... Glücklicherweise kam Wolpe auf einen Zustand, der ebenfalls unvereinbar mit Angst ist, aber viel leichter zu handhaben – die Entspannung. Wenn das experimentelle Modell mit der Katze zutraf, durfte man annehmen, dass man den Zustand der Entspannung wiederholt mit der angsterzeugenden Situation verbinden musste, um dieser Situation ihre die Ängste auslösende Macht zu nehmen. Wolpe entwickelte also die schrittweise vorgehende Technik, die wir am Beispiel von Marie-Hélène beschrieben haben, und bezeichnete sie als »systematische Desensibilisierung«.

Es war die erste verhaltenstherapeutische Technik, deren Wirksamkeit durch zahlreiche Studien bewiesen wurde. Bei der Behandlung von Phobien waren ihre Erfolge so groß, dass noch heute viele Menschen glauben, dass man mit Verhaltenstherapien nur Phobien behandelt. Wie andere Studien später nachwiesen, muss man für einen Erfolg dieser Technik den Patienten nur eine Weile lang der angstauslösenden Situation aussetzen. Man kann also auf die Entspannung verzichten – und theoretisch sogar auf das stufenweise Vorgehen.[10]

Immer häufiger behandelt man Agoraphobiker, indem man sie einfach dazu bringt, sich den gefürchteten Situationen direkt auszusetzen: Ein Therapeut begleitet sie mehrere Stunden lang in die U-Bahn oder in ein Kaufhaus und entfernt sich dabei allmählich von ihnen. Diese kurzen Methoden sind effizient – immer unter der Bedingung, dass der Therapeut schrittweise vorgeht und Vertrauen einflößt. Man kann sie noch stimulierender machen, indem man die Patienten in einer Gruppe an jene Orte führt und sie bittet, sich nach immer größeren Zeitintervallen an einem bestimmten Treffpunkt einzufinden. Allerdings bleibt die klassische Form der systematischen Desensibilisierung für die Patienten eine beruhigende und motivierende Methode und wird von den Verhaltenstherapeuten weiterhin häufig eingesetzt. In Frankreich führte man sie Ende der 1960er-Jahre ein.[11]

Der Erfolg der Verhaltenstherapien bei der Agoraphobie schwankt je nach Studie zwischen 60 und 80 Prozent; meist kommt es nicht zu Rückfällen. Dennoch werden zwei Probleme beschrieben: Erstens brechen zwischen 5 und 25 Prozent der Patienten ihre Therapie ab, und zweitens findet ein bestimmter Teil der Patienten, deren Zustand sich zwar gebessert hat, trotzdem nicht zur vollständigen Fortbewegungsfreiheit zurück.

Wenn man die eingesetzten Techniken näher untersucht, kann man feststellen, dass stufenweise vorgehende Methoden wie die systematische Desensibilisierung eine geringere Abbrecherquote haben und dass ihre Resultate auf lange Sicht besser sind als die der Methoden intensiver Exposition über mehrere ausgedehnte Sitzungen hinweg. Die in unserem speziellen Fall geschilderte Methode hat es Marie-Hélène ermöglicht, ohne übermäßigen Stress allmählich ihre Autonomie zurückzuerobern, und ihr dabei den Eindruck vermittelt, in der Therapie die Kontrolle zu haben und einen persönlichen Erfolg einzufahren.

Noch ein weiterer Faktor verbessert die Resultate beträchtlich: die Einbeziehung des Partners. Wenn die Patientin in die Sprechstunde kommt, ist die Agoraphobie ein Teil ihrer Beziehung, und ihr Mann hat sich mehr oder weniger an diese Störung angepasst. Die Verbesserung der Symptome kann also ein Gleichgewicht über den Haufen werfen, mit dem jeder der beiden sich zur Zufriedenheit arrangiert hat.[12] Eine agoraphobische Frau darf beispielsweise von ihrem Mann verlangen, dass er sie auf allen ihren Wegen begleitet, und bekommt auf diese Weise mehr Aufmerksamkeit von ihm. Und ein Mann kann leichter den beruhigenden Status des »starken Mannes« erreichen, wenn seine Frau verängstigt und unselbstständig ist. Diese beiden Beispiele repräsentieren nur einen Bruchteil der unendlichen Vielgestaltigkeit von Partnerschaften, in denen die Frau agoraphobisch ist. In vielen Fällen kann die Therapie das Gleichgewicht der Beziehung bedrohen und beim Partner oder der Patientin selbst einen mehr oder minder bewussten Widerstand gegen eine Veränderung hervorrufen. Es kann dann zu einem teilweisen oder vollständigen Misslingen der Therapie kommen. Methoden, welche den Partner in den therapeutischen Prozess einbeziehen, lindern nicht nur die Agoraphobie selbst, sondern kümmern sich gleichzeitig um das Paar, wodurch die Erfolgschancen gesteigert werden.

Auch wenn die Patientin es dann wieder schafft, allein aus dem Haus zu gehen, muss sie erst einmal Gründe haben, diesen Schritt ausreichend oft zu tun. Die Resultate der Therapie werden mit größerer Wahrscheinlichkeit von Dauer sein, wenn auf die Patientin draußen Pflichten oder angenehme Aktivitäten warten. Eine feste Anstellung, Freunde, die man besucht, eine Sportart, die man praktiziert – dies alles kann dazu stimulieren, auch weiterhin aus dem Haus zu gehen. Wenn die Patientin außerhalb ihrer vier Wände hingegen nichts Besonderes zu tun hat, ist die Gefahr eines Rückfalls groß. Dieses Problem tritt häufiger bei Frauen auf, die schon jahrelang wie in der Wohnung eingeschlossen gelebt und keine wirksame Therapie bekommen hatten; nach der Behandlung ihrer Agoraphobie haben sie dennoch große Schwierigkeiten, außerhalb des Hauses erneut aktiv zu werden oder sich wieder ein soziales Leben aufzubauen. In diesem Fall haben Gruppentherapien den Vorteil, dass sie den Patientinnen eine Gelegenheit bieten, neue Kontakte zu knüpfen, was sie später dazu animieren wird, weiterhin das Haus zu verlassen.

Soll man an der Oberfläche oder in der Tiefe behandeln?

Angesichts Marie-Hélènes Therapie könnte manch einer den Einwand erheben, dass wir uns nur darum gekümmert haben, ihre »Symptome« zu verändern, und dass ihre »Persönlichkeit« oder ihre »tief liegenden Probleme« dieselben geblieben sind. Diese Kritik wird häufig von Leuten vorgebracht, die der Schule der Psychoanalyse anhängen. Aus psychoanalytischer Sicht sind die sichtbaren Symptome nur der äußere Ausdruck unbewusster Konflikte. Ein Therapeut, der die Symptome verändert, ohne sich für ihre unbewussten Ursachen zu interessieren, würde dann also einem Arzt ähneln, der Aspirin verschreibt, um das Fieber zu senken, ohne sich aber um die Behandlung der Infektion zu kümmern, die jenes Fieber verursacht hat.

In Hinblick auf die verhaltenstherapeutische Behandlung von Phobien kann man auf eine solche Kritik mehrere Dinge entgegnen. Zunächst einmal könnte man darauf hinweisen, dass sich Bewusstes und Unbewusstes gegenseitig beeinflussen: Es ist wahrscheinlich, dass sich das Unbewusste eines Patienten auf sein sichtbares Verhalten auswirkt, aber ebenso gibt es den umgekehrten Mechanismus. Wenn man Marie-Hélène beibringt, ihre Angst unter Kontrolle zu bekommen und selbstständig das Haus zu verlassen (Modifikation ihres Verhaltens), gewinnt sie dadurch generell das Gefühl, schwierige Situationen meistern zu können. Außerdem verschafft es ihr angenehme Erfahrungen, die das Bild, das sie von sich selbst hat, und ihre Haltung gegenüber anderen Menschen verbessern. Es wäre erstaunlich, wenn ihr Unbewusstes von all diesen Veränderungen nicht berührt würde.

Im Übrigen ist der Einfluss der Ereignisse unserer Umgebung auf unsere unbewussten Phänomene genau der, den die psychoanalytischen Theorien geltend machen, wenn sie erklären wollen, wie sich unsere Persönlichkeit in der Kindheit ausgeformt hat. Weshalb sollte dieser Mechanismus bei Erwachsenen nicht mehr wirken? Falls man nicht gerade annimmt, dass wir nach der Pubertät psychisch erstarren, sollten uns die Lebenserfahrungen doch verändern können. Und wenn dies der Fall ist, wie sollte uns dann eine Psychotherapie (und sei es eine psychoanalytische) nicht anders machen?

Als weitere Entgegnung auf die oben vorgebrachte Kritik kann man Freud selbst zitieren. Im Laufe seiner sehr soliden wissenschaftlichen Ausbildung zum Neurologen hatte er eine empirische Haltung und Respekt vor den zu beobachtenden Tatsachen gewonnen. Ihm war aufgefallen, dass die freiwillige Konfrontation mit der angsterzeugenden Situation für die Heilung vieler Phobien notwendig ist: »Nehmen Sie das Beispiel des Agoraphoben; es gibt zwei Klassen von solchen, eine leichtere und eine schwerere. Die ersten haben zwar jedes Mal unter Angst zu leiden, wenn sie auf die Straße gehen, aber sie haben darum das Alleingehen noch nicht aufgegeben; die anderen schützen sich vor der Angst, indem sie auf das Alleingehen verzichten. Bei diesen letzteren hat man nur dann Erfolg, wenn man sie durch den Einfluss der Analyse bewegen kann, sich wieder wie Phobiker ersten Grades zu benehmen, also auf die Straße zu gehen und während dieses

Versuches mit der Angst zu kämpfen.«[13] Freud verficht hier eine verhaltenstherapeutische Expositionstechnik, wenn auch im Rahmen einer Psychoanalyse.

Nicht nur in Frankreich ist der Empirismus schlecht angesehen: Man glaubt, dass eine empirische Haltung sich darin erschöpft, »auf gut Glück« vorzugehen und auf »nicht rationale« Weise mal zu schauen, »was das so bringt«. Dabei heißt Empirismus einfach, dass man den Fakten mehr Bedeutung beimisst als den Theorien. Der Empiriker zieht unablässig die sichtbaren Tatsachen zurate, um Theorien zu untermauern oder zu entkräften. Theorien sind für ihn nur Hypothesen; wenn die Beobachtung neue Tatsachen erbringt, werden die alten Theorien hinfällig.

Dass eine Theorie subtil ist oder glaubwürdig klingt, reicht als Gütesiegel nicht aus. Sie muss auch die Vorhersage neuer Tatsachen ermöglichen und durch die Beobachtung erfahrbarer Sachverhalte überprüfbar sein.[14] Und so werden alle derzeitigen Hypothesen über den Mechanismus der Phobien vielleicht eines Tages unter den Hammerschlägen der empirischen Überprüfung in sich zusammenbrechen.

Zur verhaltenstherapeutischen Behandlung von Phobien sind eine Menge Untersuchungen – also Tatsachenbeobachtungen – angestellt worden. Wenn die von manchen Psychoanalytikern vorgebrachte Kritik begründet sein sollte (»Sie verändern die Symptome, ohne die unbewussten Konflikte zu lösen«), müsste man nach der Heilung einer Phobie erleben, wie sich das Unbewusste durch andere Symptome manifestiert, die von den Psychoanalytikern »Ersatzsymptome« genannt werden. Eine durch Desensibilisierung geheilte Agoraphobie-Patientin würde also beispielsweise eine andere Phobie, eine Depression oder Sexualstörungen entwickeln. Dies aber ist nicht der Fall. Forscherteams haben agoraphobische Patienten nach der Verhaltenstherapie über mehrere Jahre hinweg begleitet und dabei keine Ersatzsymptome verzeichnet.[15] Es war sogar umgekehrt – bestimmte störende Symptome, die in der Therapie nicht direkt behandelt worden waren, besserten sich zeitgleich mit der Phobie. So war es auch bei Marie-Hélène: Die Heilung ihrer Agoraphobie hat sie selbstsicherer und weniger schüchtern gemacht; sie konnte nun auch ihren Mitmenschen ungezwungener gegenübertreten.

Man könnte sagen, dass die Verhaltenstherapie der Phobien auf den gesunden Menschenverstand zurückgeht: Wenn man vor etwas Angst hat, muss man sich mit ihm konfrontieren, um sich von seiner Angst zu befreien. Tatsächlich versuchen phobische Patienten – manchmal unter dem Druck ihrer Angehörigen – immer wieder, dem Gegenstand ihrer Angst aus eigener Kraft die Stirn zu bieten. Sie tragen meistens nichts als eine noch größere Angst davon. Damit diese Angstgefühle verschwinden, muss man eine beruhigende, lang andauernde und am besten auch abgestufte Lernsituation erzeugen: Bedingungen, wie sie die verhaltenstherapeutischen Techniken schaffen. Deshalb sollte man phobische Patienten unbedingt dazu ermutigen, therapeutische Hilfe zu suchen, denn inzwischen sind solche Therapien durchaus effizient.

Verhaltenstherapien bei Phobien stellen eine der raren Erfolgsstorys auf psychotherapeutischem Gebiet dar. Das bedeutet nicht, dass andere psychotherapeutische Formen für andere Patienten oder bei anderen Störungen nicht vielleicht nützlicher sein können. Darüber hinaus kann ein Patient, der durch eine Verhaltenstherapie von seinen phobischen Symptomen befreit worden ist, danach aus einer psychoanalytischen Therapie Nutzen ziehen.

Marie-Hélène ist für einen Psychiater ein Glücksfall, denn hier kann er den Eindruck gewinnen, einer charmanten Patientin wirkungsvoll geholfen und sie in ein glücklicheres Leben entlassen zu haben. Leider ist das in der Psychiatrie nicht die Regel (und in anderen Teilbereichen der Medizin ebenso wenig). Einer meiner Kollegen, mit dem ich über unsere Resultate diskutierte, beschloss das Gespräch mit folgenden Worten: »Ich habe das Gefühl, dass ich ein Drittel meiner Patienten vollständig oder fast vollständig heile und dass ich einem weiteren Drittel mehr oder weniger Besserung verschaffe. Was das letzte Drittel betrifft, so habe ich den Eindruck, dass ich ihnen lediglich helfe, ihre Störung zu ertragen.«

Diese Mengenverhältnisse können natürlich je nach dem Optimismus des Psychiaters und dem Patiententyp, um den er sich kümmert, variieren. Bei phobischen Patienten sind aus dem ersten Drittel heutzutage gut 75 Prozent geworden. In den folgenden Kapiteln werden wir allerdings noch sehen, dass es Situationen gibt, in denen unsere Hilfe nicht so gut wirkt und in denen die Patienten vom Schicksal hart geprüft werden.

Nach zwanzig Jahren

Marie-Hélènes Geschichte und die Behandlung der Krankheit könnten heute genauso aussehen wie damals. Die junge Frau hatte das Glück, eine Agoraphobie ohne Panikstörung ausgebildet zu haben (sie befürchtete eine Panikattacke nur in besonderen Situationen, die sie vermeiden konnte, und hatte keine spontan auftretenden Anfälle). So konnte sie ohne den Einsatz von Medikamenten wirkungsvoll behandelt werden – ein gutes Beispiel für die Effizienz von Expositions- und Desensibilisierungstherapien bei phobischen Störungen. Seither bestätigten zahlreiche Studien, dass Verhaltenstherapien, bei denen der Patient der angstauslösenden Situation schrittweise ausgesetzt wird, bei der Behandlung der Agoraphobie[16] (und übrigens auch bei anderen Phobien) wirksam sind. Ich hatte Marie-Hélènes Geschichte als ersten Fall für mein Buch ausgewählt, weil ich zeigen wollte, dass die Psychiatrie im Gegensatz zu einer damals weitverbreiteten Meinung manche Patienten durch moderne Techniken und ohne Medikamente heilen konnte.

Einen Fortschritt hat es für phobische Patienten immerhin gegeben: Die Exposition kann man dank synthetisierter Bilder neuerdings virtuell durchführen – und das auch in 3-D-Technik.[17] Dies hat mehrere Vorzüge: Für die Behandlung braucht man das Sprechzimmer des Therapeuten nicht zu verlassen; die Patienten akzeptieren in der virtuellen Welt Situationen, die sie in der Realität verschreckt hätten; vor allem aber kann der Therapeut jede Situation abwandeln und an die Bedürfnisse des Patienten anpassen. Der Patient kann die Exposition mit einem Programm für seinen PC sogar zu Hause durchführen.[18]

In den letzten zwanzig Jahren hat man weiter darüber debattiert, ob die Agoraphobie immer das Resultat einer Panikstörung ist (wiederholte und unerwartete Panikattacken, die den Patienten stets in Angst vor der nächsten halten) oder ob es eine »simple« Agoraphobie wie die von Marie-Hélène gibt. Aktuelle Studien kommen zu dem Schluss, dass Letzteres der Fall ist.[19]

Bei Patienten, deren Agoraphobie eine sekundäre Folge von Panikattacken ist, die sich auf unerwartete Weise wiederholen und die Betroffenen stets den nächsten Ausbruch befürchten lassen, ist es hingegen fast immer notwendig, die kognitive Verhaltenstherapie durch eine medikamentöse Behandlung zu ergänzen. In einem späteren Kapitel dieses Buches werden wir das noch genauer betrachten.

Der Goldjunge, der mit Gott sprach

Ich schrieb gerade an einen Fachkollegen, als das Telefon klingelte. Es war die Sekretärin unserer Abteilung.

»Ich habe einen Herrn am Apparat, der Sie persönlich sprechen möchte.«

»Kenne ich ihn?«

»Ich glaube nicht. Monsieur Charles-Édouard D.«

»Das sagt mir erst mal nichts. Warum will er mich sprechen?«

»Er hat in einer Zeitung ein Interview mit Ihnen gelesen.«

»Was für eine Zeitung? Ich habe doch gar kein Interview gegeben …«

»Ein Finanzblatt.«

»Ach ja, das stimmt …«

»Also, dann stelle ich ihn mal durch.«

Einige Wochen zuvor hatte mich ein befreundeter Journalist zum Thema Stress befragt. In diesem Artikel, der in einer Wochenzeitung der Finanzbranche erschienen war, hatte ich die Formen von Stress beschrieben, denen Börsenmakler ausgesetzt sind – Trader und andere Broker, deren Job darin besteht, das Geld ihrer Kunden an der Börse zu riskieren. Oft noch sehr jung, kleben sie den ganzen Tag an Bildschirmen, die sie über die Entwicklung der weltweiten Märkte informieren, und mit jeder Transaktion, die sie abwickeln, können sie ihre Karriere und ihren guten Ruf aufs Spiel setzen. Angetrieben werden sie dabei vom Nervenkitzel des Spiels und von der Befriedigung, mit nicht einmal dreißig Jahren so viel zu verdienen wie der Vorstandschef eines Konzerns. Das hat ihnen auch ihren Spitznamen *golden boys* oder *golden girls* eingebracht.

Vielleicht wollte mich ja einer von denen konsultieren, weil er vom Stress ausgelaugt war und Rat suchte? Ich war neugierig geworden. Wenn man seine Tage in einem kleinen Souterrainbüro mit Kunstledersitzen und einer Lampe aus Weißblech verbringt, einem Raum, den man sich auch noch mit ein, zwei anderen Krankenhausärzten teilen muss, freut man sich manchmal, aus einer anderen Welt zu hören. Einer Welt, in der die Büros auf Prachtstraßen hinausgehen, in der man erster Klasse von einer Hauptstadt in die andere reist und den Plan fasst, sich mit vierzig aus dem Berufsleben zurückzuziehen. Natürlich hat auch diese Welt ihre Nachteile, und sicher sind dort andere Qualitäten gefordert als bei einem guten Psychiater.

Worum ging es also diesem Goldjungen, der mich sprechen wollte, ohne mich zu kennen?

Was dann folgte, überstieg alles, was ich mir hätte vorstellen können.

»Ah, Herr Doktor, ich freue mich, mit Ihnen sprechen zu dürfen!«

»Rufen Sie wegen des Artikels an?«

»Jaja, der Artikel, ein feiner Artikel, ganz gewiss, aber vor allem prächtige Fotos, glänzende, glitzernde, eisige Fotos, die einen selbst zu Eis erstarren lassen.«

»Fotos?! Die Fotos mit mir drauf?«

»Ja, die Fotos von Ihnen in dem Beitrag, zu dem ich gerade meinen Beitrag loslasse … Haha!«

»Aber warum interessieren Sie sich für diese Fotos?«

»Kaum hatte ich sie gesehen, da fühlte ich, Sie würden verstehen, wovon ich spreche, mein lieber Herr Doktor. Ihr Blick!«

»Was soll ich verstehen?«

»Na mich. Ich habe gespürt, dass Sie die Botschaften begreifen müssen. Botschaften, die ich sende, die ich empfange.«

»Ja, gewiss.«

»Aha, aha! Sie testen mich, nicht wahr – ich spüre das genau!«

»Was bringt Sie auf den Gedanken, dass ich Sie teste?«

»Nichts … Sie senden mir eine weise Nachricht, eine richtungsweisende Nachricht, Richtschnur, die mich berichtigt …«

»Eine weise Nachricht?«

»Ja, auf den Fotos wirkten Sie so eigenartig weise, so von der ganz eigenen Artigkeit eines Weisen.«

»Und Sie möchten mich gern treffen?«

»Ja, selbstverständlich möchte ich Sie treffen!«

»Nun, in diesem Fall sollten wir einfach einen Termin vereinbaren.«

»Aber ja, unbedingt! Freude, pure Freude!«

»Ich hätte heute Abend um neunzehn Uhr noch etwas frei.«

»Ganz wunderbar, ich werde zugegen sein. O welch großes Vergnügen, mit Ihnen zu sprechen, mein lieber Herr Doktor! Bis heute Abend also.«

Der übertrieben fröhliche Ton von Charles-Édouard D., seine maßlose Vorfreude, einen Arzt zu treffen, den er nur durch einen Zeitschriftenartikel kannte, und seine Neigung zu Wortspielen – all das passte nicht recht zu dem Bild, das man von einem Finanzmann hat. Ich begann die üblichen Vorkehrungen zu treffen, damit man ihn bei Bedarf stationär aufnehmen konnte. Aber Monsieur D. konnte sich nicht bis neunzehn Uhr gedulden: Schon wenige Minuten nach dem

Anruf erschien er am Empfangsschalter unserer Abteilung. Er war ein dicker junger Mann mit rosigen Wangen, der vor guter Laune nur so strahlte; mit seinem runden Gesicht und den sehr lebendigen blauen Äuglein ähnelte er einer Kinderbuchfigur. Er trug einen sehr gut geschnittenen, wenn auch zerknautschten grauen Zweireiher und eine knallrote Krawatte. Monsieur D. sprudelte nur so vor Energie und begann zu reden, noch ehe er Platz genommen hatte.

»Ah, lieber Doktor, das sind ja wirklich Sie, ja, Sie – der Mann für alle Lösungen.«

»Sie suchen eine Lösung?«

»Eine mühelose Loslösung, haha! Mühelos ins Verderben, da stehe ich also, da erstehe ich also wie Phönix aus der Asche, geradewegs vor Ihren Augen … ja.«

»Sie scheinen in bester Stimmung zu sein, Monsieur D.«

»Stört Sie das?«

»Nein, ganz und gar nicht. Ich habe mich nur gefragt, welchen Grund das hat.«

»Warum, weshalb, aus welchem Grund, warum bin ich zu Ihnen gekommen, das ist ja hier die Frage, die vertrauliche Vertrauensfrage, ich musste Ihnen einfach vertrauen, als ich diese prächtigen, diese prunkenden Fotos von Ihnen erblickte, und schwuppsdiwupps!, schon stehe ich vor Ihnen. Was für eine seltsame Botschaft, wenn man es recht bedenkt …«

»Welche Botschaft meinen Sie?«

»Na, Sie haben mir doch gerade eine Botschaft gesandt.«

»Eine Botschaft welcher Art?«

»Haha! Fragen Sie mich nicht noch, Sie wissen doch, welche!«

»Ich würde aber wirklich gern wissen, was für eine Botschaft Sie empfangen haben.«

»Sie haben genickt, und ich habe sofort gespürt, dass Sie mir Energie übermitteln, eine Wolke von Energie.«

»Aber ich finde, dass Sie selbst schon genug Energie haben.«

»Ja, ich spüre es … ja, ich empfange die Energie der Welt.«

In diesem Augenblick klingelte das Telefon. Es war die Sekretärin.

»Jemand möchte wegen Ihres Patienten mit Ihnen sprechen.«

»Stellen Sie ihn zu mir durch.«

Es war ein Kollege von Monsieur D. Er klang beunruhigt und rief an, um mir mitzuteilen, dass Monsieur D.s Verhalten seit einigen Tagen alle seine Mitarbeiter in der Bank verwirrte. Es hatte am Montag angefangen: Während einer Beratung mit einem der amerikanischen Direktoren der Bank, der auf Durchreise in Paris war, hatte Monsieur D. diesen Vorgesetzten geduzt und ihn mit »Hoheit« angeredet. Glücklicherweise verstand der Direktor kein Französisch, und so war er wieder abgereist, ohne etwas bemerkt zu haben. Seitdem machte Monsieur D. pausenlos mit seinen Kollegen Scherze und entfernte sich häufig während der Arbeitszeit, um, wie er es nannte, »die Kalbsfüße runterspülen zu gehen«. Während er zu Frauen normalerweise sehr höflich gewesen war, hatte er jetzt eine seiner Kolleginnen angebaggert; er hatte sie fröhlich »Miss Knüppelbüchse« genannt und ihr dabei an den Po gefasst. Im Übrigen hatte er in den vergangenen Stunden Transaktionen vorgenommen, deren Umfang bei Weitem das ihm erlaubte Limit überschritt. Außerdem hatte er in extrem instabile Werte investiert. Als ein Kollege ihn darauf hinwies, welche Risiken er einging, entgegnete Monsieur D. jubilierend: »Wirst du vom Lichte geleitet, so drohet dir keine Gefahr!« Dann begann er ein schlüpfriges Liedchen zu trällern.

»Verstehen Sie, so ein Verhalten ist in einem Unternehmen von unserer Reputation untragbar«, fasste der Anrufer mit Grabesstimme zusammen. Er betrachtete seine Bank offensichtlich als die wichtigste Sache der Welt. Dann reichte er mich an die junge Frau weiter, der sich Monsieur D. so hemdsärmelig genähert hatte. Sie schien viel besser zu begreifen, dass sein Benehmen auf eine psychische Störung zurückging. Sie erklärte mir, dass sie es gewesen sei, die Monsieur D.s Aufmerksamkeit auf das Interview gelenkt und ihn dazu angehalten hatte, in meine Sprechstunde zu kommen. Er hatte diese Idee sofort ganz großartig gefunden, aber nicht, weil er sich behandeln lassen wollte, sondern weil er vorhatte, mir seine Erleuchtungen über Dinge zuteilwerden zu lassen, die er nach seinen eigenen Worten tausendmal besser verstand als »die Masse der menschlichen Arbeitsameisen«. Danach hatte er wieder angefangen, ihr Avancen zu machen.

Während ich seiner Kollegin zuhörte, behielt ich Monsieur D. im Blick. Er rutschte nervös auf seinem Stuhl herum, und seine rosigen Wangen schienen röter als gewöhnlich. Man sah ihm die Ungeduld an.

»Man redet über mich, ich spüre das – wer ist es, der da über mich redet?«

»Ja«, sagte ich, als ich den Hörer auflegte, »das war einer Ihrer Kollegen aus dem Büro. Er hat gesagt, dass Ihr Verhalten sich in den letzten Tagen verändert hat.«

»Wie sollte es auch nicht? Unglaublicher Umbruch, bewirkt von dem Meister – dem Meister der Welt und all ihrer Geschöpfe – der Vögelein auf dem Felde, die spinnen nicht und weben nicht … und pissen und kacken vielleicht auch nicht, haha!«

»Monsieur D., Ihr Kollege hat mir berichtet, dass Sie gesagt haben sollen: ›Wirst du vom Lichte geleitet, so drohet dir keine Gefahr!‹ Was wollten Sie damit sagen?«

»Ah, das wissen Sie doch selbst, scharfsinnige und wahrsagerische Großmacht, allerweisester Doktor!«

»Ja, aber ich würde trotzdem gern von Ihnen hören, was

Sie damit sagen wollten. Sie werden von einem Licht geleitet?«

»Gott, Gott selbst leitet meine Schritte. Und Ihre Schritte ebenso. Gott in seiner unendlichen Güte, im Glanze seines Ruhmes, in der Herrlichkeit seines Glanzes – Ruhm dem Allerhöchsten, wir sind nichts als Staub vor seinem Angesicht, nichts als ein Körnchen Sand auf seinem Handteller, aus Staub sind wir gemacht, und zu Staub werden wir dereinst wieder …«

»Das ist schon möglich. Glauben Sie denn, dass der Allerhöchste besondere Absichten mit Ihnen hat?«

Mit einigen weiteren Fragen und sehr viel Geduld (denn Monsieur D. gab sich noch langen beschwörerischen Abschweifungen hin, die von diversen Scherzen und Wortspielen begleitet waren) brachte ich ihn schließlich dazu, mir zu gestehen, dass er spüre, in Kommunikation mit Gott zu stehen. Gott diktiere ihm, welche Transaktionen er an der Börse vornehmen solle, und habe ihm auch schon eine Mission übertragen: Er solle unermesslich reich werden, um sein Vermögen dann an die Armen der ganzen Welt verteilen zu können und einen neuen, weltumspannenden religiösen Orden zu gründen, der Monsieur D.s Namen tragen sollte.

»Und denken Sie, dass Sie schon lange mit dieser Mission betraut sind?«

Monsieur D.s blaue Augen funkelten fanatisch. »Aber ich denke es nicht nur! Ich weiß es! Er spricht zu mir, er spricht zu mir – muss ich das vielleicht noch hinausschreien?«

Monsieur D. war jetzt plötzlich in ganz anderer Stimmung. Es schien ihn wütend zu machen, dass ich seine Worte offenbar bezweifelte, obwohl ich mich doch sehr bemüht hatte, meine persönliche Meinung nicht durchschimmern zu lassen.

»Hören Sie bitte, Monsieur D., ich denke, wir sollten in aller Ruhe darüber sprechen.«

Monsieur D. stand abrupt auf.

»Nein, ich muss jetzt gehen. Auf Wiedersehen, das reicht nun aber wirklich.«

»Ich würde es besser finden, wenn Sie hierblieben, Monsieur D. Wir müssen noch einiges besprechen.«

»Nein, nein, ich muss gar nichts mehr besprechen, genug gesprochen, gespuckt, geflucht, ich empfehle mich, verdammt noch mal!«

Weil er mein Sprechzimmer laut schimpfend verließ, rief ich die Empfangsschwester an und bat sie, schnell genügend Personal zusammenzutrommeln, um Monsieur D. am Verlassen des Krankenhauses zu hindern. Dann hastete ich auf den Flur hinaus und machte mich an die Verfolgung meines neuen Patienten. Er war aber bereits im Foyer angekommen. Ich sah nur noch, wie er einer Krankenschwester, die ihm den Weg zu versperren versuchte, mit einem großen Satz auswich und ins Freie verschwand.

Es zeugt nicht gerade von Würde, seinen Patienten hinterherzurennen, und es vermittelt auch kein gutes Bild von der Psychiatrie. Außerdem ist es schwierig, plötzlich von der Rolle des verständnisvollen Arztes in jene eines Ringkämpfers überzuwechseln, der seinen Gegner zu Boden wirft. Jeder Psychiater hat schon Situationen erlebt, in denen es notwendig war, einen unruhigen Patienten mit physischer Gewalt in Schach zu halten, aber meist passiert das während des Bereitschaftsdienstes oder bei Notfällen, also in einem Rahmen, in dem solche Ereignisse häufig sind und bei dem man von kompetentem Personal unterstützt wird. Monsieur D. zurückzuhalten wäre nicht nur körperlich schwierig gewesen, sondern auch ethisch anfechtbar; immerhin war er aus freien Stücken in meine Sprechstunde gekommen und stellte keine unmittelbare Gefahr dar. Aber all diese Rechtfertigungen reichten nicht aus, um mich zu beruhigen. Wie weit würde

Monsieur D. in seinem Gefühl, allmächtig zu sein, wohl noch gehen?

In der Umgangssprache bezeichnet der Begriff »manisch« jemanden, der etwas zwanghaft und besessen tut. Von einem aufräumwütigen Menschen sagt man etwa: »Er hat wirklich eine Ordnungsmanie!« Ein Psychiater jedoch verwendet das Wort »manisch« für den Zustand, in dem sich Monsieur D. befand, als ich seine Bekanntschaft machte. Es liegt auf der Hand, dass sein Verhalten nichts mit übertriebener Gründlichkeit zu tun hat.

Im Grunde ist der manische Schub so etwas wie das auf dem Kopf stehende Bild eines depressiven Schubes. Der Depressive wirkt traurig, er spricht kaum, und seine Gesten sind rar und verlangsamt. Das Gesicht des *golden boy* ist fröhlich, er gestikuliert lebhaft, und die Worte sprudeln nur so aus ihm hervor. Die Wortspiele sind ein Zeichen für seine Hochstimmung und sein beschleunigtes Denken. Der Depressive fühlt sich minderwertig, unfähig und zum Scheitern verdammt. Der *golden boy* glaubt sich mit wunderbaren Gaben versehen und jubiliert in der Gewissheit, dass ihm alles gelingen wird. Er erwartet auch, dass seine Umgebung seine Projekte anstandslos akzeptiert, und wird schnell ärgerlich, wenn man ihm in seinen grandiosen Ideen oder seiner ausgelassenen Stimmung nicht folgen mag. Der Depressive hingegen erwartet gar nicht, dass ihn die anderen akzeptieren und verstehen, denn er meint, keinerlei Unterstützung verdient zu haben.

Als Monsieur D. in unsere Einrichtung kommt, befindet er sich in einem ziemlich typischen manischen Zustand. Außerdem hat er Größenwahnideen und Halluzinationen, was in etwa 20 Prozent aller Fälle auftritt. Die Wahnvorstellungen manischer Patienten sind natürlich das blanke Gegenteil der Gedanken jener Kranken, die an einer Depression vom melancholischen Typus leiden, also an der schwersten Form der

Depression. Diese Patienten denken im Allgemeinen an Untergang und Tod, und wenn sich bei ihnen Wahnideen einstellen, meinen sie eher, ihnen drohe eine Bestrafung für ihre unverzeihlichen Fehler (die sie natürlich gar nicht begangen haben). So warf sich eine kranke Jüdin im melancholischen Zustand vor, die Schuld am Holocaust zu tragen, durch den ein Teil ihrer eigenen Familie umgekommen war. Monsieur D. hingegen denkt, dass Gott ihn aufgrund seiner außergewöhnlichen Begabungen auserwählt und mit einer großartigen Mission betraut habe, die das Antlitz der Welt verändern wird. Nicht alle Patienten im manischen Zustand haben Wahnvorstellungen, aber alle beurteilen ihre Fähigkeiten und Erfolgschancen übertrieben optimistisch, was sie dazu führt, sich in Aktionen zu stürzen, die riskant für ihre Karriere, ihr Hab und Gut oder sogar ihr Leben sind.

Ein anderer manischer Patient fand sich nach einem turbulenten Tag abends in einem eher übel beleumdeten Nachtklub wieder und begann der Kundschaft eine Runde nach der anderen auszugeben. Im Eifer des Gefechts bot er dem Nachtklubbesitzer auch gleich noch an, sein Etablissement auf der Stelle zu kaufen – er wolle es in ein »internationales« Spielcasino umwandeln. Verärgert über die Skepsis seines Gesprächspartners, stellte er sofort einen Scheck über eine beträchtliche Summe aus, die sein gesamtes Vermögen erschöpft hätte. Daraufhin hatte sich der Nachtklubbesitzer sehr interessiert an den Möglichkeiten gezeigt, die solch ein neuer Teilhaber bieten konnte. Aber schon war unser zukünftiger Patient mit dem Rausschmeißer in Streit geraten, weil der seine ungeheuer witzigen Sprüche nicht so richtig zu würdigen wusste. Er begann diesen Mann, der doppelt so viel wog wie er, zu provozieren und schaffte es schließlich, ihn durch verletzende Bemerkungen aus der Fassung zu bringen. Glücklicherweise hatte sich ein Trinkkumpan eine gewisse Klarsicht bewahrt und die Polizei gerufen. Das diskrete Eintreffen zweier Polizisten in Zivil setzte diesem Abend, der so schön begonnen hatte, ein Ende.

Manische Patienten können aggressiv sein, aber meistens sind sie blendend gelaunt, solange man ihnen nicht widerspricht, und selbst dann werden sie nur selten gewalttätig. Trotzdem können sie eine Gefahr für ihre Mitmenschen darstellen, denn sie überschätzen ihre Fähigkeiten, wovon die Risiken zeugen, die sie etwa am Steuer oder im Beruf eingehen. In den meisten Fällen neigen manische Patienten zu gedankenlosem Geldausgeben, was sich bei Monsieur D. in dem Überschwang äußerte, mit dem er seine exorbitanten Börsenoperationen vornahm. Eine andere Patientin, die sich gewöhnlich sehr um ihre vielköpfige Familie sorgte und die Haushaltskasse mit viel Weisheit verwaltete, begann ihre manischen Schübe häufig damit, dass sie sich »reizende kleine Ensembles« kaufte, deren Auftauchen in der Wohnung den Ehemann sofort alarmierte. Unter den Honoratioren einer Provinzstadt gab es einen begüterten Herrn, der normalerweise zu allergrößter Zurückhaltung neigte. Eines Tages jedoch erschien er mitten in einem manischen Schub in einem Autohaus für Luxuswagen. Die Argumente des Verkäufers ungeduldig beiseitewischend, kaufte er auf der Stelle beide Versionen desselben Rennwagens – das Cabrio und, »für den Winter«, auch noch das Coupé. Manche Patienten können sich auf diese Weise in ein paar Tagen voller verrückter Ausgaben total ruinieren.

Die Gefahren, denen sich manische Patienten aussetzen, erklären es, dass sie häufig gegen ihren Willen – denn schließlich fühlen sie sich absolut nicht krank, sondern sogar in Bestform – in eine psychiatrische Klinik eingewiesen werden, was schließlich auch Monsieur D. widerfuhr.

Die Polizei entdeckte ihn im Foyer eines großen Hotels, in

dem er sich ein Zimmer genommen hatte, das er mit ein paar käuflichen jungen Damen zu teilen gedachte. Sie kamen in rascher Folge zu ihm aufs Zimmer. Statt sich jedoch dem strengen Regiment der Wollust zu unterwerfen, war Monsieur D. ins Foyer hinuntergegangen und hatte dort in ohrenbetäubender Lautstärke Lobgesänge auf Gott den Herrn angestimmt, womit er das Personal diesmal tatsächlich schockierte. Die Polizisten verstanden sofort, dass Monsieur D. nicht in ihren Zuständigkeitsbereich fiel, und brachten ihn eilends zum psychiatrischen Bereitschaftsdienst. Ein schlaftrunkener Psychiater diagnostizierte bei Monsieur D. einen manischen Anfall und wollte ihn zunächst davon überzeugen, einer Behandlung zuzustimmen. Angesichts der empörten Weigerung des Kranken erledigte der Psychiater rasch alle administrativen Formalitäten, die nötig sind, um einen Patienten gegen seinen Willen in der Klinik zu behalten. Weil sich Monsieur D. weigerte, auch nur irgendein Medikament zu schlucken, ließ ihm der Arzt eine Dosis Beruhigungsmittel injizieren, und der Patient fiel davon in einen tiefen Schlaf.

Monsieur D. tritt uns zweifelsfrei in einem manischen Zustand entgegen, aber manchmal gibt es auch manische Episoden von geringerer Intensität, in denen der Patient das Augenmaß bewahren kann. Man bezeichnet sie als »hypomanisch«.

Eine hypomanische Person ist bester Stimmung; sie legt in allen Bereichen eine ungewöhnliche Hyperaktivität an den Tag; sie kommt mit sehr wenig Schlaf aus und neigt dazu, sich in immer neue Projekte zu stürzen. Dieser Zustand steigert ihre üblichen Fähigkeiten einschließlich ihrer Schöpferkraft. Manche Künstler, Schriftsteller, Veranstalter und Geschäftsleute verdanken ihre schönsten Erfolge einem lang anhaltenden hypomanischen Zustand. Es gibt auch einige hypomanische Persönlichkeiten, bei denen die Hypomanie der natürliche

Dauerzustand ist. Im Allgemeinen handelt es sich um außergewöhnlich produktive und optimistische Individuen, die für ihre Umgebung oft anstrengend sind. Balzac ist eines der berühmtesten Beispiele.[1] Seine überbordende Phantasie, seine Fähigkeiten als Redner und unermüdlicher Autor, seine extreme Ungeduld, seine grandiosen Pläne, mit Ananaskulturen im nordfranzösischen Meudon oder Schlafmohnanbau auf Korsika ein Vermögen zu machen, seine exzessiven Ausgaben und seine zahlreichen amourösen Abenteuer illustrieren sehr schön eine mit Genialität verbundene Hypomanie.

Der manische Schub wird von den Patienten, die ihn erlebt haben, oft als ein extremer Glückszustand beschrieben. Einer meiner Patienten neigte dazu, seine Behandlung heimlich abzubrechen, weil er hoffte, auf diese Weise die wunderbare Exaltiertheit seiner manischen Zustände, nach denen er sich zurücksehnte, wiederzufinden. Seine Frau hatte wenig Verständnis für diese Sehnsucht, denn es war überaus mühselig, all die Schecks, die ihr Mann während seines manischen Anfalls unterschrieben hatte, wieder annullieren zu lassen. Auch über die Damen des horizontalen Gewerbes, die sie in ihrem Ehebett entdeckt hatte, war sie wenig erfreut gewesen. Die Patienten beschreiben ekstatische Zustände, die man uns gewöhnlichen Sterblichen gar nicht angemessen schildern kann. Allerdings sollten wir uns vor der Schlussfolgerung hüten, dass jede mystische Erfahrung generell einem manischen Zustand geschuldet ist.

Die beiden Figuren des Manikers und des Melancholikers sind dermaßen entgegengesetzt, dass sie wie literarische Schöpfungen aus der Feder eines Autors wirken, der vor grellen Kontrasteffekten nicht zurückschreckt. Dennoch sind der manische und der depressive Zustand unleugbare Tatsachen. Noch überraschender ist aber, dass sie oft bei ein und demselben Individuum auftreten. Ikarus kommt der Sonne zu nahe und verbrennt sich die Flügel. Ich sollte später erfahren, dass auch Monsieur D. keine Ausnahme von diesem Gesetz darstellte. Denn fast alle Patienten mit manischen Schüben leiden auch an mehr oder minder schweren depressiven Zuständen, wenn sie wieder auf den Boden zurückkehren. Übrigens ist unter den depressiven Personen das Selbstmordrisiko gerade bei jenen am höchsten, die auch manische Schübe erleben.

Monsieur D. aber dachte momentan keineswegs an Selbstmord, sondern eher an eine Apotheose, durch die er zum Herrscher über eine Welt würde, der er mit Gottes Hilfe Segnungen im Überfluss zuteilwerden ließe. Sein Klinikaufenthalt ging ruhiger vonstatten, als er begonnen hatte. Die ersten drei Tage verbrachte er in einem Dämmerzustand, da man ihm Tranquilizer in hoher Dosierung verabreichte. Diese Behandlung wurde durch Lithium ergänzt, das allerdings erst nach einigen Tagen wirken würde. Sobald man versuchte, die Dosis des Beruhigungsmittels zu reduzieren, begann Monsieur D. aufs Neue, schnell und laut zu reden und Wortspiele zu machen; er wechselte abrupt zwischen fröhlicher und zorniger Stimmung und drohte, uns zu verklagen, weil wir ihn in der Klinik festhielten. Von Gott sprach er allerdings nicht mehr. Allmählich wurde die Wortakrobatik seltener, seine Stimmung pegelte sich wieder auf Normalmaß ein, und er protestierte auch nicht mehr gegen seinen Klinikaufenthalt. Weil er auf der Station lag, auf der ich arbeitete, schaute ich jeden Tag bei ihm vorbei. Nach und nach lernte ich dabei einen ganz normalen, intelligenten und höflichen Monsieur D. kennen, dem bewusst war, dass er – wie er es ausdrückte – »ein bisschen neben der Spur gewesen« war.

Seine Schwester, die ihn häufig besuchen kam, erzählte mir, dass er vor sechs Jahren schon einmal einen ähnlichen Schub gehabt habe. Damals hatte er seinen Militärdienst am französischen Konsulat in einer großen Stadt der Vereinigten

Staaten abgeleistet. Er war vor Ort in einer Klinik behandelt worden und in nicht einmal einem Monat in seinen Normalzustand zurückgekehrt. Letzten Winter hatte sie ihn deprimiert gefunden: Er sprach weniger, traf sich nicht mehr mit seinen Freunden und sagte ihr, er wolle seine Arbeit hinschmeißen. Das hatte sie überrascht, denn dieser Job passte sehr gut zu ihm, und das Gehalt war auch ausgezeichnet. Später hatte sie den Eindruck gehabt, dass er die Depression überwunden hatte, denn am Telefon hatte sich seine Stimme immer fröhlicher angehört.

Ich stellte ihr Fragen nach der Familie und erfuhr, dass ein Onkel mütterlicherseits, dem sie niemals begegnet war, sich das Leben genommen hatte und dass ein Großonkel, der Industrieller gewesen war, in der ganzen Familie dafür berühmt-berüchtigt war, dass er sein Vermögen binnen wenigen Jahren durch wiederholte Anfälle von Kaufrausch und amouröse Abenteuer verschleudert hatte. Außerdem war Monsieur D.s Mutter mehrmals wegen Depressionen behandelt worden. Diese Auskünfte bestätigten uns darin, mit der Lithiumtherapie fortzufahren. Monsieur D. litt offenkundig an einer manisch-depressiven Störung, die auch bipolare Störung genannt wird, da es bei ihr zwei »Pole« gibt, zwischen denen die Gemütslage des Patienten hin- und her schwankt – den manischen Pol und den depressiven Pol. Ich hatte ihn mitten in einem manischen Anfall erlebt, aber nun wussten wir von der Schwester, dass er auch schon an depressiven Schüben gelitten hatte. Außerdem waren andere Mitglieder seiner Familie vom selben Leiden betroffen. Der Onkel mütterlicherseits hatte sich wahrscheinlich während einer Depression umgebracht, und der Industrielle vergeudete sein Vermögen bei genau solchen manischen Schüben, wie Monsieur D. einen erlitten hatte.

Man kann sich gut vorstellen, dass bipolare Patienten und

ihre Familien viel durchzumachen haben und langfristig medizinisch betreut werden müssen. Nach einigen Rückfällen lernen die Patienten oder ihre Angehörigen es, die Vorboten einer depressiven Episode oder eines manischen Schubes zu erkennen. Diese Vorzeichen treten meist in Gestalt von Schlafstörungen und unauffälligen Stimmungsveränderungen auf.[2] Wenn der Patient in diesem Stadium unverzüglich behandelt wird, ist es oftmals möglich, einen vollständig ausgeprägten Schub noch abzuwenden und einen Klinikaufenthalt so zu vermeiden oder zu verkürzen. Dem Patienten dabei zu helfen, die Symptome eines drohenden Rückfalls zu erkennen, ist eine der Hauptaufgaben des Psychiaters in seiner Arbeit mit bipolar Erkrankten.

Monsieur D. konnte das Krankenhaus drei Wochen später verlassen. Er war zum Normalzustand zurückgekehrt; wegen der Behandlung mit Tranquilizern, deren Dosis nur allmählich herabgesetzt werden konnte, neigte er allerdings zu Schläfrigkeit. Als er in die Bank zurückkehrte, erfuhr er, dass er entlassen sei. Die Verluste aus seinen Transaktionen vor dem Klinikaufenthalt waren zwar überschaubar geblieben, aber sein Chef wollte aufgrund seines Benehmens während der letzten Arbeitstage nichts mehr von ihm wissen.

Auf Monsieur D.s Bitte hin rief ich diesen Bankdirektor an. Da ich das ärztliche Berufsgeheimnis wahren musste, gab ich ihm keine Auskünfte über Monsieur D.s Diagnose, sondern erklärte ihm lediglich, dass sein Verhalten im vergangenen Monat einer vorübergehenden Störung geschuldet gewesen sei und dass er sich inzwischen wieder in einem vollkommen normalen Zustand befinde. Außerdem nehme er an einer Therapie teil, dank der es höchstwahrscheinlich keine Rückfälle geben werde. Aber der Direktor ließ sich nicht erweichen. »Hier gilt die natürliche Auslese«, sagte er mir, »bei uns ist kein Platz für Problemfälle.«

Dank seiner Energie und seiner Fähigkeiten fand Monsieur D. kurz darauf eine Stelle bei einem Konkurrenzunternehmen, wo er sich als ebenso brillant erwies wie bei seiner früheren Bank. Viele manische oder depressive Patienten bekommen jedoch keine solche zweite Chance.

Er kam einmal monatlich in meine Sprechstunde, um die Wirkung der Lithiumtherapie selbst einzuschätzen. Er erzählte mir von sich und erklärte mir, was der Klinikaufenthalt in seinem Leben verändert hatte.

»Ich weiß ja schon seit Jahren, dass ich eigentlich Lithium hätte nehmen müssen, aber ich konnte das nicht akzeptieren.«

»Weshalb nicht?«

»Ich hätte dann den Eindruck gehabt, ein Kranker zu sein, jemand, der gezwungen ist, Tag für Tag seine Medizin zu schlucken. Und dann die Geschehnisse in der Familie – mein Onkel, der sich umgebracht hat, mein Großonkel, der sich alle fünf Jahre ruinierte … Lithium zu nehmen, hätte bedeutet, so wie sie zu sein. Und wenn meine Mutter über diese beiden gesprochen hat … dann nicht gerade, um ein Loblied auf sie zu singen, wenn Sie verstehen, was ich meine. Sollte ich mir also eingestehen, dass ich genauso war wie sie?«

»Und jetzt?«

»Jetzt ist es anders. Wenn meine Tabletten dran sind, sage ich mir: Es ist so, als würdest du einen Freund empfangen, der dich ein bisschen langweilt und den du gern seltener sehen würdest, aber der dich davon abhält, Dummheiten zu machen.«

»Das ist ein gutes Bild.«

»Ja, und es hilft mir, diese ganzen Pillen zu akzeptieren.«

Ist Charles-Édouard ein außergewöhnlicher Fall?

Die Depression ist eine häufige Krankheit (jede fünfte Frau und jeder zehnte Mann leiden irgendwann im Leben daran), aber die bipolare Störung mit ihren manischen und depressiven Schüben tritt seltener auf. Verschiedene Studien zeigen, dass das Risiko, irgendwann an dieser Störung zu erkranken, bei 0,5 bis 1 Prozent liegt. Epidemiologische Untersuchungen haben nachgewiesen, dass die bipolare Störung in sozial begünstigten Schichten häufiger vorkommt. Warum aber sollte es in den feinen Wohnvierteln mehr Manisch-Depressive geben? Zur Erklärung hat man verschiedene Hypothesen vorgebracht. Man könnte denken, dass die bipolare Erkrankung bei Bessergestellten häufiger erkannt und diagnostiziert wird, weil sie im Allgemeinen eine bessere medizinische Versorgung genießen als die benachteiligten Bevölkerungsschichten. Aber streng wissenschaftlich durchgeführte epidemiologische Studien haben bestätigt, dass die Häufigkeit bipolarer Störungen tatsächlich mit dem sozialen Status ansteigt. Weshalb ist das so? Es ist denkbar, dass bestimmte Persönlichkeitszüge, die eigentlich Risikofaktoren sind, mit der Befähigung zum sozialen Aufstieg gekoppelt sind. Außerdem kann die Störung selbst – zumindest in ihren gemäßigteren Formen – ein rasches soziales Emporkommen begünstigen, löst sie doch Phasen des Wagemutes und der Hyperaktivität aus. Wie all meine Fachkollegen habe auch ich konstatieren können, dass sich unter meinen bipolaren Patienten ein überraschend hoher Prozentsatz an Künstlern oder Intellektuellen findet.

Genetische Faktoren scheinen bei der bipolaren Erkrankung noch entscheidender zu sein als bei anderen psychischen Störungen. Jeder Psychiater kennt Familien von Manisch-Depressiven wie die von Monsieur D.: Mehrere Personen aus verschiedenen Generationen weisen die Symptome der Störung in unterschiedlicher Stärke auf. Das genetische Risiko ist bei der bipolaren Störung höher als bei der einfachen Depression. Fast jeder zweite bipolare Patient hat mindestens einen Verwandten, der von einer unipolaren depressiven Störung oder einer bipolaren Störung betroffen ist. Aber es gibt auch manische Patienten, in deren Familiengeschichte sich noch kein ähnlicher Fall findet.

Obwohl der Einfluss der Erbanlagen bei der bipolaren Störung bewiesen ist, hat man noch nicht erhellen können, auf welche Weise die Krankheit vererbt wird. Man hat zur Erklärung Gene herangezogen, die auf dem Chromosom 11 oder auf dem X-Chromosom liegen, aber neue Untersuchungen haben diese Resultate nicht bestätigt.[3] Die Molekulargenetik wird wahrscheinlich bald Antworten auf diese Frage liefern. Auf jeden Fall wird sie es ermöglichen, die unterschiedlichen Formen der Störung nach ihrer Übertragungsweise zu klassifizieren.[4]

Was löst bei einem Patienten nun aber die manischen oder depressiven Schübe aus? Hier handelt es sich einmal mehr um komplexe Interaktionen zwischen dem Individuum und seiner Umgebung. Manche Studien haben hervorgehoben, dass es vor Eintritt der ersten Schübe eine größere Häufigkeit von aufwühlenden und störenden Ereignissen gibt.[5] Dies lässt vermuten, dass der Schub bei einem ohnehin anfälligen Patienten durch ein Übermaß an Stress ausgelöst wird. Andererseits haben manche Patienten ihre Schübe in sehr regelmäßigen Abständen – alle sechs Monate, alle zwei Jahre –, als ob die Störung von einer »inneren Uhr« ausgelöst würde, die ganz unabhängig von den äußeren Umständen tickt.

Warum verschreibt man Lithium?

Der manische Zustand ist einer der wenigen Notfälle in der Psychiatrie. Das Grundprinzip der Behandlung ist ganz einfach: Der Kranke muss beruhigt und in Sicherheit gebracht werden. Deshalb greifen die Psychiater zu stark und schnell wirkenden Beruhigungsmitteln. Ein Patient, der seine Krankheit kennt und noch ganz am Beginn des manischen Schubes steht, wird es im Allgemeinen akzeptieren, die Medikamente einzunehmen, die ihm sein Arzt oder ein Familienmitglied gibt. Mitten in der manischen Phase verweigert sich der Patient hingegen oftmals jeder Behandlung und jeglicher Einschränkung seiner Freiheit: Er fühlt sich bestens und sieht überhaupt keinen Grund dafür, therapiert zu werden. Deshalb muss manchmal Zwang angewendet werden, was (wenn auch manche Leute anders denken) für den Psychiater peinlich und unangenehm ist. Oft hat er sich seinen Beruf ja gerade in der Hoffnung ausgesucht, ruhige Gespräche über den Schreibtisch hinweg führen zu können.

Seit den 1960er-Jahren hat die Behandlung des manischen Zustands bedeutende Fortschritte gemacht, und zwar durch die Anwendung von Lithiumsalzen. Schon im Jahre 1949 verabreichte der australische Psychiater John Cade Patienten mit heftigen manischen Schüben Lithiumurat und beobachtete, dass sich die Kranken binnen wenigen Tagen beruhigten. Dieses Experiment stand damals aber ziemlich allein auf weiter Flur, denn andere Versuche der Behandlung mit Lithium endeten mit Vergiftungen, und so setzte man das Medikament nicht mehr ein. Dank der Hartnäckigkeit des dänischen Psychiaters Mogens Schou, der das Lithium weiterhin erforschte, konnte man Lithiumsalze schließlich doch wieder verwenden. Um toxische Konzentrationen zu verhindern, genügt es, den Lithiumspiegel im Blut richtig einzustellen. Nun merkte man, dass Lithium nicht nur einen manischen Schub in wenigen Tagen beruhigt, sondern dass es auch als präventive Therapie gegen manische oder depressive Schübe eingesetzt werden kann.

Heute ist die Lithiumtherapie eine sichere Behandlungsform, wenn man bestimmte Kontrollregeln beachtet. Der Lithiumspiegel im Blut muss innerhalb bestimmter Grenzwerte bleiben. Fällt er darunter, sinkt die Wahrscheinlichkeit, dass die Behandlung wirksam ist; liegt er zu hoch, steigt die Gefahr einer Vergiftung. Ein regelmäßiges Blutbild reicht aus, um zu kontrollieren, ob der Lithiumspiegel im gewünschten Bereich liegt. Außerdem wird empfohlen, mindestens einmal jährlich bestimmte Kontrolluntersuchungen vorzunehmen, um die Funktion der Nieren, der Schilddrüse und einiger anderer Organe, die Lithium bisweilen beeinträchtigen kann, zu überprüfen.

Und wenn Monsieur D. Lithium schlecht verträgt?

Manche Patienten vertragen Lithium nicht gut. Sie klagen über Müdigkeit, eine Verringerung der Schaffenskraft, Gewichtszunahme oder andere Unverträglichkeitssymptome. Andere wiederum sind einfach resistent gegen Lithium, und das Medikament verbessert ihren Zustand nicht. Obwohl sie es regelmäßig einnehmen, kommt es bei ihnen weiterhin zu Rückfällen. Manchmal liegt es daran, dass ihr Lithiumspiegel zu niedrig ist. Dann braucht man ihn nur anzuheben, indem man dem Patienten eine zusätzliche Dosis verschreibt, und die Zahl der Rückfälle wird sich verringern. Aber es gibt auch Fälle, wo selbst eine Anhebung des Lithiumspiegels es nicht verhindern kann, dass von Neuem manische oder depressive Schübe auftreten.

Für all diese Fälle von Resistenz oder Unverträglichkeit gibt es zum Glück ein anderes Medikament, das man zur Rückfallverhütung verwenden kann – das Carbamazepin.[6] Es wird schon seit Langem gegen Epilepsie eingesetzt, aber seine vorbeugende Wirkung gegen die Schübe der bipolaren Störung hat man erst Ende der 1970er-Jahre entdeckt. Wie beim Lithium muss man zur richtigen Dosierung auch beim Carbamazepin den Pegel des Wirkstoffes im Blut einstellen und regelmäßig Blut abnehmen, um zu prüfen, ob das Mittel vom Organismus gut vertragen wird.

Ob der Psychiater sich für Lithium oder für Carbamazepin entscheidet, ist vor allem eine Frage der individuellen Toleranz des Patienten und der möglichen Gegenindikationen bei anderen Medikamenten, die dieser einnehmen muss. Bei bestimmten Patienten kann man nach mehreren Versuchen dahin gelangen, dass man Lithium und Carbamazepin kombiniert. Ein drittes Medikament, das Valpromid, kann ebenfalls verwendet werden, um manische Schübe zu zügeln oder ihnen vorzubeugen.

Es gibt noch weitere Medikamente, die normalerweise bei der Behandlung von Epilepsie[7] oder Herzrhythmusstörungen[8] zum Einsatz kommen und die bei Patienten, die Lithium oder Carbamazepin schlecht vertragen, manchmal zur Verhütung der Schübe herangezogen werden können. Die Wirkungsweise all dieser Substanzen ist derzeit Gegenstand von Forschungen, durch die wir die biologischen Mechanismen der Krankheit wahrscheinlich bald besser verstehen werden.

Stimmt es, dass man sein ganzes Leben lang Lithium nehmen muss?

Oft hört man die folgende Ansicht: Wenn man erst einmal beschlossen hat, einem Patienten Lithium zu verschreiben, muss dieser es »lebenslänglich« einnehmen. Diese Behauptung muss jedoch relativiert werden. Zunächst einmal gibt es, wie schon gesagt, Medikamente, die eine Alternative zu Lithium sind und ausprobiert werden können, wenn es sich erweist, dass Lithium nicht so gut vertragen wird.[9] Außerdem kann ein Patient, der schon mehrere Jahre lang keinen neuen Schub hatte und findet, dass die Therapie zu belastend für ihn ist, sich mit seinem Psychiater über ein eventuelles Absetzen des Lithiums beraten.

Man muss allerdings auch wissen, dass es bei der bipolaren Störung in den Monaten nach Absetzen des Lithiums ein hohes Rückfallrisiko gibt. Der Patient muss gut auf mögliche Vorboten eines Rückfalls achten, um nötigenfalls schnellstens seinen Arzt aufzusuchen. Die Entscheidung, das Lithium abzusetzen, darf man erst nach einer gründlichen Situationsanalyse treffen, bei der besonders die familiären und beruflichen Risiken betrachtet werden müssen, die ein neuer Schub zur Folge haben könnte.

Lässt sich die bipolare Störung nur mit Medikamenten behandeln?

Dass es all diese medikamentösen Therapien gibt, bedeutet nicht, dass Psychotherapien bei der Behandlung der bipolaren Störung unnütz wären. Im Gegenteil – oft braucht der Patient Unterstützung und Beratung, um mit den sozialen und familiären Folgen seiner manischen oder depressiven

Schübe besser fertigzuwerden. Eine Psychotherapie kann auch angeraten sein, wenn der Patient zwischen seinen Schüben an einer Restdepression leidet oder Charakterstörungen aufweist. Schließlich können wie bei jeder psychischen Erkrankung Partner- oder Familiengespräche dazu beitragen, die häuslichen Spannungen zu mindern, die Stress erzeugen und damit vielleicht auch Rückfälle. Solche Gespräche erlauben es den Angehörigen, das Wesen dieser Krankheit besser zu verstehen.

Seit Monsieur D. Lithium nimmt, hat er noch keinen wirklichen Rückfall gehabt. Etwa einmal jährlich durchläuft er allerdings eine Phase von mehreren Wochen, in der er sich voll Energie und guter Laune fühlt; er neigt dann dazu, mehr zu arbeiten und mehr Geld auszugeben. Aber das führt nicht mehr zu schädlichen Exzessen, und er nutzt seinen Schwung stattdessen dazu, beruflich voranzukommen. Im Übrigen hat er seinen letzten Posten aufgegeben und gemeinsam mit zwei Freunden sein eigenes Finanzunternehmen gegründet. Nach den euphorischen Phasen fühlt er sich müde und ist griesgrämiger Stimmung; dies hindert ihn aber nicht daran, weiterzuarbeiten und ein normales Leben zu führen. Sehr wahrscheinlich sind diese gegensätzlichen Phasen manische und depressive Schübe, deren Intensität durch das Lithium eingeschränkt wird. Ich habe ihm vorgeschlagen, seinen Lithiumspiegel anzuheben, um die Stimmungsschwankungen nach oben und unten vielleicht noch zu reduzieren. Auch hätte man seine Behandlung durch Carbamazepin ergänzen können. Nach einiger Überlegung lehnte Monsieur D. aber ab.

»Die Talphasen sind nicht besonders angenehm, aber wenn man oben ist, Doktor, wenn man gerade oben ist … In diesen Momenten habe ich das Gefühl, das Leben ist wirklich lebenswert!«

Monsieur D. wird also ein wenig von seinen bipolaren Schwankungen zurückbehalten – wie ein Seefahrer, der sich auf allzu ruhigen Gewässern langweilt und den ein bisschen raue See nicht gleich erschreckt. Aber natürlich werden wir beide immer darauf achten, ob nicht irgendwo ein Lüftchen aufkommt, das den nahenden Sturm ankündigt.

Nach zwanzig Jahren

Auch heute verliefe die Geschichte von Charles-Édouard und seiner Behandlung sehr ähnlich wie damals. Nichtsdestotrotz haben die Therapiemöglichkeiten und das Verständnis der bipolaren Störung Fortschritte gemacht.

Neue epidemiologische Studien haben gezeigt, dass solche Störungen häufiger sind, als man einst angenommen hat, sofern man auch die sogenannten Bipolar-II-Patienten berücksichtigt, also Personen, die keine manischen Schübe haben, sondern einen oder mehrere hypomanische Anfälle und depressive Episoden – und dazu noch jene Patienten, die nicht alle Kriterien für die Störung des Typs I oder II in sich vereinen, aber dennoch eine zyklische Stimmungsstörung aufweisen.[10]

Multizentrische genetische Forschungen, bei denen das Genom Hunderter bipolarer Patienten mit dem von Individuen ohne diese Störung verglichen wurde, haben die Verantwortlichkeit zahlreicher Gene deutlich gemacht, die Kodierungen für die Ionenkanäle liefern – also für Strukturen der Zellmembran, die den Übergang der Ionen von einer Zelle zur anderen regeln. Genau auf diese Ionenkanäle wirkt übrigens Lithium.[11] Jede Genvariation für sich hat nur geringe

Auswirkungen, und es ist eine Kombination aus Genmutationen, die eine genetische Anfälligkeit für die Krankheit erzeugt.

Was die medikamentöse Behandlung angeht, so verfügt der Psychiater heute über neue Substanzen und neue Strategien.

Gegenwärtig sind bei der Langzeitbehandlung einer bipolaren Störung Lithiumcarbonat, Valproat und ein Neuroleptikum der neuen Generation, das Olanzapin, die drei Wirkstoffe der ersten Wahl. Wenn nötig, können sie durch weitere Medikamente ergänzt oder ersetzt werden, so durch Carbamazepin oder ein neues Antiepileptikum, das Lamotrigin, das sich als Stimmungsstabilisator und auch bei der Behandlung depressiver Rückfälle bewährt hat.[12, 13]

Die Auswahl des Medikaments oder einer Kombinationsbehandlung ist Sache des Fachmanns und hängt vom Krankheitsprofil ab, von früher bereits versuchten Behandlungen, von der Toleranz des Patienten gegenüber den Nebenwirkungen sowie von seiner Fähigkeit, Therapie und Nachsorge regelmäßig wahrzunehmen.

Die psychiatrischen Vereinigungen verschiedener Länder veröffentlichen und aktualisieren Empfehlungen für einen optimalen Einsatz der therapeutischen Möglichkeiten. Diese Tipps berücksichtigen die Ergebnisse der neuesten Studien.[14] Alle Fortschritte in den medikamentösen Behandlungsstrategien dürfen aber die Bedeutung psychischer Faktoren nicht vergessen machen: Es ist wichtig, dem Kranken und seiner Familie die nötigen Informationen zu liefern, die Beziehung zwischen Arzt und Krankem muss von hoher Qualität sein, und der Patient muss seine Krankheit akzeptieren, denn dies erlaubt ihm, seine Therapie gewissenhaft zu befolgen und aufmerksam auf Vorzeichen für einen Rückfall zu achten.

Der Ritter und der Tod

Monsieur B. wurde von seiner Frau in die Sprechstunde gebracht; sie fand, dass er in letzter Zeit nicht mehr so war wie früher. Er war ein groß gewachsener, breitschultriger Mann von würdevoller Art und traurigem Blick, und er schien sich in meinem kleinen Sprechzimmer unwohl zu fühlen. Sein großer kantiger Kopf mit dem strengen Mund erinnerte an den eines mittelalterlichen Adligen. Man konnte ihn sich gut in der schweren Rüstung eines Kreuzfahrers vorstellen, der mit düsterem Blick auf die Mauern Jerusalems schaute, das er von den Muselmanen befreien sollte. Während seine Frau mit mir sprach, hielt er die Augen niedergeschlagen wie eine Grabskulptur und schien in traurige Gedanken versunken. Als leitender Angestellter einer großen Informatikfirma war er vor drei Monaten zum Leiter eines Projekts ernannt worden, an dem ungefähr zehn Ingenieure arbeiteten. Diese neue Verantwortung hatte zu einem Übermaß an Arbeit geführt. Am Wochenende hatte er von zu Hause aus gearbeitet und darüber seine Kinder vernachlässigt, zwei Mädchen von zehn und vierzehn Jahren. Er hatte auch mit dem Tennisspielen aufgehört, obwohl er diesen Sport sonst regelmäßig betrieben hatte. Seine Frau fand, dass er in den letzten Wochen immer verschlossener geworden war. Er beteiligte sich nicht mehr an den Gesprächen am Familientisch und lief von früh bis spät mit finsterer Miene herum. Selbst seine geliebten Töchter schienen ihn nicht mehr zu interessieren.

Madame B. hatte mehrmals versucht, ihren Mann dazu zu bringen, dass er ihr von seinen Sorgen erzählte. Er hatte lediglich eingestanden, dass er sich seinem neuen Posten nicht gewachsen fühlte und dass er ihn nicht hätte annehmen sollen. Ein letztes Detail hatte sie überrascht. Eigentlich war sie die Frühaufsteherin, aber seit zehn Tagen erwachte er spontan gegen fünf Uhr. Er stand dann leise auf und setzte sich im Wohnzimmer in einen Sessel. Dort verharrte er regungslos, den Blick ins Leere gerichtet, ganz in seinen Gedanken versunken.

Als sie an diesem Morgen aufgewacht war, hatte sie ihn mit Tränen in den Augen vorgefunden. Sie hatte ihn zu trösten versucht und ihn gefragt, was ihm solchen Kummer bereite. Er hatte entgegnet, er wisse sehr wohl, dass er für sie und die Kinder eine Last geworden sei. Daraufhin hatte sie bei einem befreundeten Arzt angerufen, der ihr geraten hatte, mit ihrem Mann unverzüglich zu einem Psychiater zu gehen.

Während Madame B., eine lebhafte, kleine, blonde Frau, mir all diese Informationen lieferte, sagte ihr Mann kein Wort und schaute mich nur verlegen an, als fände er es unangebracht, dass man seinem Fall so viel Aufmerksamkeit widmete. Madame B. unterstrich, dass ihr Mann ihr gegenüber stets sehr aufmerksam und auch ein wunderbarer Vater gewesen sei; die ganzen Jahre über hätten sie ein sehr glückliches Leben geführt.

»Monsieur, stimmen Sie dem zu, was Ihre Frau gerade gesagt hat?«

»Ja … vollkommen.« Monsieur B. hatte eine sehr dunkle Bassstimme, die zu seiner kräftigen Statur passte.

»Seit wann, würden Sie sagen, fühlen Sie sich nicht gut?«

»Seit … seit einer Woche.«

»Nein, Jean, ich glaube, das geht schon länger … Seit ungefähr einer Woche wacht er morgens immer so früh auf, aber seit mindestens einem Monat spricht er schon weniger als sonst.«

»Stimmen Sie Ihrer Frau zu, Monsieur?«

»Ja … Vielleicht.«

Für eine Führungskraft, die es gewohnt war, schnelle Entscheidungen zu treffen, drückte sich Monsieur B. mit seltsamer Langsamkeit aus. Es schien ihm schwerzufallen, seine Gedanken zu sammeln. War es seine übliche Art zu sprechen, oder hatte es ihn aus der Fassung gebracht, dass er vor einem Psychiater saß? Das musste ich herausfinden.

»Sie sagen, dass Ihr Mann seit einem Monat weniger spricht. Aber ist er denn sonst eher gesprächig?«

»Oh, nein, er war schon immer ziemlich zurückhaltend. Das Plappermaul bin ich! Als wir frisch verheiratet waren, hat mich seine Wortkargheit beunruhigt, ich hatte das Gefühl, dass er sich mit mir langweilt. Aber dann habe ich verstanden, dass es in seinem Charakter liegt, nicht viele Worte zu machen.«

»Wenn es so ist, was hat Sie dann in den vergangenen Wochen beunruhigt?«

»Jetzt ist es anders. Er spricht langsamer, es macht ihm Mühe, mir zu antworten. Seine Gedanken scheinen immerzu um etwas anderes zu kreisen. Er lächelt auch nicht mehr, nicht mal, wenn unsere Töchter dabei sind.«

»Könnte ich mit Ihrem Mann unter vier Augen sprechen?«

»Aber selbstverständlich.«

Madame B. ließ uns allein.

»Was glauben Sie, Monsieur B. – weshalb sind Sie in diese Lage geraten?«

Er zögerte lange. »Weil … weil ich der Sache nicht mehr gewachsen bin«, sagte er schließlich, und sein Blick war plötzlich tränenverschleiert.

»Welcher Sache?«

»Allem, was ich zu tun habe ... Meine Arbeit ... meine Familie ...«

»Aber Ihre Frau sagt, dass sie mit Ihnen immer glücklich gewesen sei.«

»Sie ist zu gut ... Sie gibt sich solche Mühe ... Sie merkt nicht, wer ich wirklich bin ...«

»Ihre Vorgesetzten haben Sie auf einen wichtigen Posten berufen. Müssen sie da nicht gedacht haben, dass Sie der Sache gewachsen sind?«

»Sie haben nicht mitbekommen, dass ich ...«

»Aber auf Ihrem früheren Posten haben Sie doch sicher gute Arbeit geleistet?«

»Das war nicht schwer ... Ich habe ihnen was vorgegaukelt ... Ich war nicht wirklich effizient.«

»Und wie sehen Sie jetzt die Zukunft?«

Monsieur B. senkte den Blick und antwortete nicht.

»Haben Sie finstere Gedanken?«

Monsieur B. nickte.

»Hatten Sie in den vergangenen Tagen Selbstmordgedanken?«

»... Ja.«

»Und warum glauben Sie, dass Selbstmord eine Lösung wäre?«

»Ich kann nicht mehr ... Ich kann nicht mehr so weitermachen ... Ich falle aller Welt zur Last.«

»Ich sehe, dass Sie sehr deprimiert sind. Sie müssen sehr leiden. Aber ich denke auch, dass wir Ihnen helfen können.«

Er sagte kein Wort.

»Für diese Behandlung müssten Sie im Krankenhaus bleiben.«

»Das ist unmöglich ...«

»Warum?«

»Meine Arbeit …«

»Aber Sie sagen doch, dass Sie sowieso nichts mehr zustande bringen. Glauben Sie nicht, dass Sie mit dem Arbeiten lieber warten sollten, bis es Ihnen wieder besser geht?«

»… Ich will nicht im Krankenhaus bleiben.«

»Ich verstehe, dass es für Sie keine angenehmen Aussichten sind. Aber ich garantiere Ihnen, dass wir alles tun werden, damit Ihr Aufenthalt so kurz wie möglich ist. Ich denke wirklich, dass wir Ihnen helfen können.«

»Ich glaube nicht … Ach, das hat doch alles keinen Sinn …«

Monsieur B. war in jener wohlbekannten Phase der Depression angelangt, in der der Patient meint, dass ihm niemand mehr helfen könne, denn er hält sich definitiv für unfähig, dem Leben die Stirn zu bieten, und glaubt also, dass alles nur noch schlimmer werden wird.

»Ist es Ihnen recht, wenn wir Ihre Frau wieder hereinholen und zu dritt darüber sprechen?«

In Monsieur B.s Beisein erklärte ich seiner Frau den Sachverhalt: Der Zustand ihres Mannes machte eine Einweisung ins Krankenhaus notwendig. Sie war ebenfalls dieser Meinung und bat ihn eindringlich, in der Klinik zu bleiben. Er weigerte sich mit einem niedergeschlagenen Kopfschütteln. Sie blickte ihn an und spürte, was ihn noch umstimmen könnte.

»Jean, ich bitte dich, es mir zuliebe zu tun. Wenn du hier bliebest, wäre ich ruhiger.«

Er schaute sie leicht überrascht an, und in diesem Blick lebte ein wenig von dem auf, was ihre Partnerschaft ausgemacht haben musste – er war immer leicht erstaunt und bezaubert von dieser lebhaften und fröhlichen Frau, die so anders war als er. Und dann willigte er ein.

Indem es Madame B. gelang, ihren Mann den Krankenhausaufenthalt akzeptieren zu lassen, hatte sie mir ein Dilemma erspart, das den Blutdruck der Psychiater regelmäßig in die Höhe schnellen lässt: Soll man einen Patienten nach Hause gehen lassen, wo er vielleicht einen Selbstmordversuch unternehmen wird, oder soll man ihn gegen seinen Willen einweisen, um unverzüglich eine Behandlung unter klinischer Beobachtung zu beginnen? Jemanden zu internieren scheint eine brutale Maßnahme zu sein, die sich wenig um die Persönlichkeitsrechte schert, und doch ist es in manchen Fällen das sicherste Mittel, um einen Menschen vor sich selbst zu schützen. Die meisten Depressiven versuchen nicht, sich das Leben zu nehmen, aber Monsieur B. hatte eine Art von Depression, bei der dieses Risiko besonders hoch ist. Allein hätte ich es wahrscheinlich nicht geschafft, ihn von einem Klinikaufenthalt zu überzeugen. Er hatte am Ende nur eingewilligt, weil seine Frau meine Position bestärkt hatte. Einmal mehr konnte ich feststellen, wie wichtig es war, die Patienten gemeinsam mit ihren Partnern zu empfangen.

Man gab ihm ein Einzelzimmer, das dem Aufenthaltsraum der Krankenschwestern genau gegenüber lag; so konnten sie sein Kommen und Gehen leicht überschauen. Der Assistenzarzt schrieb »Suizidgefahr« auf das Übergabeheft und gab die in solchen Fällen üblichen Anweisungen: Der Patient durfte den Klinikbereich nicht verlassen, man sollte ihn genau beobachten, wenn er sich in den Gemeinschaftsräumen aufhielt, und häufig bei ihm vorbeischauen, wenn er allein auf seinem Zimmer war.

Schnell wurde auch eine medikamentöse Behandlung begonnen: eine starke Dosis Clomipramin, eines der vielen Antidepressiva, über die wir heutzutage verfügen. Leider gibt es aber noch kein Antidepressivum, das sofort wirkt: Es würden mindestens zehn Tage, eher jedoch drei Wochen vergehen, ehe das Clomipramin Monsieur B.s Stimmung würde aufhellen können. Bis dahin war es notwendig, sein Leiden und seine Angst zu lindern, ihm einen besseren Schlaf zu verschaffen und seine Selbstmordabsichten zu dämpfen. Dazu verschrieben wir ihm Phenothiazin, ein starkes Beruhigungsmittel, das er abends vor dem Schlafengehen einnehmen sollte.

Erschöpft von seiner Depression und den Wirkungen der Medikamente, an die er nicht gewöhnt war, verbrachte Monsieur B. die ersten Tage im Bett und stand nur auf, um mit den anderen Patienten die Mahlzeiten einzunehmen. Er redete nicht von sich aus, bemühte sich aber, die Fragen der Krankenschwestern zu beantworten, wenn diese versuchten, sich mit ihm zu unterhalten. Ich schaute jeden Tag in seinem Zimmer vorbei, aber sein Zustand besserte sich kaum. Sobald wir die üblichen Themen besprochen hatten – seinen Schlaf in der vergangenen Nacht, die Dinge, die er heute erledigen wollte, den letzten Besuch seiner Frau –, kam er immer wieder auf die Befürchtung zurück, seiner Arbeit und seiner Familie nicht gewachsen zu sein.

Etwa am zehnten Tag kam es dennoch zu einer leichten Veränderung. Monsieur B. lächelte, wenn ihn die Krankenschwestern grüßten oder ich sein Zimmer betrat, und begann jetzt mehr von sich preiszugeben.

Als ältestes von fünf Kindern hatte er sich immer um seine jüngeren Geschwister gekümmert, zumal sein Vater, ein Handelsvertreter, bei einem Verkehrsunfall ums Leben gekommen war, als Monsieur B. dreizehn gewesen war. Seine Mutter hatte sich von diesem Schicksalsschlag nie wieder erholt, und Monsieur B. hatte schnell gefühlt, dass ihm die Verantwortung des Familienoberhaupts zugewachsen war. Das hatte ihn nicht daran gehindert, sein Studium glänzend abzuschließen; er war einer der jüngsten Studenten an einer renommierten Ingenieurschule gewesen. Seinen Brüdern und Schwestern war er eng verbunden, und sie wandten sich immer noch an ihn, wenn sie mit Schwierigkeiten konfrontiert waren oder weitreichende Entscheidungen zu treffen hatten. Sie waren alle verheiratet und standen ganz normal im Berufsleben, wenngleich auf bescheideneren Posten als Monsieur B. Seine Frau hatte er kennengelernt, als er noch Student gewesen war; sie war die Schwester eines Kommilitonen und stammte aus einer privilegierteren sozialen Schicht als Monsieur B. Am Anfang hatte ihn das eingeschüchtert. Über seine berufliche Tätigkeit hinaus engagierte sich Monsieur B. in einem Verein, welcher den Kindern von Gastarbeitern schulische Unterstützung gewährte. Ein Abend pro Woche war dieser Aufgabe gewidmet. Nach unserem Gespräch notierte ich in der Krankenakte: »verbesserte Konzentrationsfähigkeit, Verlangsamung nicht mehr so auffällig«. Das Antidepressivum begann vielleicht schon zu wirken.

Aber als in der folgenden Nacht die Krankenschwester das Zimmer betrat, um nachzuschauen, ob Monsieur B. schlief, lag er wach und mit starrem Blick da. Sie versuchte, ein Gespräch mit ihm in Gang zu bringen, aber er antwortete ihr kaum. Er murmelte so vor sich hin, als würde er zu sich selbst sprechen. Sie konnte nur einen Satz mehrmals heraushören: »Es muss ein Ende haben ...« Sie bat ihn, das Schlafmittel zu nehmen, das wir für ihn vorgesehen hatten, falls er in der Nacht aufwachte. Monsieur B. gehorchte mechanisch, als würde er an etwas anderes denken. Die Krankenschwester passte auf, bis er wieder eingeschlafen war. Dann vermerkte sie den Zwischenfall im Übergabeheft.

Am nächsten Tag schaute der Assistenzarzt bei Monsieur B. vorbei und fragte, was ihm während der Nacht solche Sorgen bereitet habe. Nach einigem Zögern erklärte Monsieur B. schließlich, er sei im Dunkeln aufgewacht und der Selbstmord sei ihm als der einzige Ausweg aus seiner Lage erschienen. Egal in welche Richtung er seine Gedanken auch lenkte – als er so mit offenen Augen in der Finsternis lag, drängte sich ihm die

Notwendigkeit, sich selbst zu töten, wie eine unumstößliche Gewissheit auf. Die Welt wäre ohne ihn besser dran. Seine Frau und seine Mitarbeiter würden von dem unnützen und unfähigen Geschöpf, das er war, nicht länger an der Nase herumgeführt werden. Sein Tod wäre eine Erleichterung für sein ganzes Umfeld und würde ihn selbst von einem unwürdigen Leben erlösen, das er ganz sicher nicht mehr ertragen konnte. Als der Assistenzarzt fragte, ob ihm diese finsteren Gedanken jetzt noch so deutlich vor Augen standen wie in der Nacht, entgegnete Monsieur B. mit schwacher Stimme, jetzt am Morgen gehe es ihm besser. Sein Tonfall war allerdings wenig überzeugend. Es lag auf der Hand, dass das Antidepressivum noch nicht seine volle Wirkung entfaltet hatte. Es würde noch einige Tage dauern, bis Monsieur B. das Leben wieder als eine mögliche Lösung zu betrachten begann. Bis dahin mussten wir sein Leiden mildern und die Überwachung verstärken. Wir verdoppelten die Dosierung seiner Beruhigungsmittel und erklärten ihm die Notwendigkeit dieser neuen Verschreibung. Dann wurde er in ein Zweibettzimmer verlegt, in dem sich schon ein Alkoholiker auf Entziehungskur befand. Dieser war entzückt, Gesellschaft zu bekommen. Aber die Enttäuschung ließ nicht lange auf sich warten: Die erhöhte Dosis der Beruhigungsmittel bewirkte, dass Monsieur B. die kommende Woche in einem Dämmerschlaf verbrachte.

Ich sah Madame B. noch einmal, und sie vervollständigte mir das Bild ihres Mannes. Sie hatte einen Anruf von seinem Direktor bekommen, der sie beide schon mehrmals zu sich nach Hause eingeladen hatte. Er meinte, dass es allen schon aufgefallen sei, in welch düsterer Stimmung ihr Ehemann war. Ihn selbst hatte es aber nicht weiter beunruhigt, denn bei der Arbeit lief es gut. Bei den letzten beiden Konferenzen hatte Monsieur B. allerdings kaum mehr das Wort ergriffen, außer um pessimistische Bemerkungen zu den laufenden Projekten vor sich hin zu murmeln. Das hatte die übrigen Teilnehmer überrascht. Der Direktor versicherte Madame B., dass er alles tun wolle, um die Rückkehr ihres Mannes in die Firma zu erleichtern, denn er schätze ihn sehr.

Am 22. Tag des Krankenhausaufenthalts fiel den Krankenschwestern eine Veränderung in Monsieur B.s Verhalten auf. Er redete jetzt bereitwilliger, und es lag mehr Festigkeit in seinem Blick. Bei einem unserer täglichen Gespräche erklärte er, dass er sich besser fühle und nun auch wieder die Zeitung lesen könne. Die Dosis des Tranquilizers wurde allmählich reduziert, während er das Antidepressivum weiterhin in hoher Dosierung erhielt.

Die Besserung hielt an. Monsieur B. sprach mehr, aß mehr und begann über eine eventuelle Rückkehr an den Arbeitsplatz nachzudenken. Auch seine Frau fand, dass er positiver gestimmt war. In unseren Gesprächen gab Monsieur B. nach und nach mehr von sich preis.

Indem ich ihn über verschiedene berufliche Situationen sprechen ließ, gewann ich ein vollständigeres Bild seiner Persönlichkeit und der Ereignisse, die mit am Ursprung seiner Depression standen: Dieser Mann urteilte über sich selbst immer strenger als über die anderen; er lebte in ständiger Sorge, nicht genug zu tun oder das, was er tat, nicht gut genug. Seine kürzlich erfolgte Beförderung war für ihn eine harte Herausforderung gewesen. Früher hatte er sich in seiner Rolle als Experte relativ wohl gefühlt; er wusste, dass seine intellektuellen Fähigkeiten und sein Arbeitseifer es ihm ermöglichen würden, zu allseits geschätzten Ergebnissen zu gelangen. Aber die Aussicht, ein Team von etlichen Mitarbeitern leiten zu müssen, hatte ihm Angst gemacht. Er hatte sich umso unbehaglicher gefühlt, als ihn diese Beförderung auf der Hierarchieleiter plötzlich über einige langjährige Kollegen gestellt hatte.

Seine depressiven Sorgen hatten begonnen, als er bemerkt hatte, dass einer dieser alten Kollegen trotz seiner Vorschläge auf einem falschen Weg weiterarbeitete und das gesamte Projekt aufhielt. Die Vorstellung, diesen Kollegen abmahnen zu müssen oder im schlimmsten Fall gezwungen zu sein, ihn zu entlassen, begann Monsieur B. zu quälen. Gleichzeitig schlief er nicht mehr gut, es fiel ihm immer schwerer, sich zu konzentrieren, bei Besprechungen wagte er es nicht mehr, das Wort zu ergreifen, und es packten ihn Schuldgefühle seiner Frau gegenüber, die seinen Worten nach nicht gemerkt hatte, welch schlimmer Fehler ihr unterlaufen war, als sie ihn geheiratet hatte. Und dann begannen Selbstmordgedanken in ihm aufzusteigen.

Glücklicherweise hatte sich Madame B. über den Zustand ihres Mannes Sorgen gemacht und Hilfe gesucht.

Monsieur B. schaffte es jetzt, seine depressiven Gedanken der letzten Wochen zu relativieren. Seine Konzentrationsfähigkeit hatte sich praktisch wieder normalisiert. Er durfte das Krankenhaus in Begleitung seiner Frau verlassen, zunächst für einen Nachmittag, dann für ein ganzes Wochenende. Alles lief glatt, und in der folgenden Woche beschlossen wir, ihn aus der Klinik zu entlassen.

Weil er speziell beim Gedanken daran, die Arbeit wiederaufzunehmen, immer noch deprimiert und auch sehr ängstlich war, überwies ich ihn an eine Kollegin, die eine Praxis im Stadtzentrum hatte. Sie besaß viel Erfahrung mit kognitiven Therapien im Falle von Depressionen. Ausgehend von den Situationen, die Monsieur B. tatsächlich erlebte, half sie ihm dabei, sich allmählich bewusst zu werden, dass er unwillkürlich zu strenge Urteile über sich selbst fällte. Mit ihrer Hilfe begriff er, dass es neben seiner spontanen und oftmals selbstentwertenden Einschätzung der Alltagsereignisse auch noch andere Sichtweisen gab. Außerdem simulierte sie mit ihm

Gespräche, in denen sie die Rolle verschiedener Arbeitskollegen von Monsieur B. spielte. So wollte sie ihn auf seine Rückkehr ins Büro vorbereiten.

Einen Monat nach seiner Entlassung aus dem Krankenhaus traf sich Monsieur B. mit seinem Firmenchef, der ihm eine Übergangslösung vorschlug: Er sollte untersuchen, ob der Kauf von kleinen Firmen, die sich auf boomende Bereiche spezialisiert hatten, für die große Firma technologisch von Interesse war. Diese Expertentätigkeit erlaubte es Monsieur B., seine intellektuellen Fähigkeiten unter Beweis zu stellen, ohne dass er allzu rasch wieder einer Verantwortung als Manager ausgesetzt war. Er meisterte die Aufgabe mit Erfolg. Dennoch hatte er das Gefühl, seine Fähigkeiten nicht hundertprozentig zurückgewonnen zu haben – er fand, dass er nicht mehr so lebhaft war und schneller ermüdete.

In allen Ländern der Welt sind Depressionen ein ernsthaftes Problem für die Volksgesundheit. Zu den Leiden der Patienten und ihrer Familien kommen noch die Kosten für die Gesellschaft: Eine amerikanische Studie bemisst deren Umfang auf sechzehn Milliarden Dollar jährlich.[1] Von diesen sechzehn Milliarden werden zwei für die eigentlichen Behandlungen aufgewendet. Der große Rest steht für den Produktivitätsverlust durch Krankschreibungen und leider auch Selbstmorde. Die umfassende Behandlung depressiver Zustände ist also nicht nur eine menschliche, sondern auch eine wirtschaftliche Notwendigkeit, und selbst in den entwickelten Ländern sind hier noch größere Anstrengungen zu unternehmen.

Monsieur B. weist alle Anzeichen einer schweren Depression auf: anhaltend traurige Stimmung, Absinken der Energie und Konzentrationsfähigkeit (er kann nicht mehr richtig arbeiten, fühlt sich erschöpft, sitzt regungslos herum, spricht immer weniger), frühzeitiges Erwachen (er wird eher als sonst wach und hat dabei den Eindruck, nicht genügend Schlaf zu bekommen), Rückgang des Appetits und schließlich ganz allgemein eine Verlangsamung (er spricht langsam, seine Gesten sind sparsam und bedächtig).

Zu diesem düsteren Bild gesellen sich zwei weitere Symptome: Monsieur B. empfindet kein Vergnügen mehr bei Aktivitäten, die ihm früher Spaß gemacht haben (er hat keine Lust mehr, sich mit seinen Töchtern zu beschäftigen oder Tennis zu spielen). Ständig hat er Schuldgefühle (er denkt, dass er eine Last für seine Angehörigen sei, dass er ihre Zuneigung nicht verdiene). Wenn diese beiden Anzeichen deutlich und beständig auftreten, kann man sagen, dass Monsieur B. an einem depressiven Schub vom melancholischen Typus leidet – an einer der heftigsten und gefährlichsten Formen der Depression.

Wie kann es mit einem Mann wie Monsieur B., der sozial privilegiert ist und von seinen Kollegen geschätzt wird und der seine Frau und seine Kinder liebt, so weit kommen, dass er sich für eine Last hält und darüber nachdenkt, sich umzubringen?

Auf diese Frage gibt es keine einfachen Antworten. Seit Beginn des 20. Jahrhunderts haben Psychiater, Psychologen und Biologen unablässig neue Theorien zur Erklärung der Depression vorgebracht. Jedem Psychiater scheinen einige davon besonders plausibel – je nach der Ausbildung, die er durchlaufen hat, und den Lehrmeistern, die ihn geprägt haben, aber auch je nach seiner persönlichen Weltsicht und seinen Begegnungen mit manchen Patienten, die ihm der lebende Beweis für diese oder jene Theorie zu sein scheinen. Die Mechanismen einer Depression lassen sich also auf vielerlei Weise »erklären«. Stellen wir uns einmal vor, der Fall von

Monsieur B. würde einer Kommission vorgelegt, die aus einem Dutzend Psychiatern und Psychologen besteht – Fachleuten, die in unterschiedlichen Schulen ausgebildet wurden. Jeder von ihnen soll seine Meinung über die Ursachen der Krankheit äußern, und nun ergreift einer nach dem anderen das Wort.

Hören wir zunächst, was die *Psychoanalytiker* sagen. Weil sie manchmal eine Art Geheimsprache zu benutzen scheinen, werde ich versuchen, ihre Worte so umzuformulieren, dass sie zugänglicher werden, auch wenn ich dabei natürlich riskiere, nicht alle Nuancen der psychoanalytischen Depressionstheorien zu treffen. Der Psychoanalytiker erklärt, dass Monsieur B. melancholisch geworden ist, weil er sich in einer Situation des Verlusts befunden hat. Dieser Verlust hat ihn in eine infantile Phase seiner psychischen Entwicklung zurückfallen lassen. Für Monsieur B. ist dieses verlorene Etwas (das die Psychoanalytiker »Objekt« nennen, obwohl es sich eher um eine Person oder ein Bild handelt) vielleicht sein Selbstbild als unter allen Umständen effizienter Mitarbeiter, ein Bild, an dem er ganz besonders hing. Von dem Moment an, wo er den Eindruck gewinnt, im Beruf nicht mehr so gut zu sein, ruft der Verlust seines Selbstbildes in ihm jene Emotionen wach, die er als Baby verspürte (Regression). Nach Ansicht mancher Psychoanalytiker empfindet ein Baby, das von Personen oder Dingen getrennt wird, an denen es sehr hängt, Feindseligkeit gegenüber diesem verlorenen »Objekt«, das ihm durch seine Abwesenheit Leid zufügt. Aber das Baby kann noch schlecht unterscheiden, was ein Teil seiner selbst ist und was zur Außenwelt gehört, und glaubt eher, das verlorene Objekt gehöre zu ihm selbst. Die Feindseligkeit, die es gegenüber dem Objekt verspürt, richtet sich also gegen die eigene Person. Es ist diese feindselige Haltung gegenüber sich selbst, die bei Monsieur B. in selbstentwertenden Gedanken über die eigene Person und in Selbsttötungswünschen zum Ausdruck kommt. Viele Wissenschaftler konstatierten Ähnlichkeiten zwischen einer Depression und den Emotionen, die wir verspüren, wenn wir jemanden oder etwas verlieren, an dem wir leidenschaftlich hängen. Freud bemerkte Analogien zwischen der melancholischen Depression und der Trauerreaktion, die bei uns nach dem Verlust eines geliebten Wesens einsetzt. Der englische Psychiater John Bowlby erforschte die Ähnlichkeiten zwischen den Reaktionen der ganz Kleinen, wenn sie von ihrer Mutter getrennt werden, und den depressiven Symptomen des Erwachsenen. Die psychoanalytischen Theorien zur Depression sind sehr zahlreich und entwickeln sich ständig weiter.[2]

In unserer imaginären Kommission sitzen den Psychoanalytikern die Anhänger der *Verhaltenstherapie* gegenüber.[3] Während sich die Psychoanalytiker für die Kindheit und das Unbewusste von Monsieur B. interessieren, richten die Verhaltenstherapeuten ihren Blick eher auf sein aktuelles Umfeld und auf sein Bestreben, sich an dieses Umfeld anzupassen. Große Bedeutung messen sie dem Begriff der »Verstärkung« unserer Verhaltensweisen bei, also den Konsequenzen unseres Handelns. Eine positive Verstärkung untermauert das Verhalten, das zu ihr geführt hat. Wenn Ihr kleiner Sohn beispielsweise jedes Mal mit Schreien und Trampeln reagiert, wenn Sie ihm keinen Schokokeks geben wollen, und am Ende werden Sie immer schwach und rücken die Süßigkeit doch heraus, dann ist es wahrscheinlich, dass Ihr liebes Engelchen immer häufiger und immer länger schreien und mit den Füßen stampfen wird, wenn Sie ihm etwas vorenthalten. Indem Sie ihm den Keks nach seinem Geschrei und Getrampel gegeben haben, haben Sie sein Zornverhalten positiv verstärkt, und es wird sich nun mit größerer Wahrscheinlichkeit immer öfter wiederholen. Ein anderes Beispiel: Wenn Sie eine allwöchentliche Sitzung nicht pünktlich beginnen, weil Sie noch auf Zuspätkommer warten wollen, ist es wahrscheinlich, dass diese Personen immer öfter zu spät kommen werden. Indem Sie auf sie warten, verstärken Sie ihr »Verspätungsverhalten«. (Es sei denn, Sie putzen sie bei ihrem verspäteten Eintreffen erst mal ordentlich runter.)

Wenn Sie ein Weilchen darüber nachdenken, wird Ihnen auffallen, dass ein großer Teil unserer Verhaltensweisen durch positive Verstärkungen aufrechterhalten wird. Das Arbeitsverhalten wird beispielsweise aufrechterhalten durch die positiven Verstärkungen »Lohn«, »sozialer Status« und – seltener – »Freude an der Selbstverwirklichung«. Außerdem werden unsere Verhaltensweisen durch das Bedürfnis geleitet, den sogenannten negativen Verstärkungen auszuweichen, denn die sind uns unangenehm. Selbst eine Arbeit, die nicht viele positive Verstärkungen zu bieten hat, gestattet uns, die negativen Verstärkungen »materielle Schwierigkeiten« oder »Einsamkeit« zu umgehen. Man könnte hier einwenden, dass Verstärkungen keine unbegrenzte Macht über unser Verhalten haben. Das Individuum muss auch erst einmal imstande sein, dieses Verhalten zu zeigen. Selbst wenn man mir ein hübsches Sümmchen bietet, damit ich die Rolle des Ersten Solotänzers in *Schwanensee* übernehme, ist es wenig wahrscheinlich, dass ich allein durch diese positive Verstärkung auf der Bühne zu den passenden Bewegungen finde. Dieses Beispiel soll verdeutlichen, dass wir ein bestimmtes Verhalten nur dann zeigen können, wenn es schon ein Bestandteil unseres Verhaltensrepertoires ist – also eine Verhaltensweise, die wir »auf Lager« haben und die aus unserer Erziehung und unseren Erbanlagen hervorgegangen ist.

Ein Anhänger der Verhaltenstherapie wird also die folgende Erklärung liefern: Monsieur B. hat eine Depression bekommen, weil ihm keine Verhaltensweisen zur Verfügung standen, mit denen er in seinem neuen Umfeld eine positive Verstärkung hätte erreichen können. Für Monsieur B. bestand die neue Umgebung darin, dass er Teamleiter geworden war, ohne sich mit den Verhaltensweisen eines Managers auszukennen. Sein Verhalten war entsprechend ungeschickt, also folgte keine Befriedigung und Verstärkung (etwa die Wertschätzung seiner Mitarbeiter oder das persönliche Gefühl des Gelingens). Sein wenig verstärktes Ringen um Anpassung wäre dann von passiven und ausweichenden Verhaltensweisen abgelöst worden, denn die sind unsere angeborene Reaktion auf das Scheitern von Anpassungsbemühungen. Für einen Verhaltenstherapeuten ist Monsieur B. deprimiert, weil es ihm nicht mehr gelingt, aus seiner Umgebung genügend positive Verstärkungen zu ziehen.

Die Verhaltenstherapeuten stützen ihre Theorien häufig auf Experimente, die man mit Ratten, Tauben oder anderen Tieren durchgeführt hat. Das folgende Experiment schuf eine ähnliche Situation wie die, in der sich Monsieur B. mit seinen vergeblichen Anstrengungen, das Team zu führen, befand. Wenn man eine Ratte in die Mitte eines wassergefüllten Behälters setzt, beginnt sie auf den Rand zuzuschwimmen (Anpassungsverhalten). Die boshaften Forscher haben diesen Rand allerdings so konzipiert, dass sich das Tier nicht an ihm festklammern und schon gar nicht hinausklettern kann. Egal wie sehr unsere unglückliche Ratte nun schwimmt – sie bekommt keinen Boden unter die Füße. Ihr Schwimmverhalten wird also nicht belohnt und verstärkt. Nach einer gewissen Zeit hört die Ratte zu schwimmen auf. Sie lässt sich reglos treiben. Bei ihr ist das eingetreten, was die Forscher als eine »Verzweiflungsreaktion« bezeichnen. Wenn man die Ratte, ehe man sie in den Behälter setzt, allerdings vorsichtshalber über einige Wochen hinweg mit einem Antidepressivum behandelt hat, wird sie sich erstaunlicherweise viel länger zu schwimmen bemühen als ein unbehandeltes Tier. Dieses Experiment gehört zu den Labortests, mit denen man herauszufinden sucht, ob eine neue Substanz antidepressive Wirkung hat. (Man wird dabei auch feststellen, dass manche Ratten hartnäckiger schwimmen als andere, obgleich sie insgesamt unter sehr ähnlichen Bedingungen groß geworden sind. Diese individuellen Unterschiede zwischen den Ratten sind übrigens ein Ärgernis für die Forscher, denn diese bemühen sich sehr um Zuchtlinien, in denen ein Tier dem anderen so ähnlich wie möglich ist.)

Nach den Psychoanalytikern und den Anhängern der Verhaltenstheorie ergreifen nun noch andere Psychiater oder Psychologen das Wort.

»Monsieur B.s Depression muss als Ergebnis verschiedener Interaktionen in seinem Team betrachtet werden. Indem er depressiv ist, macht es Monsieur B. der Gesamtheit des Teams möglich, bei guter Gesundheit zu bleiben, denn so bringt er die üblichen Funktionsmechanismen dieser Gruppe nicht durcheinander.« Hier hat gerade ein Verfechter der *Systemtheorien* gesprochen. Der Systemtheoretiker betrachtet das Individuum als Element eines Systems, so wie man das Verhalten eines Bridgespielers auch nur gut verstehen kann, wenn man das gesamte Spiel und das Verhalten der Mitspieler beobachtet.

»Monsieur B. hat ein Gen oder eine Gruppe von Genen geerbt, die ihn anfällig für Depressionen machen – so wie schon seine Mutter anfällig war.« Hier erkennt man ohne große Mühe den Diskurs eines *Genetikers*, der sich für den Einfluss der Vererbung auf psychische Störungen interessiert. Wir werden auf dieses Thema noch genauer zu sprechen kommen.

Monsieur B.s Depression sei die »Quittung« für allzu schnellen sozialen Aufstieg, meint ein Psychiater oder Psychologe, der sich besonders für die *psychosozialen Herange-*

hensweisen an psychische Krankheiten interessiert. Er fragt also vor allem danach, wie die sozialen Bedingungen und die Beziehungen des Individuums zu seinem Umfeld die Entstehung und Entwicklung einer Störung beeinflussen.

Schließlich schaltet sich ein Vertreter der *biologischen Psychiatrie* ein. Er äußert sich in selbstsicherem Ton: »Monsieur B. ist deprimiert, weil bei ihm ein Neurotransmitter mangelhaft arbeitet, das heißt eine Substanz, die für die Erregungsleitung zwischen bestimmten Gehirnzellen notwendig ist.« Und er illustriert seine Worte, indem er eine Reihe von Bildern an die Wand wirft.

Auf dem ersten Bild sieht man Zahlenkolonnen. Es geht um die Konzentration bestimmter Substanzen im Blut oder in der Gehirn-Rückenmarks-Flüssigkeit. Man hat diese Konzentration sowohl bei normalen Versuchspersonen als auch bei depressiven Menschen bestimmt, und es gibt messbare Unterschiede. Zunächst fällt auf, dass selbstmordgefährdete Patienten oft einen anomal niedrigen Pegel einer Substanz haben, die ein Derivat des Neurotransmitters Serotonin ist. Einige Studien zeigen auch Anomalien im Stoffwechsel anderer Neurotransmitter auf, etwa beim Noradrenalin oder Dopamin im Blutplasma oder im Urin von Depressiven.

Auf dem zweiten Bild sind schon wieder Zahlen zu sehen. Diesmal geht es nicht um Neurotransmitter, sondern um Hormondosierungen. Bestimmte Hormontests, bei denen man die Konzentration von Cortisol oder Schilddrüsenhormonen misst, enthüllen bei einer großen Zahl depressiver Patienten Anomalien. Unbehandelt liegen diese Werte bei ihnen hoch, was auf Funktionsstörungen des Hypothalamus zurückzuführen ist. Der Hypothalamus ist eine Drüse, die an der Basis des Gehirns liegt und dessen Innervation empfängt. Er steuert direkt die Hypophyse, welche ihrerseits die Aktivität aller übrigen endokrinen Drüsen reguliert.

Das dritte Bild zeigt ungewöhnliche Dinge: Man sieht auf ihm Hirnstromdiagramme wacher oder schlafender Personen. Depressive Menschen treten nach dem Einschlafen schneller als nicht depressive in die erste Phase des REM-Schlafs, die Traumphase, ein.

Dann zeigt der Anhänger der biologischen Psychiatrie eine neue Reihe von Grafiken: Es sind die Molekülkonzentrationen und EEG-Diagramme derselben depressiven Patienten, nachdem sie über mehrere Monate hinweg eine wirksame Behandlung mit Antidepressiva erhalten haben. Alle biologischen Störungen sind verschwunden, und gleichzeitig ist die Stimmung der Patienten wieder in den Normalzustand zurückgekehrt.

Der Verfechter der biologischen Psychiatrie wird Ihnen sagen, dass diese Beobachtungen bestätigen, welch enge Beziehungen es zwischen biologischen Hirnstörungen und unserer mentalen Aktivität gibt. Im Übrigen können Sie diese Beziehung zwischen Gehirn und Denken ja selbst erleben, wenn Sie ein bisschen zu viel Alkohol aufnehmen. Das Steigen Ihres Blutalkoholspiegels, ein biologisches Phänomen, verändert Ihre Sicht auf die eigene Person und auf Ihre Umwelt, und dies ist ein psychisches Phänomen. Je nachdem, wie Ihre »Persönlichkeit« beschaffen ist, kann der Alkohol Sie müde oder traurig machen oder ganz im Gegenteil in einen wunderbaren Zustand versetzen, in dem »man gern jeden umarmen würde, den man lächeln sieht, und sich als Bruder alles Seienden fühlt«, wie Alfred de Musset auf den ersten Seiten seiner *Bekenntnisse eines jungen Zeitgenossen* schrieb. Zu Beginn dieses Romans sitzt der Erzähler mit der Frau, die er liebt, und ein paar Freunden in fröhlicher Runde beim Abendessen. Er genießt diese Augenblicke des Glücks bis zu dem Moment, wo er seine Gabel fallen lässt. Als er sich bückt, um sie aufzuheben, sieht er, wie seine Geliebte ihr

Bein zärtlich an dem seines besten Freundes reibt – ein Zwischenfall, der ihn für die nächsten 200 Seiten in eine Depression stürzt.

Weil der Anhänger der biologischen Psychiatrie gemerkt hat, dass Sie sich so einige Fragen über die Beziehungen zwischen Geist und Materie stellen, präsentiert er Ihnen nun computergenerierte Farbbilder, die Schnitte durchs Gehirn zeigen. Bestimmte Zonen sind in unterschiedlichem Maße »heiß«, was man am Helligkeitsgrad der Farben erkennt. Es handelt sich um Bilder, die man mit einem Positronen-Emissions-Tomografen (PET-Scanner) erhalten hat. Mit diesem Gerät kann man Querschnittsbilder des Gehirns anfertigen; es funktioniert ein bisschen wie ein Röntgenapparat, kann aber zusätzlich ein Bild von der Stoffwechselaktivität einer jeden Hirnzone oder vom Blutfluss in den Geweben liefern. Man kann sich mit seiner Hilfe also richtige Stoffwechsel-Landkarten des Gehirns anschauen, auf denen es mehr oder weniger »heiße« und »kalte« Zonen gibt, je nachdem, wie intensiv der Stoffwechsel einer bestimmten Substanz an dieser Stelle ist. Mit einem PET-Scanner untersucht man das Gehirn in voller Aktivität, indem man die Versuchsperson zum Beispiel bittet, Kopfrechenaufgaben auszuführen oder sich an ein Beethoven-Konzert zu erinnern. Je nachdem, ob das Gehirn Zahlen multipliziert oder sich an eine Melodie erinnert, werden auf dem Bildschirm unterschiedliche Zonen hell aufleuchten – je nach ihrem Glukoseverbrauch. Der PET-Scanner liefert also eine beunruhigende Ansicht des »Denkens«, indem er vorführt, dass unterschiedliche geistige Aktivitäten auch unterschiedliche Hirnzonen in Gang setzen.[4] Bei depressiven Patienten zeigt der PET-Scanner, dass bestimmte Hirnzonen einen niedrigeren Stoffwechsel haben (Stirnlappen, Basalganglien). Es scheint so, als wäre der linke Stirnlappen bei Depressiven besonders beeinträchtigt.[5] Dieses Phänomen ist in die Nachbarschaft einer anderen Erscheinung zu rücken, die unter Neurologen wohlbekannt ist: Patienten, die einen Schlaganfall im linken Stirnlappen erlitten haben, werden häufiger depressiv als solche, bei denen der rechte Stirnlappen geschädigt wurde.

Wie wird diese Beratung, auf der man sich anscheinend nicht auf die Gründe für Monsieur B.s Depression einigen kann, wohl zu Ende gehen? In früheren Jahrzehnten war die Psychiatrie ein Schauplatz ideologischer Debatten, und jeder Vertreter der oben beschriebenen Schulen hätte lauthals beteuert, dass nur seine Theorie die Ursachen von Monsieur B.s Depression begreiflich machen könne. Kontroverse Debatten dieser Art werden immer seltener, wozu der Druck der Fakten und die Fortschritte der Forschung beigetragen haben. Heute werden die verschiedenen Theorien eher als Hypothesen betrachtet, und die Depression wird als komplexes Phänomen erkannt, als eine Wechselwirkung von psychischen, biologischen und umweltspezifischen Mechanismen. Keine Theorie erhebt mehr den Anspruch, die Wirkungszusammenhänge der Depression (oder vielmehr: der Depressionen) allein erklären zu können, und die Psychiater sind inzwischen pragmatischer geworden. Die Forschung strebt gegenwärtig danach, mehrere Typen von Depressionen nach bestimmten Kriterien unterscheiden zu lernen, und hofft, so besser ihre Mechanismen zu begreifen und die Wirksamkeit von Therapien vorhersagen zu können. Monsieur B.s Depression ist ziemlich typisch für einen schweren depressiven Schub, aber es gibt noch etliche andere Formen der Krankheit. Man klassifiziert sie nach ihren klinischen Merkmalen – nach allen Informationen, die ein Arzt oder Psychologe zusammentragen kann, indem er den Patienten und seine Familie beobachtet und befragt: Dauer und Intensität der Symptome, Stärke der Angstgefühle, Schlaf- oder Appetitstörungen, Vorliegen anderer Krankheiten. Diese Informationen können mithilfe von Fragebögen und Evaluierungsskalen gruppiert und gewichtet werden.

Um die Diagnose einer Depression zu vervollständigen, muss man unbedingt auch herausfinden, ob der Patient in der Vergangenheit Phasen durchlaufen hat, in denen er besonders euphorisch oder optimistisch war und derart vor Energie strotzte, dass seine ganze Umgebung davon überrascht war. Eine solche Episode ist höchstwahrscheinlich das, was die Psychiater einen manischen oder hypomanischen Schub nennen – wie wir im vorangegangenen Kapitel bereits gesehen haben, gewissermaßen das Gegenteil eines depressiven Schubs.

Depressive Patienten, die auch schon einen manischen oder hypomanischen Schub hatten, werden als bipolar bezeichnet (früher sagte man »manisch-depressiv«), denn sie haben nacheinander die beiden Extrempole der Stimmungsstörungen erlebt: die depressive und die manische Stimmung. Zahlreiche Studien haben gezeigt, dass die Depressionen bipolarer Patienten sich besser mit Antidepressiva behandeln lassen als die der anderen, dass sie stärker erblich sind und dass das Selbstmordrisiko bei ihnen höher ist.

Monsieur B. aber hatte niemals einen manischen oder hypomanischen Schub: Er leidet an einer schweren unipolaren Depression. Vier seiner Symptome erlauben es, einer Behandlung mit Antidepressiva eine hohe Erfolgswahrscheinlichkeit vorauszusagen: seine Schlaflosigkeit mit frühzeitigem Aufwachen, seine morgens besonders trübe Stimmung, seine Langsamkeit und sein Appetitverlust.[6] Kann man nun durch biologische Untersuchungen genauer bestimmen, welches Antidepressivum am besten zu ihm passt? Leider funktioniert das noch nicht. Bisher ist die Wissenschaft noch nicht so weit, dass sie leicht handhabbare Tests entwickelt hätte, mit denen man herausfinden könnte, welcher Typ von Antidepressivum bei einem bestimmten Patienten am wirksamsten ist. Dies führt zu einer schmerzlichen Ungewissheit für Patienten und Psychiater: Mehr als dreißig Antidepressiva sind heute auf dem Markt, und man weiß, dass jeder Patient nur auf einige wenige von ihnen ansprechen wird. Weil die Wirkung eines Antidepressivums aber erst nach mehrwöchiger Behandlung beurteilt werden kann, muss man diese Zeitspanne abwarten, um dann womöglich zu entdecken, dass man das falsche Mittel ausgewählt hat. Der Psychiater wird dann ein anderes verschreiben, das seinerseits erst nach zwei bis vier Wochen beurteilt werden kann. Während dieser Wartezeit leidet der Kranke weiter, der Psychiater macht sich Sorgen, und die Familie beginnt an der Kompetenz des Arztes und ganz allgemein an der Wirkung von Medikamenten zu zweifeln.

Die Faktoren, aus denen man eine Depression erklären kann, sind – vereinfacht dargestellt – die folgenden:

- *anfällig machende Faktoren* (Erbmaterial, prägende Erlebnisse in der frühen Kindheit, Persönlichkeitszüge),
- *Schutzfaktoren* (familiäres Umfeld, Freundeskreis, Kommunikationsfähigkeiten, angenehme Freizeit),
- *auslösende Faktoren* (Trauerfälle, Verluste, Verarmung des Umfeldes, physische Krankheiten, übermäßiger Stress).

Schutzfaktoren und auslösende Faktoren wirken auf ein Individuum, das mehr oder weniger für Depressionen prädisponiert ist, und bringen das Endresultat hervor: eine Depression oder auch nur eine Phase intensiveren Stresses. Jede Depression kann also als ein »Cocktail« betrachtet werden, für dessen Zubereitung man mehrere Zutaten braucht, die je nach Individuum und Situation in unterschiedlichen Mengenanteilen hineingemischt werden.

Welches sind in Monsieur B.s Fall die anfällig machenden Faktoren? Wenn man mit Laien über das Thema Depression spricht, bekommt man häufig zu hören, dass die Erkrankung auch eine Frage der »Persönlichkeit« sei. Man nimmt allgemein an, dass bestimmte Persönlichkeiten depressionsgefährdeter seien als andere. Wie ließe sich nun Monsieur B.s Persönlichkeit beschreiben? Man kann festhalten, dass er von einem Hang zu Perfektionismus und Altruismus gekennzeichnet ist, von einer Tendenz zu peinlicher Sorgfalt und von einem ausgeprägten Pflichtgefühl. Genau dieser Persönlichkeitstyp ist vom deutschen Psychiater Hubertus Tellenbach unter dem Namen *Typus melancholicus* beschrieben worden.[7] Tellenbach hatte mehr als hundert Patienten, die von einer depressiven Episode mit Melancholie genesen waren, sehr aufmerksam beobachtet und bei ihnen dieselben Persönlichkeitsmerkmale herausgestellt, die uns auch an Monsieur B. aufgefallen waren. Aber seither sind weitere Untersuchungen durchgeführt worden. Bekanntlich bilden nicht alle uneigennützigen Perfektionisten eine Depression aus, und viele Forscher haben noch ganz andere Persönlichkeitstypen ausgemacht, die anfällig für Depressionen sein sollen.[8] Studien haben auch gezeigt, dass bestimmte Persönlichkeitszüge sich vererben können – das haben aufmerksame Eltern ja schon lange vermutet.

Diese anfällig machenden Faktoren können auch unter ihrem biologischen Aspekt betrachtet werden: Manche Gehirne drohen bei einem bestimmten Stresspegel schneller als andere »in Unordnung zu geraten« und einen depressiven Schub hervorzubringen. Diese höhere Anfälligkeit kann zum Teil ererbt sein wie die Körpergröße oder die Augenfarbe. Der Vertreter der psychiatrischen Genetik in unserer Kommission würde Ihnen sagen, dass Familienstudien ein erhöhtes Depressionsrisiko in der Familie eines depressiven Patienten aufgezeigt haben, besonders wenn dieser Patient auch an manischen Schüben leidet und somit eine bipolare Störung hat.

Etwa 50 Prozent aller Patienten mit bipolarer Störung haben mindestens einen nahen Verwandten mit einer depressiven Störung.[9] Verschiedene Untersuchungen haben sich den genetischen »Markern« der Depression gewidmet – dem Gen oder den Genen, die für die Anfälligkeit gegenüber der Krankheit und für ihre erbliche Weitergabe verantwortlich sein sollen. Die Resultate sind komplex, denn die verschiedenen Forscherteams haben nicht dieselben Gene gefunden. Wahrscheinlich gibt es bei den einzelnen Depressionstypen auch unterschiedliche Wege der genetischen Weitergabe. Dies würde jedenfalls die widersprüchlichen Ergebnisse erklären. Eine der bekanntesten Studien ist in den USA durchgeführt worden, und zwar in der Gemeinschaft der Amischen, bei denen es leichter war, die Stammbäume zu untersuchen, denn die Amischen sind seit mehreren Generationen am gleichen Ort geblieben und heiraten auch innerhalb ihrer Gemeinschaft.

Bei Monsieur B. kann man anmerken, dass seine Mutter zwar niemals einen Psychiater aufgesucht hat, nach dem Tod ihres Mannes aber wahrscheinlich über mehrere Jahre hinweg an einer Depression litt: Es ist ihr nie mehr gelungen, sich wieder in normalem Maß einem Beruf oder ihrer Familie zu widmen. Vielleicht gab es also in der Familie eine Anfälligkeit, die sich teilweise an Monsieur B. vererbt hat.

Aber das Angeborene kann nicht alles erklären. Eine Depressionsanfälligkeit kann auch im Laufe der Kindheit durch traumatische affektive Erlebnisse erworben werden. Eine englische Studie hat gezeigt, dass Menschen, die vor ihrem elften Geburtstag ihre Mutter verlieren, im Erwachsenenalter ein leicht gesteigertes Depressionsrisiko haben werden.[10]

Monsieur B. war dreizehn, als sein Vater starb, an dem er sehr gehangen hatte. Dieser eventuell anfällig machende Faktor belegt einmal mehr, dass die Trennung von psychischen und biologischen Faktoren eine rein formale ist, denn psychische Phänomene haben eine physiologische Grundlage, und physiologische Phänomene kommen auch in der Psyche zum Ausdruck.

Gleichzeitig gab es bei Monsieur B. auch Schutzfaktoren: ein stabiles und herzliches familiäres Umfeld, Kollegen, die ihn schätzten. Ledige Männer haben häufiger Depressionen als verheiratete, und englische Studien haben gezeigt, dass das Risiko, an einer Depression zu leiden, sinkt, je leichter man sich seiner Umgebung anvertrauen kann.[11] Aber dieser Schutzfaktor war für Monsieur B. nicht ausreichend, vielleicht weil er trotz seines günstigen Umfelds nicht dazu neigte, jemandem sein Herz auszuschütten, und deshalb kaum ein tröstendes Gespräch in Gang bringen konnte.

Was die auslösenden Faktoren bei Monsieur B. betrifft, so springt zunächst einmal jene Beförderung ins Auge, die ihm die Aufgaben eines Chefs auflud – einschließlich der Macht, andere zu entlassen, was mit seinen zutiefst altruistischen persönlichen Wertvorstellungen kollidierte. Außerdem sorgte der strenge Maßstab, den er an sich selbst und die anderen anlegte, dafür, dass ihm der Eindruck, den Anforderungen nicht gewachsen zu sein, besonders unerträglich war.

Welche Ursachen auch immer die depressive Episode ausgelöst haben mögen, sie führte zu einer organischen Funktionsstörung des Gehirns, das über mehrere Monate hinweg beeinträchtigt blieb. Die Behandlung mit einem Antidepressivum wirkt genau auf diese biochemische Fehlfunktion und verbessert so die Stimmung des Kranken, seine Konzentrationsfähigkeit, seinen Energiepegel und seine Befähigung, heiklen Situationen die Stirn zu bieten.

Doch selbst wenn der Kranke seinen Normalzustand wiedergewonnen zu haben scheint, bleibt sein Gehirnstoffwechsel noch monatelang gestört, wie die Ergebnisse von Untersuchungen an behandelten Depressiven gezeigt haben. Deshalb sollte man die Therapie mit dem Antidepressivum nach Besserung der Symptome vorsichtshalber noch mindestens sechs Monate fortsetzen, vielleicht sogar ein Jahr lang. Für die Patienten ist es nicht leicht, die Medikamente immer noch einnehmen zu müssen, obwohl sie sich schon besser fühlen, vor allem dann, wenn die Behandlung lästige Nebenwirkungen hat. Man muss sie also eindringlich warnen, dass ein verfrühtes Absetzen das Risiko eines Rückfalls in die Depression erhöht.

Egal wie wirkungsvoll die Therapie mit dem Antidepressivum ist, oftmals empfiehlt es sich, sie durch eine Psychotherapie zu ergänzen. Es gibt verschiedene Typen von Psychotherapien, unter denen man je nach den Merkmalen des Patienten, aber auch nach der Verfügbarkeit eines entsprechenden Therapeuten eine auswählt. In Monsieur B.s Fall schien eine kognitive und verhaltenstherapeutische Herangehensweise angeraten, und zwar aufgrund seiner Persönlichkeit, seiner angeborenen Vorliebe für eine wissenschaftliche Methode und der Notwendigkeit, schnelle Resultate zu erreichen, damit er bald wieder ins Berufsleben eingegliedert werden konnte.

Die kognitive Therapie beruht auf der Grundüberlegung, dass der Depressive sich selbst unglücklich macht, indem er Informationen unglücklich interpretiert.[12] Er neigt dazu, eine Situation so pessimistisch und so ungünstig wie möglich zu beurteilen. Ein klassisches Beispiel: Wenn er auf dem Flur einem Kollegen über den Weg läuft und dieser ihn nicht grüßt, denkt der depressive Patient sofort, das müsse daran liegen, dass dieser Kollege ihn gering schätzt. Diese spontanen depressiven Evaluationen sind von dem US-amerikanischen Psychiater Aaron T. Beck, einem der Erfinder der kognitiven Therapie, »automatische Gedanken« genannt worden.[13] Der kognitive Therapeut bedient sich tatsächlich erlebter Situationen wie dieser, um dem Patienten aus seinen depressiven »automatischen Gedanken« herauszuhelfen: Welche anderen Interpretationen der Situation sind möglich? In unserem Beispiel könnte es etwa sein, dass dieser Kollege a) mich nicht gesehen hat, b) total in Eile war, c) mit den Gedanken ganz woanders war, d) die Leute, die ihm auf dem Gang begegnen, sowieso nie grüßt oder dass er sich e) von mir eingeschüchtert fühlte. Der Therapeut soll dem Patienten diese neuen Interpretationen nicht liefern, sondern ihn darin schulen, sie selbst zu entwickeln. So lernt der Patient allmählich, seine depressiven »automatischen Gedanken« nicht als unbestreitbare Tatsachen zu betrachten, sondern als eine Hypothese unter anderen. Dann fordert der Therapeut seinen Patienten auf, die Gültigkeit der anderen möglichen Hypothesen zu testen. Im obigen Beispiel kann der Patient seine Hypothesen über den Kollegen überprüfen, indem er dessen Verhalten gegenüber anderen Personen beobachtet. Er kann sich auch ins Gedächtnis zurückrufen, wie Begegnungen mit ihm in der Vergangenheit verlaufen sind; er kann Dritte befragen; schließlich kann er selbst ein Gespräch mit dem Kollegen beginnen oder ihn bei der nächsten Begegnung als Erster grüßen.

So lernt der Patient, in den Situationen, die er erlebt, eine aktivere Haltung einzunehmen und sich nicht mehr nur auf seine erste depressive Deutung zu verlassen. Allerdings wird er unvermeidlicherweise auch Situationen erleben, in denen diese pessimistische Interpretation begründet ist. Es kann tatsächlich sein, dass der Kollege ihn nicht mag. Der Therapeut hilft ihm dann zu begreifen, dass es nicht die Situation selbst ist, die den Patienten deprimiert, sondern die Bedeutung, die er ihr beimisst. Denn andere Personen werden, wenn sie mit derselben Lage konfrontiert sind, vielleicht Verärgerung oder Bitterkeit empfinden, aber nicht dieses schneidende Gefühl der Entwertung, das den Depressiven überfällt. Schon Epiktet sagte, dass nicht die Ereignisse selbst den Menschen beunruhigen, sondern die Vorstellungen, die er von diesen Ereignissen hat. Für unseren Patienten ist die Tatsache, dass der Kollege ihn verachtet, nicht hinnehmbar, denn diese Situation gerät in Konflikt zu seinen Ideen darüber, wie die Welt und er selbst sein sollten. Diese Ideen, die Beck »Schemata« nennt, sind unbewusst; sie wirken wie getönte Brillengläser, die unsere Sicht auf die Welt immerfort einfärben. Wenn man es schafft, diese Schemata ans Tageslicht zu holen und sie vom Patienten formulieren zu lassen, nehmen sie die Gestalt persönlicher Maximen an, die man »stille Postulate« nennt. Wenn beispielsweise unser Patient von der Begegnung mit einem ihn missachtenden Kollegen derart mitgenommen wird, dann hat er wahrscheinlich das stille Postulat: »Ich muss von allen Personen, die für mich wichtig sind, geliebt und geachtet werden, denn ansonsten bin ich nichts wert.« Oder auch: »Alles, was ich anpacke, muss mir gelingen, sonst tauge ich nicht viel.« Wir alle haben solche Postulate in unserem Unbewussten. Sie leiten uns bei unserer Sicht auf uns selbst, auf die anderen und unser tägliches Tun. Sie entstammen unserer Kindheit, unseren frühen Erfahrungen, unserer Erziehung. Es handelt sich also um normale Phänomene, die unsere Weltsicht strukturieren. Aber bei depressiven Patienten sind diese Postulate offenbar besonders streng und fordernd.

Die Aufgabe des Therapeuten besteht darin, den Patienten dazu anzuhalten, dass er seine stillen persönlichen Postulate zutage fördert, und ihn jene Situationen ausfindig machen zu lassen, in denen sie eine depressive Reaktion auslösen.

Dann bringt er den Patienten dazu, die Berechtigung dieser Postulate zu überdenken und angemessenere Erwartungen an die Welt und an sich selbst zu entwickeln. Die kognitive Therapie verfolgt auch ein präventives Ziel: Indem der Therapeut Monsieur B. beibringt, seinen allzu pessimistischen spontanen Einschätzungen nicht sofort zu vertrauen, und indem er ihm hilft, die Bedeutung seiner persönlichen Axiome über die Meinung der anderen oder über die Begriffe Erfolg und Misserfolg zu relativieren, bereitet er ihn darauf vor, mit künftigen Stress-Situationen besser zurechtzukommen und so das Risiko eines Rückfalls zu verringern.

Mehrere Studien haben die Wirksamkeit von kognitiven Therapien und Antidepressiva bei schweren unipolaren Depressionen verglichen.[14] Die Ergebnisanalyse ist ziemlich komplex, aber ein Dutzend vergleichende Studien von verschiedenen Wissenschaftlern kommen zu dem Schluss, dass die kognitive Therapie eine Erfolgsquote hat, die jener der Behandlung mit Antidepressiva nahekommt. Trotzdem werden manche Patienten auf die eine Behandlungsform besser ansprechen als auf die andere. Genau deshalb untersucht man derzeit, anhand welcher Merkmale eines Patienten man vorhersagen kann, welcher Therapietyp sich am besten für ihn eignet – Psychotherapien, Antidepressiva oder eine Kombination aus beiden.[15]

Die Evaluation einer Psychotherapie steht methodologisch vor beträchtlichen Schwierigkeiten: Man muss eine genügend große Zahl von Patienten mit derselben Störung finden; man muss sicher sein, dass sie eine sehr ähnliche Behandlung erhalten, und es muss auch eine Kontrollgruppe geben, also eine Gruppe von Patienten, die eine andere Therapie oder ein Placebo bekommen; weiterhin muss man zuverlässige Evaluierungsmittel wählen und sicher sein, dass die Evaluatoren die Art der Behandlung nicht vorher kennen (Blindevaluierung). Darüber hinaus sind noch etliche andere methodologische und statistische Anforderungen nötig, damit man zu Ergebnissen gelangt, denen man trauen kann.

Mit all diesen Forschungen will man nicht beweisen, dass eine bestimmte Psychotherapie allen anderen überlegen ist; man will vielmehr herausfinden, welche für einen Patiententyp mit seiner ganz bestimmten Persönlichkeit und seiner ganz bestimmten Störung zu einem ganz bestimmten Zeitpunkt seines Lebens die beste ist.[16] Jede Art von Psychotherapie hat Merkmale, die je nach Patient vorteilhaft oder nachteilig sein können. Immer mehr Wissenschaftler bemühen sich um vergleichende Darstellungen, in denen sie aufzeigen, welche Grenzen und welche Möglichkeiten eine Therapie bei unterschiedlichen Störungen und Patienten hat.[17] Es sind also kontrollierte Studien (wobei »kontrolliert« bedeutet, dass es eine Kontrollgruppe von Patienten gibt, die anders behandelt werden oder ein Placebo bekommen), die uns einmal erlauben werden, auf diese Fragen zu antworten. Bei physischen Erkrankungen würde es niemand akzeptieren, ein Medikament einfach deshalb zu nehmen, weil seine Hersteller sagen, es sei das beste. Man würde verlangen, dass seine Wirksamkeit in vergleichenden Tests überprüft wird. Warum sollte es bei einer Psychotherapie eigentlich anders sein?

Monsieur B. ging also weiterhin regelmäßig zu seiner Psychotherapeutin und nahm auch sein Antidepressivum ein. Sechs Monate nach seinem Krankenhausaufenthalt hatte er das Gefühl, wieder einigermaßen seinen Normalzustand erreicht zu haben. Er fand auch, dass er jetzt besser vorbereitet darauf war, ein Team zu leiten, aber es schien ihm zu schwierig, dies in seiner alten Firma zu tun – er hatte den Eindruck, dass dort zu viele Leute wussten, was mit ihm geschehen war. Er suchte und fand eine andere Stelle, und seine Laufbahn verlief ganz normal. Allmählich verblasste sein Gefühl, besonders anfällig zu sein. Er wurde nicht mehr von Gedanken an einen Rückfall geplagt. Er ging weiterhin einmal monatlich zu einer Sitzung bei meiner Kollegin, um seine eigenen Standpunkte regelmäßig mit denen einer neutralen Person konfrontieren zu können. Ab dem sechsten Monat wurde die Dosierung seines Antidepressivums nach und nach heruntergefahren. Weil er sich weiterhin gut fühlte, setzte man die Medikamente nach einjähriger Behandlung ganz ab. Monsieur B. kannte jetzt die Anzeichen einer nahenden Depression und wusste, wann es an der Zeit war, einen Arzt zu konsultieren. Im Übrigen hatte ihn die kognitive Therapie darin geschult, die eigenen Leistungen weniger streng zu beurteilen, was seinen Stresspegel senkte. Wie bei jedem Depressionspatienten blieb auch bei ihm ein Rückfallrisiko bestehen, aber er fühlte sich besser gewappnet, dieser Gefahr zu trotzen.

Ich sah ihn ein letztes Mal, um mich zu vergewissern, dass er das Auslaufen der Medikation gut vertrug. Über die ganze Schicksalsprüfung hinweg hatte er sich seine ernste Art bewahrt; er war immer noch ein Mann der Pflicht, aber auch sein Sinn für Humor war wieder zum Vorschein gekommen. Während er mir gegenübersaß, suchte ich nach seiner Krankenakte und konnte sie nicht finden. Ich musste sie verlegt haben. Ich gestand es ihm. Er entgegnete lächelnd: »Ich hoffe, das bereitet Ihnen nicht zu viele Schuldgefühle …«

Wie bei vielen in diesem Buch beschriebenen Störungen hat es auch im Verständnis oder bei der Behandlung der Depressionen während der letzten zwanzig Jahre keine Revolution gegeben. Allerdings haben sich für die Patienten die Chancen auf eine wirksame Therapie erhöht: Heute steht eine größere Auswahl an Antidepressiva zur Verfügung. Nachdem zunächst das Fluoxetin eingeführt worden war, gab es bald noch mehrere andere spezifische Serotonin-Wiederaufnahmehemmer: Paroxetin, Fluvoxamin, Sertralin, Escitalopram usw. Sie alle haben weniger störende Nebenwirkungen als die Antidepressiva der ersten Generation. Ein weiteres neues Antidepressivum, das Venlafaxin, wirkt gleichzeitig auf den Serotonin- und den Noradrenalin-Stoffwechsel und hat damit einen ähnlichen Wirkmechanismus wie das Clomipramin, welches Monsieur B. verschrieben bekommen hatte. Eine andere Reihe von Antidepressiva – Bupropion, Trazodon (nachdem das Nefazodon vom Markt genommen wurde) usw. – kann eingesetzt werden, wenn der Patient empfindlich auf die Nebenwirkungen der Serotonin-Wiederaufnahmehemmer reagiert. Sollte das erste Antidepressivum nicht anschlagen, verfügt der Psychiater für einen zweiten Versuch heutzutage also über mehr wirksame Substanzen als damals.[18]

Allgemein lässt sich sagen, dass Antidepressiva umso besser wirken, je deutlicher die Symptome der Depression vor der Behandlung waren[19] und je früher die Therapie begonnen wird.

Außer der medikamentösen Behandlung müssen noch zwei Techniken erwähnt werden: eine alte, die Elektrokrampftherapie (im Englischen *electroconvulsive therapy* oder *ECT*), die für eine Minderheit von Patienten infrage kommt, sowie die Transkranielle Magnetstimulation (TMS), die noch in Entwicklung begriffen ist.

Vor zwanzig Jahren hätte ich schreiben können: Wenn sich Monsieur B.s Zustand trotz mehrerer zielgenauer Versuche mit Medikamenten weiter verschlimmert hätte, wäre ihm sicherlich eine Behandlung durch Elektrokrampftherapie verschrieben worden.[20] Diese schon vor Jahrzehnten entwickelte Technik ist in der Öffentlichkeit verrufen und wurde in berühmten Filmen (»Einer flog über das Kuckucksnest«, »Frances«) auf sehr dramatische Weise dargestellt.[21] Inzwischen hat man sie aber modernisiert: Sie wird unter Vollnarkose angewendet, und der Strom hat die niedrigste noch wirksame Stärke. Bei der Behandlung von schweren und/oder hartnäckig andauernden Depressionen darf diese Therapieform nicht vergessen werden[22], denn sie hat schon zahlreiche Patienten gerettet. In den USA werden jedes Jahr 100 000 Personen auf diese Weise behandelt. Seit Einführung der Antidepressiva ist ihre Anwendung zurückgegangen, und doch ist sie anzuraten, wenn mehrere ordentlich durchgeführte Behandlungsversuche mit Antidepressiva fehlgeschlagen sind und der Patient schwer depressiv bleibt oder wenn das Leben des Kranken in Gefahr ist und schnelle Resultate vonnöten sind. Die Zahl der Anwendungen hängt davon ab, wie sehr sich der Zustand des Erkrankten nach jedem Einsatz bessert. Oftmals kann man schon nach dem dritten Mal eine deutliche Besserung verzeichnen. Die meisten Therapien beinhalten zwischen sechs und zwölf Anwendungen. Nachteilig an dieser Technik ist, dass man eine Vollnarkose braucht und dass es zu Gedächtnisstörungen kommen kann, die aber im Allgemeinen binnen wenigen Wochen wieder verschwinden. Insgesamt ist diese Behandlungsform nur bei einer sorgfältig ausgewählten Minderheit von Patienten wirklich notwendig, und sie muss von einem gut ausgebildeten Team durchgeführt werden. Zuvor muss man das Einverständnis des Patienten erlangen beziehungsweise – falls er selbst nicht mehr in der Lage sein sollte, ein Urteil abzugeben – die Einwilligung seiner Familie.

Eine weitere nichtmedikamentöse Behandlungsform wird gerade erforscht – die sogenannte Transkranielle Magnetstimulation. Dabei setzt man Magnetfelder mit wechselnder Polarität ein, um in der Umgebung der Großhirnrinde einen elektrischen Strom zu erzeugen. Diese Technik hat keinen der Nachteile der Elektrokrampftherapie – sie erfordert keine Narkose, und die Resultate der ersten multizentrischen Studien deuten darauf hin, dass die TMS unter den Depressionstherapien eine größere Bedeutung erlangen könnte.[23]

Selbstverständlich bleiben auch die Psychotherapien sehr nützlich, und neue Untersuchungen haben bestätigt, dass die Erfolgschancen einer Behandlung steigen, wenn man den Einsatz von Antidepressiva mit einer kognitiven oder interpersonellen Therapie verbindet.

Wenn ich heute ein Buch über Depressionen schreiben würde, wäre ein Kapitel ganz bestimmt der *Dysthymie* gewidmet, einer chronischen und minder schweren Form der Depression, die inzwischen immer häufiger erkannt und diagnostiziert wird. Ihr Erscheinungsbild ist ganz anders als das von Monsieur B.s Krankheit. Es handelt sich um eine weniger intensive Depression, die sich unmerklich einstellt und ohne wirksame Behandlung Jahre andauern kann. Die Patienten verspüren einen Mangel an Energie, eine trübe Stimmung, eine schwache Selbstachtung, Schwierigkeiten bei der Entscheidungsfindung – Symptome, die oft schon im Jugendalter auftreten und dann bestehen bleiben. In manchen Fällen gehören Angstgefühle zu den wichtigsten Symptomen, in anderen überwiegt der Energiemangel. Aus dieser Niedergeschlagenheit kann sich eines Tages auch eine schwere depressive

Episode ausbilden, so dass dann die Diagnose »doppelte Depression« gerechtfertigt ist. Die Behandlung der Dysthymie beruht auf denselben Prinzipien wie die der anderen Depressionen.

Der kleine Prinz, der blutete

Mit fünf sagte der kleine Luc fast überhaupt nichts mehr. Ein so schweigsames Kind hatte man in seiner Familie noch nie erlebt. Stundenlang fummelte er mit einem Faden herum oder schaute aus dem Fenster und sprach dabei kein einziges Wort. Mit seinen Brüdern spielte er nicht mehr. Wenn sie ihn aufforderten, mit ihnen in den Garten zu gehen, wandte er sich mit zorniger Miene ab und verkroch sich in einen Winkel. Seine Vorschullehrerin beklagte sich darüber, dass er sich im Klassenzimmer der Länge nach auf dem Boden ausstreckte. Er schien überhaupt nicht darauf zu achten, was sie sagte – noch nicht einmal, wenn sie mit ihm schimpfte. In der Pause hielt er sich abseits und ging sich lieber die stillgelegte Bahnlinie anschauen, die unweit der Schule durch die Landschaft führte. Dort blieb er stehen und betrachtete die rostigen Gleise, über die kein Zug mehr rollte, bis ihn die Lehrerin schließlich fortholte und wieder ins Klassenzimmer brachte. Sie war der Meinung, dass man ihn in eine andere Einrichtung umschulen müsse. Es war schwer zu sagen, ob er eigentlich lesen konnte, aber wenn er wieder zu Hause war, setzte er sich oft hinter die Wohnzimmercouch – einen Platz, den er besonders zu lieben schien – und brachte lange Zeit damit zu, in Büchern zu blättern. Dabei handelte es sich immer um dieselben drei Bücher: »Lea, die kleine Schildkröte«, das in Bildern die Reise einer jungen Schildkröte durch die Meere schilderte, »Handbuch des Flussfischers«, eine alte Ausgabe, die einst seinem Großvater gehört hatte und viele Kupferstichreproduktionen von Fischen enthielt, und schließlich »Die Dinge in unserem Haus«, ein Malbuch für Kinder von etwa drei Jahren, welches seine kleine Schwester teilweise ausgemalt hatte. Eines Tages hatte sie sich das Buch erneut vorgenommen und ein weiteres Bild koloriert. Als Luc diese Veränderung entdeckte, packte ihn heftiger Zorn, und er schleuderte das Buch gegen die Wand. Überhaupt wurde er oft wütend, und meistens wussten seine Eltern nicht, warum.

»Er war so ein lieber Junge«, sagte seine Mutter und wischte sich eine Träne ab. Monsieur und Madame T. saßen im Sprechzimmer der Kinderpsychiaterin Anne J. Auch ich befand mich im Raum, denn als Assistenzarzt war ich sechs Monate lang in dieser kinderpsychiatrischen Einrichtung tätig. »Er ist schon bei so vielen Ärzten gewesen, aber richtig besser ist es nicht geworden.«

»Meine Frau will damit nicht sagen, dass die Ärzte nichts getaugt hätten … Wir wissen, dass sie getan haben, was sie konnten. Aber es ist offenbar eine schwierige Sache.«

»Er spricht nicht mehr mit mir. Er schaut mich nicht mal mehr an. Selbst wenn ich ihn in die Arme nehme, guckt er woandershin. Mein Kleiner …«

Manchmal werden wir zu Zeugen so tiefen Leids, dass sich die eigene Weltsicht auf Dauer ändert. In Krankenhäusern und vielleicht ganz besonders in den Einrichtungen der Psychiatrie und Kinderpsychiatrie kann man, wenn man bestimmten Patienten zuhört, diese unvergessliche Erfahrung machen: ein Leiden, das uns bewusst macht, dass es noch eine andere Welt gibt als die, in der wir gewöhnlich leben, eine andere Welt, die der unseren doch so nahe ist. Wir schaffen es jeden Tag, sie zu vergessen, und vermeiden es, an sie zu denken, bis wir vielleicht einmal selbst in sie hinübergerissen werden.

»Uns beunruhigt auch, dass er fast nichts mehr isst«, fuhr Monsieur T. fort. »Sein Wachstum ist ins Stocken geraten. Und dann tut er sich auch selbst weh …«

»Der kleine Prinz« – das waren die Worte, die einem sofort in den Sinn kamen, wenn man Luc zum ersten Mal begegnete. Seine großen, blassen Augen schienen schon andere Planeten gesehen zu haben, und wie der Held des Buches von Saint-Exupéry schien auch Luc die Erinnerung daran nicht abstreifen zu können. Oft verharrte er reglos vor einem banalen Gegenstand, einem Teller, einem Stoffbären oder einer Türklinke, und betrachtete ihn lange, als vergliche er ihn mit seinen Erinnerungen an andere, uns gewöhnlichen Sterblichen unbekannte Universen. Im Übrigen interessierte er sich viel mehr für Gegenstände als für Menschen. Es war sehr schwierig, seinen Blick aufzufangen, der immerzu nach einem Fluchtpunkt zu suchen schien, und wenn man es zufällig doch einmal schaffte, war man verblüfft über diesen hellen, so intensiven und so abwesenden Blick, der einen spüren ließ, dass man so unbedeutend war wie ein Möbelstück oder eine Tür, in deren Richtung man einen winzigen Moment lang schaut, um sich nicht an ihnen zu stoßen.

Er ähnelte dem kleinen Prinzen, aber niemals bat er uns darum, ihm ein Schaf zu zeichnen – vielleicht, weil Schafe ihn nicht interessierten, aber vor allem, weil er ohnehin keinen Menschen mehr um irgendetwas bat. Schon vor sechs Monaten hatte er das Sprechen fast völlig eingestellt. Außer bei den Mahlzeiten, wo er »Iss!« rief, und manchmal beim Musikhören, wo er murmelte: »Lieder, Luc will Lieder …«

Wenn man versuchte, seine Aufmerksamkeit zu wecken, indem man ihm ein Spielzeug reichte, griff er manchmal tatsächlich danach, aber meistens blieb sein Blick auf dem Stuhl haften, den man gerade herangeschoben hatte, um näher bei ihm zu sitzen, oder er starrte auf das Spiel von Licht und Schatten an der Wand. Und man stand verlegen da, mit dem Spielzeug in der Hand – wie ein frisch akkreditierter Botschafter, der dem jungen Herrscher des Landes ein Geschenk überreichen will und nach einem schweren Protokollfehler mit ansehen muss, wie sich Seine Hoheit ohne ein Wort von ihm abwendet.

Wenn er sich waschen und anziehen ließ, starrte Luc ins Leere; die Menschen, die ihn abrubbelten oder ihm die Kleider überzogen, waren ihm ganz gleichgültig.

Die Krankenschwester erklärte uns, dass sein letztes Frühstück, das dritte, das er hier im Krankenhaus eingenommen hatte, wieder blutig ausgegangen war.

»Blutig?!«

»Ja, jedes Mal, wenn er einen Bissen hinunterschluckt, schlägt er sich selbst.«

»Wie, er schlägt sich?«

»Ja. Er haut mit dem Ellenbogen gegen den Tisch oder mit dem Kopf an die Wand. Bis das Blut kommt. Beim letzten Mal mussten wir ihn mit mehreren Stichen nähen.«

»Und wenn man ihn allein essen lässt?«

»Dann trinkt er ein bisschen Milch, aber essen tut er nichts.«

»Und sein Gewicht?«

»Er hat hier nicht weiter abgenommen, aber mehr ist es auch nicht geworden. Er wiegt nur noch fünfzehn Kilo. Sein Wachstum ist verzögert.«

»Und solange er bei seinen Eltern war?«

»Da benahm er sich genauso. Er schlägt sich, deshalb haben sie ihn hergebracht. Sie konnten einfach nicht mehr.«

Luc hatte zwei Brüder und eine Schwester, denen es gut ging. Die kleine Schwester von drei Jahren, die gern das Buch

»Die Dinge in unserem Haus« ausmalte, und zwei Brüder von acht und neun, die es allmählich aufgegeben hatten, mit ihm zu spielen. Lucs Vater war technischer Angestellter in einer großen Supermarktkette, und seine Mutter, die vorher im Rathaus gearbeitet hatte, war nach der Geburt der kleinen Schwester zu Hause geblieben.

Lucs Geburt war normal verlaufen, wenn er auch ein wenig spät geschrien hatte. In den ersten Monaten war er ein sehr ruhiges Baby gewesen. Er weinte selten, lächelte aber auch kaum einmal und schlief viel. Seine Nächte waren normal, und an seinem Appetit gab es nichts auszusetzen. Madame T. war froh, ein so pflegeleichtes Baby zu haben, denn die beiden älteren Brüder waren in jenem Alter viel anstrengender gewesen. Aber als Luc etwa ein Jahr alt war, begannen seine Eltern sich zu beunruhigen. Er machte keine Anstalten, laufen zu lernen. Wenn seine Mutter kam, um die Windeln zu wechseln oder ihn zu füttern, begrüßte er sie nicht mehr mit einem Lächeln, und manchmal schaute er sie nicht einmal an. Die Ärzte, bei denen die Eltern damals Rat gesucht hatten, sprachen davon, dass Luc »leicht entwicklungsverzögert« sei; man hatte auch diverse Tests durchgeführt, deren Resultate aber alle normal waren. Und so riet man den Eltern, sich nicht weiter zu beunruhigen. Übrigens wurde es dann auch ein wenig besser. Luc begann zögerlich zu laufen und ein bisschen mehr zu sprechen. Seine Mutter aber hatte noch immer den Eindruck, dass er »irgendwie anders« war.

Wegen seiner sprachlichen und motorischen Entwicklungsverzögerung wurde er in seinem dritten Lebensjahr von einer Psychomotorikerin betreut. Ein Kinderarzt, den sie damals konsultiert hatten, bestätigte die Diagnose »leichte Entwicklungsverzögerung« und beruhigte die Eltern gleichzeitig. Madame T. fand immer noch, dass Luc anders war – nicht so anhänglich wie die anderen Kinder. Sie bemerkte auch, dass er sich gern absonderte und nicht mit seinen älteren Brüdern spielen mochte. Allerdings schien die Geburt der kleinen Schwester für Luc ein Aufbruch zu neuen Ufern gewesen zu sein. Er sprach nun etwas mehr und interessierte sich auch häufiger für das, was um ihn herum passierte.

Mit vier kam Luc in den Kindergarten. Die Erzieherin machte seine Eltern darauf aufmerksam, dass er allein spielte und »die anderen nicht beachtete«. Zu dieser Zeit wurde er von einer Psychologin betreut, die ihn malen und kneten ließ, um ihm beim Kommunizieren zu helfen. Er sprach noch immer wenig. Manchmal bildete er ganze Sätze, aber häufig sagte er »du« statt »ich« – nicht »Ich will den Bleistift!«, sondern »Du willst den Bleistift!«

Beim Übergang in die Vorschule wurde es schwierig. Luc nahm die Gewohnheit an, sich im Klassenzimmer auf den Fußboden zu legen, und hörte überhaupt nicht auf das, was die Lehrerin sagte. Er isolierte sich von den anderen Kindern, spielte gelegentlich aber noch mit seinen Brüdern. Dann begann er heftige Wutanfälle zu bekommen, die oft ausbrachen, wenn sich im Haus etwas verändert hatte – eine andere Tischdecke, ein umgestelltes Möbelstück, neue Teller. Er weigerte sich jetzt zu essen und fing an, sich während der Mahlzeiten zu schlagen. Da empfahl der Hausarzt den Eltern, sich an eine kinderpsychiatrische Einrichtung zu wenden.

Als ich Luc zum ersten Mal sehe, ist er in Begleitung von Anne, der Psychiaterin der Abteilung, und von Cécile, der Krankenschwester, die sich um ihn kümmert, seit er hier ist. Cécile hat Luc an die Hand genommen und führt ihn herein. Er bleibt stehen und schaut uns an. Er ist zartgliedrig und sehr blass; sein Gesicht ist von blauen Flecken gezeichnet wie das eines misshandelten Kindes. Unter einem Nasenloch klebt ein bisschen geronnenes Blut, und an seiner Stirn erkennt man durch das blonde Haar hindurch die genähte

Wunde. Er blickt uns kaum eine Sekunde lang an; dann lässt er Céciles Hand los und setzt sich auf den Boden, mit dem Rücken gegen die Wand. Er betrachtet den Fußboden und schaukelt dabei vor und zurück.

»Luc, kommst du bitte her?«

Er steht auf, geht zum Fenster und blickt lange nach draußen. Es ist Winter, man sieht blattlose Platanen mit grauen Stämmen. Luc schließt die Augen und bleibt regungslos stehen. Er nähert sein Gesicht dem Fenster, noch immer mit geschlossenen Augen, und presst seine Stirn gegen die Scheibe.

»Luc?«

Er öffnet die Augen, geht zu Cécile zurück und nimmt sie bei der Hand, ohne sie dabei anzuschauen. Sie streichelt ihm die Wange, und er lässt es geschehen, den Blick ins Leere gerichtet.

»Luc, kommst du bitte her?«

Cécile bringt Luc in unsere Nähe. Unsere Blicke kreuzen sich einen Moment lang, aber sofort lässt er Céciles Hand los und kehrt ans Fenster zurück; erneut schließt er die Augen.

Nach mehreren Versuchen schafft es Cécile schließlich, dass er neben ihr sitzen bleibt, und wieder streichelt sie ihm die Wange. Luc schaut immer noch traurig drein, sein bleiches Gesicht ist von der Selbstmisshandlung gezeichnet, sein Blick wirkt leer. Anne reicht ihm eine rote Plastikente. Er greift nach ihr, schnuppert an ihr herum und wirft sie auf den Boden. Gleichzeitig reibt er sein Kinn heftig an seiner Schulter.

»Luc, hör auf damit!«

Luc bleibt reglos stehen. Unter seinem Kinn, an der Stelle, wo er sich schon viele Male so gerieben hat, kann man die zerschundene Haut sehen.

Ein wenig später beginnt die Essenszeit. Luc sitzt am Tisch. Jetzt scheint er heiterer zu sein; er rutscht auf seinem Stuhl herum und singt halblaut vor sich hin: »Essen kommen, Essen kommen« oder »Luc, hör auf«. Interessiert blickt er auf Cécile, die ihm einen Teller Suppe bringt.

»Soll ich ihn machen lassen?«, fragt Cécile.

»Erst mal ja.«

Sie stellt den Teller vor Luc hin. Er greift nach dem Löffel, taucht ihn ein wenig brüsk in die Suppe und führt ihn zum Mund. Er schluckt die Suppe hinunter und reibt sofort das Kinn an der Schulter.

»Luc, hör auf!«

Er gehorcht und greift nach Céciles Hand. Den Löffel schleudert er weit weg. Ich reiche ihm einen anderen Löffel. Er nimmt ihn, ohne mich anzuschauen und ohne mit der anderen Hand Cécile loszulassen. Er schöpft wieder einen Löffel Suppe, schluckt sie hinunter und will sein Kinn erneut an der Schulter reiben. Cécile aber hindert ihn daran, indem sie ihm ihre Hand auf die Schulter legt. Lucs Miene zieht sich zusammen, er schiebt den Teller von sich und reibt seinen Unterarm mit aller Kraft an der Tischkante.

Andere Versuche enden mit demselben Ergebnis. Nach jedem Löffel Suppe tut sich Luc weh, indem er das Kinn an der Schulter reibt oder, wenn man ihn daran hindert, den Unterarm am Tisch; manchmal schlägt er sogar seinen Kopf auf den Tisch.

Wir brechen die Mahlzeit ab, als er Nasenbluten bekommt.

Nach dieser ersten Begegnung und Céciles Berichten konnten wir einen ziemlich umfassenden Einblick in Lucs Verhalten gewinnen. Ein besonders dringendes Problem waren die Mahlzeiten: Wir konnten es nicht zulassen, dass sich Luc ständig schlug und dabei so wenig aß.

Diese Geschichte spielte sich in den späten Siebziger-Jahren des 20. Jahrhunderts ab. Das Team der Klinik, in der ich mein Praktikum machte, interessierte sich für verhaltenstherapeutische Ansätze. Wir beschlossen also, eine Therapie dieses Typs zu entwickeln, um Lucs Verhalten zu modifizieren. Dazu unterzogen wir das, was wir bei Luc hatten beobachten können, zunächst einmal einer funktionalen Analyse. Es ging darum, festzuhalten, welche seiner Verhaltensweisen angemessen und welche unangemessen waren, und herauszufinden, was die Ersteren stärken und die Letzteren abschwächen konnte.

Luc wies zahlreiche Verhaltensdefizite auf. Am auffallendsten war seine Kommunikationsstörung. Er sprach so gut wie nicht, und wenn er sprach, kommunizierte er nicht wie andere Kinder. Er konnte nach einem Gegenstand oder einer Süßigkeit verlangen, aber dabei vergriff er sich oft im Pronomen: »Du willst einen Bonbon«, sagte er und streckte die Hand danach aus. Abgesehen von ein paar zweckgerichteten Bitten – wenn er wollte, dass man ihm eines seiner Lieblingsspielzeuge gab –, hatte er offenbar keine Lust, irgendeinen Dialog aufzunehmen. Er hielt sich abseits von anderen Kindern und beantwortete die Fragen der Erwachsenen nicht. Überhaupt sah er Erwachsene oder andere Kinder kaum an, selbst dann nicht, wenn sie mit ihm sprachen. Oft reagierte er nicht einmal, wenn man ihm die Hand reichte oder die Arme nach ihm ausstreckte.

Übrigens zeigte Luc auch ein eigentümliches Verhalten gegenüber Dingen. Wie bei der Plastikente neigte er dazu, sie zu beschnüffeln und so abzutasten, als interessierte er sich ausschließlich für ihre Oberflächenbeschaffenheit, statt sie wie andere Kinder zum Spielen zu verwenden.

Auch seine drei Bücher, die ihm die Eltern ins Krankenhaus gebracht hatten, benutzte er nicht wie andere Kinder. Er schenkte nicht nur den Bildern selbst Beachtung, sondern genoss vor allem die taktile Empfindung der Buchseiten unter den Fingern, wenn er in regelmäßigen Abständen weiterblätterte. Er tastete auch die Schutzumschläge ab und schnupperte an den Einbänden.

Schließlich zeigte Luc darüber hinaus Verhaltensweisen, die in beunruhigendem Grad unangemessen waren: Häufig kam es vor, dass er sich absonderte, um den Oberkörper hin und her zu schaukeln, und vor allem schlug er sich beim Essen.

Wenn man Luc allerdings genau beobachtete, merkte man, dass es bei ihm auch angemessene Verhaltensweisen gab. Von Zeit zu Zeit schaute er uns an, als würde er uns zum ersten Mal sehen. Er legte seine Hand in Céciles ausgestreckte Hand. Er ließ sich die Wange streicheln und schien dabei sogar ein gewisses Vergnügen zu empfinden. Er konnte sich eines Löffels bedienen, um Essen zum Mund zu führen. Er reagierte auf den Satz: »Luc, hör auf!«, selbst wenn er daraufhin manchmal ein noch abwegigeres Verhalten an den Tag legte. Und obwohl Luc mit uns fast nicht redete, wussten wir doch, dass er noch vor einigen Monaten gesprächiger gewesen war. Man durfte also hoffen, dass er zu einem Verhalten zurückfand, das er früher schon gezeigt hatte. Natürlich waren seine angemessenen Verhaltensweisen dünn gesät und flüchtig. Im Vergleich zu seinen Defiziten und seinen unangemessenen Verhaltensweisen mochten sie lachhaft winzig scheinen. Aber sie waren eindeutig zu konstatieren und konnten uns so als Grundlage für unsere Therapie dienen.

Wir beschlossen, uns zunächst den Mahlzeiten zuzuwenden, denn hier schien uns eine Verbesserung von Lucs Verhalten am notwendigsten.

Das Ziel der Verhaltenstherapie sollte sein, die Verhaltensweisen der Selbstverletzung abzuschwächen und die angemessenen Verhaltensweisen aufrechtzuerhalten oder zu steigern. Luc zeigte zwei Arten angemessenen Verhaltens: eine im Umgang mit den Dingen, denn er setzte sich zum Essen hin und bediente sich ganz normal seines Löffels; die andere im Umgang mit Personen, denn er entzog Cécile seine Hand nicht, schaute die Krankenschwester von Zeit zu Zeit an und hörte bisweilen auf das, was sie sagte. Durch unsere Beobachtungen hatten wir festgestellt, welche Verstärkungen wir einsetzen konnten – also Gegenstände oder Handlungen, nach denen Luc spontan zu streben schien und die uns vielleicht helfen würden, seine angemessenen Verhaltensweisen auszubauen. Der Begriff »Verstärkung« ist mehr oder weniger ein Synonym von »Belohnung«, obwohl es zwischen beiden Begriffen Unterschiede gibt, die aber nur für Spezialisten interessant sind. Als Verstärkungen konnten wir das Essen selbst einsetzen, das Streicheln der Wange und Lucs Lieblingsbücher. Sicher waren sie ein bisschen »primitiv«, aber sonst stand uns nicht viel zur Verfügung, um eine Kommunikation mit Luc zu beginnen – er hatte sich in einer Welt isoliert, die wenig Berührungspunkte mit der unseren bot. Bei jeder Verhaltenstherapie lautet die Regel, dass man mit den Verstärkungen beginnt, für die der Patient bereits empfänglich ist, bevor man weitere einführt, die ausgefeilter sind und näher an dem liegen, was ein »normales« Individuum gern hat. Unser langfristiges Ziel war natürlich, Luc aufnahmebereiter für das gesprochene Wort und für das Mienenspiel zu machen, er sollte also lernen, mit anderen besser zu kommunizieren. Aber man musste ganz bescheiden anfangen; zunächst musste er zunehmen und damit aufhören, sich selbst wehzutun.

Die nächste Mahlzeit wurde auf folgende Weise geplant: Cécile sollte Luc gegenübersitzen und ihm die linke Hand halten. Luc würde auf meinen Knien sitzen, und meine einzige Aufgabe bestand darin, seine Bewegungen abzudämpfen, wenn er sich wieder zu schlagen versuchte. Cécile würde Luc in diesem Fall den Teller wegziehen. Die Hand jedoch würde sie ihm weiterhin halten, außer wenn er sie ihr selbst entzog. Wir hatten diese Anordnung gewählt, nachdem wir über mehrere Möglichkeiten nachgedacht hatten. Wenn wir die Selbstverletzungen in den Griff bekommen wollten, kam irgendeine Form aktiver Bestrafung nicht infrage; das Kind fügte sich ja selbst schon Schmerzen zu. Der Entzug einer positiven Verstärkung – des Suppentellers – war hingegen leicht durchführbar und ließ sich gut wiederholen. Diese Reaktion konnte unverzüglich auf das Verhalten folgen, das wir bei Luc abschwächen wollten.

Außerdem galt es die Schläge abzufedern, die Luc sich beibrachte, aber nicht, sie völlig zu verhindern, um genügend Raum für den Lernprozess zu lassen, der seine Selbstverletzungshandlungen mit dem Entziehen des Tellers verknüpfen sollte. Damit dieses neue Erlernen nicht gestört wurde, durfte die Person, welche die Schläge abdämpfte, nicht dieselbe sein, die die Verstärkung kontrollierte. Deshalb würde Luc auf meinen Knien sitzen und mich kaum sehen, während Cécile gut sichtbar ihm gegenübersaß, ihm die Hand hielt, zu ihm sprach und den Teller hin und her schob.

Luc sprach auf Nahrung an und damit auch auf den Entzug des Tellers. Aber unser Ziel war es, ihn allmählich empfänglicher für Worte und Gesichtsausdrücke zu machen. Deshalb sollte Cécile mit Luc sprechen, wenn sie den Teller wegzog oder wieder zu ihm hinschob; sie sollte ihn anlächeln oder im Gegenteil eine vorwurfsvolle Miene machen. Wir wollten damit erreichen, dass sich Luc allmählich für ihre Worte und ihr Mienenspiel interessierte – zunächst, weil diese mit dem verbunden waren, was für ihn am wichtigsten war (der Zugang zum Teller), dann aber auch um ihrer selbst willen, weil sie kommunikative Zeichen waren, die von einem anderen Menschen ausgesendet wurden. Dies ist eine klassische Technik in der Verhaltenstherapie: Eine bereits wirkungsvolle Verstärkung (in diesem Fall das Essen) wird mit anderen Ereignissen verknüpft (hier mit den Worten und dem Lächeln), damit diese ihrerseits zu Verstärkungen werden. Wir wollten aber versuchen, die Nahrungszufuhr zu kontrollieren, um zu erreichen, dass sich Luc für die Kommunikation mit anderen interessierte.

Wir wussten bereits, dass Luc auch nur die winzigsten Veränderungen in seinem Umfeld schwer ertrug. Weil der veränderte Ablauf der Mahlzeiten für ihn etwas vollkommen Neues sein würde, war es wichtig, ihm eine gewohnte Situation als Orientierungspunkt zu lassen. Deshalb sollte Cécile ihm während des ganzen Essens die Hand halten, denn für ihn war das ein bekannter und Sicherheit spendender Kontakt.

Damit schließlich die Mahlzeiten/Sitzungen selbst mit angenehmen Begleitumständen verknüpft wurden, wollten wir Luc hinterher seine drei Lieblingsbücher bringen und ihm erlauben, sie an Ort und Stelle durchzublättern.

Bei der ersten Mahlzeit schlug sich Luc, kaum dass er den ersten Löffel Suppe hinuntergeschluckt hatte. Mit aller Kraft haute er das Handgelenk auf die Tischkante. Ich hatte nicht einmal Zeit gehabt, den Schlag vorherzusehen und zu dämpfen. Cécile zog den Teller sofort weg.

»Nein, Luc, hör auf damit!«, sagte sie und runzelte die Stirn.

Luc erstarrte in meinen Armen. Er wirkte unnormal leicht, als wäre sein Körper aus anderem Fleisch und Blut als bei den übrigen Kindern. Er jammerte und streckte seinen Löffel, den er nicht losgelassen hatte, nach dem Teller aus. Cécile wartete ein paar Sekunden und schob den Teller wieder heran. Er tauchte seinen Löffel in die Suppe, führte ihn zum Mund, schluckte das Essen – und diesmal gelang es mir, seinen Arm abzufangen, als er mit ihm über die Tischkante schrammen wollte. Cécile entzog ihm von Neuem den Teller.

»Nein, Luc, hör auf damit.«

Und so ging es weiter. Anfangs war es entmutigend. Nach jedem Löffel Suppe warf sich Luc wie ein wildes Tier in meinen Armen herum und versuchte sich mit aller Kraft zu schlagen. Es gelang ihm sogar, seine andere Hand aus Céciles Hand zu ziehen und mit ihr gegen den Tisch zu schlagen. Jedes Mal zog Cécile den Teller fort und legte die Stirn in Falten. Er streckte den Löffel nach dem Teller aus und wimmerte. Cécile wartete ein wenig, schob ihm den Teller hin, und alles begann von vorn.

Nach diesen Sitzungen waren wir völlig erschöpft. Wir wussten, dass jeder Lernprozess lange Zeit in Anspruch nehmen kann, besonders bei einem autistischen Kind, aber es war schwer mit anzusehen, wie sich der bleiche und blutende Luc ständig mit kalter Entschlossenheit schlug. Wenn sich morgens das ganze Team traf, um Informationen über alle in Therapie befindlichen Kinder auszutauschen, halfen uns die Diskussionen über den Fall Luc, nicht ganz den Mut zu verlieren.

Beim vierten Mittagessen schließlich geschah etwas Neues. Luc schluckte einen Löffel Suppe, hielt einen Moment inne und schaute Cécile an. Sie lächelte ihm zu. Er tauchte seinen Löffel wieder in den Teller. Er hatte sich nicht geschlagen.

»Bravo, Luc«, sagte Cécile mit einem Lächeln und strich zärtlich über seine freie Hand.

Beim nächsten Löffel schlug er sich wieder, aber wir wussten, dass sich etwas verändert hatte.

Immer häufiger aß er einen Löffel Suppe, ohne sich zu schlagen – irgendwann zweimal hintereinander, dann dreimal, dann in immer längeren Serien, die allerdings bisweilen von Serien unterbrochen wurden, bei denen er sich regelmäßig schlug. Bei der zehnten Mahlzeit aber waren die Löffel ohne anschließende Gewalt schon häufiger als die anderen.

Und ein noch wichtigeres Phänomen ereignete sich dabei:

Luc sah Cécile an. Seine Aufmerksamkeit war nicht mehr nur auf den Teller gerichtet. Er achtete darauf, wie Cécile ihn anlächelte, wie sie mit ihm sprach oder eine missbilligende Miene aufsetzte. Manchmal verharrte er, wenn er den Löffel schon angehoben hatte, und blickte sie erstaunt an. Er schien gerade ein neuartiges Phänomen entdeckt zu haben und nicht so recht zu wissen, was er davon halten sollte.

Bei der zwölften Mahlzeit begann er etwas Neues zu versuchen. Er tat so, als wollte er seinen Ellenbogen auf den Tisch hauen, hielt dann aber mitten in der Bewegung inne. Cécile hatte schon begonnen, die Stirn zu runzeln und den Teller wegzuziehen, aber sie fuhr damit nicht fort. Luc schaute sie an und setzte den Ellenbogen sacht auf dem Tisch ab. Cécile warf mir einen Blick zu, lächelte Luc an und schob den Teller zu ihm herüber. Luc ließ eine Art fröhliches Ächzen vernehmen und tauchte seinen Löffel wieder in die Suppe.

Danach schaute er Cécile viel öfter an. Er versetzte sich immer schwächere Schläge, die ich nicht einmal mehr dämpfen musste, und Cécile zog den Teller nicht mehr fort, sondern begnügte sich damit, Luc zu tadeln. Er schien zu erkunden, welche Wirkung seine Schläge auf Cécile hatten. Waren sie heftig, wurde ihm der Teller entzogen, waren sie schwach, erhielt er bloß eine Rüge. Aber vor allem schlug er sich immer seltener, schaute Cécile an und stieß Freudenschreie aus, wenn es Essenszeit war.

Schließlich kam der Moment, wo Luc allein auf dem Stuhl saß, um seine Mahlzeiten einzunehmen. Später aß er, ohne dabei Céciles Hand zu halten. Und noch später rührte Cécile den Teller gar nicht mehr an. Da begann er sich wieder ein wenig zu schlagen. Wir beschlossen, nicht mehr einzugreifen. Die Selbstverletzung durfte nicht Lucs einziges Mittel sein, um unsere Aufmerksamkeit zu bekommen. Wenn er sich doch wieder einen Schlag versetzte, begnügte sich Cécile damit, in eine andere Richtung zu schauen und nicht mehr zu sprechen. Und wenn er wieder normal zu essen begann, sagte sie etwas mit sanfter Stimme zu ihm und lächelte ihn an. Noch einige Mahlzeiten später hörte er vollends auf, sich zu schlagen.

Um zu vermeiden, dass Cécile sein einziger Bezugspunkt für die Mahlzeiten wurde, setzte ich mich an den nächsten Tagen am Esstisch ihm gegenüber. Luc begann sich wieder zu schlagen. Wie bei jeder Veränderung machte er auch jetzt einen leichten Rückschritt. Aber nach und nach hörte er damit auf und schien sogar besonders empfänglich für meine tadelnden Worte zu sein – vielleicht, weil ich eine tiefere Stimme als Cécile hatte.

Dann führte Cécile eine neue Gewohnheit ein. Nach dem Essen ging sie mit Luc zum Bett und setzte sich an seine Seite. Er schaute sie weiterhin an, und Cécile begann mit ihm zu schmusen, nahm seine Hand, streichelte ihm die Wange. Am Anfang ließ er es geschehen, ohne zu reagieren; er blieb so passiv, als würde sie ihn gerade abhorchen. Aber eines Tages fasste er ihre Hand und berührte ihr Gesicht.

Nach und nach begannen diese »Kuschelsitzungen« dem zärtlichen Verhältnis zwischen einem Kind und seiner Mutter zu ähneln. Luc schaute Cécile an, schmiegte sich an sie und summte Melodien. Manchmal betrachtete er Céciles Gesicht und saß plötzlich wie erstarrt da, als wäre er überrascht über das, was er jedes Mal neu zu entdecken schien: das Gesicht eines Menschen, der ihn anlächelte. Er begann auch wieder zu sprechen. Anfangs wiederholte er nur unsere Worte und sagte: »Luc, hör auf!« oder: »Bravo, Luc!« Aber allmählich tauchten neue Sätze auf: »Luc will davon essen!« oder: »Kuscheln, kuscheln!«

Sein Gesicht nahm wieder Farbe an. Er ähnelte nicht mehr einem blassen kleinen Prinzen, sondern eher einem etwas wilden Elf, der nicht still sitzen konnte. Mitglieder unseres Teams bemerkten Fortschritte in sonstigen Bereichen – bei der Hygiene, beim Spiel mit anderen Kindern. Sein Schlaf wurde ruhiger. Als Luc anfing, uns zu den Mahlzeiten zu begrüßen, indem er mit durchdringender Stimme »Mama!« und »Papa!« rief, wurde uns klar, dass er wieder mehr Zeit mit seinen Eltern verbringen musste. Wir hatten sie während der ganzen Therapie über unsere Methode auf dem Laufenden gehalten. Dann setzten wir uns mehrmals mit ihnen zusammen, um gemeinsam zu überlegen, wie sie Luc zu Hause in alltäglichen Situationen zur Kommunikation ermuntern konnten.

Sie stellten sich der schwierigen Aufgabe, sich um ein so andersartiges Kind zu kümmern, mit viel Mut und nun auch mit etwas mehr Zuversicht. Luc machte weiterhin Fortschritte, aber in seinem eigenen Rhythmus. Er erkundete diese neue Welt, bei deren Entdeckung wir ihm geholfen hatten. Und doch blieb er deutlich »anders« und würde es immer bleiben.

Im Jahre 1943 veröffentlichte der amerikanische Psychiater Leo Kanner einen berühmt gewordenen Aufsatz: »Autistic Disturbance of Affective Contact.«[1] Er beschreibt darin Beobachtungen an elf Kindern, deren hervorstechende Eigenart »die Unfähigkeit ist, normale Beziehungen zu Menschen oder Situationen aufzubauen, und dies von Beginn ihres Lebens an. Ihre Eltern schildern sie als Kinder, die ›sich selbst genug sind‹, die ›in einer Muschelschale leben‹ und ›sehr glücklich sind, wenn man sie allein lässt‹, die ›sich so benehmen, als wäre niemand da‹, und die Umgebung ignorieren«. Außerdem bemerkt Kanner, dass diese Kinder einen Rückstand in der sprachlichen Entwicklung aufweisen, der von weiteren Anomalien begleitet wird. Am frappierendsten ist die Echolalie: Manche dieser Kinder wiederholen ständig die letzten Worte der Person, die zu ihnen spricht. Sie verwenden auch die Pronomen spiegelverkehrt (»du willst essen« statt »ich will essen«). Ganz wie Luc reagieren sie nicht wie andere Kinder, wenn man sie in die Arme nehmen will (Ausbleiben einer Antizipationshaltung). Sie neigen dazu, auf monotone Weise dieselben Wörter oder Töne zu wiederholen und stereotype Verhaltensweisen zu zeigen (sich etwa dauernd hin und her zu wiegen). Sie zeigen nur wenig Anhänglichkeit an Personen und bevorzugen es, sich mit unbelebten Dingen zu beschäftigen, welche sie übrigens auch auf ungewöhnliche Weise verwenden. Veränderungen ertragen sie schlecht, und sie bestehen mit unvernünftiger Heftigkeit darauf, dass die Aktivitäten, an denen sie teilhaben, stets auf dieselbe Weise ablaufen.

Kanner spricht angesichts dieser Kinder von »autistischem Rückzug in sich selbst«. Der Begriff »Autismus« geht auf das griechische *autos* zurück und wurde 1911 vom Schweizer Psychiater Eugen Bleuler geschaffen. Er wollte mit ihm manche seiner erwachsenen Patienten beschreiben, die auffällig waren wegen ihrer »Loslösung von der Wirklichkeit zusammen mit dem relativen oder absoluten Überwiegen des Innenlebens«. Wenn man sich die Schilderung von Lucs Verhalten noch einmal durchliest, wird man feststellen, dass es zahlreiche Merkmale wie bei jenen Kindern aufweist, die Leo Kanner damals beschrieben hat.

Seit diesen ersten Beobachtungen aus dem Jahre 1943 sind in der internationalen Presse Hunderte, ja vielleicht Tausende von Artikeln und Aufsätzen über autistische Kinder publiziert worden, und noch immer erscheinen welche. Neuere und gut dokumentierte Bücher zeichnen ein aktuelles Bild dieser seltsamen Störung und aller Forschungen, die sie veranlasst hat.[2–5] Parallel dazu versuchen Ärzte und Psychologen die therapeutischen Methoden zu verbessern, um diesen Kindern zu helfen, sich so gut wie möglich an ihre Umwelt anzupassen. Und schließlich ziehen die Eltern, die häufig in Selbsthilfegruppen organisiert sind, mit den Fachleuten an einem Strang und unterstützen die Forschung.

Wie erkennt man ein autistisches Kind?

Es gibt darauf keine einfache Antwort. Zunächst hat Kanners Beschreibung als Richtlinie gedient. Dann haben andere Studien gezeigt, dass die von ihm dargestellten Fälle nicht für alle von Autismus betroffenen Kinder repräsentativ sind. Außer den autistischen Merkmalen weisen viele auch einen Rückstand in der sprachlichen Entwicklung oder neurologische Erkrankungen auf. Heute weiß man, dass ungefähr drei Viertel der autistischen Kinder geistig zurückgeblieben sind, wobei es manchmal schwierig ist, Ursache und Wirkung zu bestimmen: Entsteht diese Zurückgebliebenheit durch den Autismus, der das Kind am Lernen gehindert hat? Oder ist es ein und dieselbe Erkrankung des Nervensystems, die den Autismus und die Zurückgebliebenheit hervorgerufen hat?

Die aktuelle Autismusdiagnostik beruht vor allem auf einer Beschreibung des Verhaltens des Kindes in verschiedenen Bereichen. Alle Definitionen sind Weiterentwicklungen von Kanners frühester Beobachtung und beinhalten die Beschreibung von dreierlei Verhaltensstörungen.

1. Kommunikationsstörungen: Das autistische Kind bedient sich der Sprache auf unübliche Weise, schafft es nur selten, einen Dialog am Laufen zu halten, spricht »mit sich selbst«. Es begleitet seine Worte nicht mit den pas-

senden Blicken oder Mienen, lächelt nicht oder behält die ganze Zeit über einen starren Blick bei.

2. Sozialisationsstörungen: Das autistische Kind sucht die Einsamkeit, kommt schlecht mit dem Kontakt zu anderen Menschen zurecht und scheint sie überhaupt nicht als Personen wahrzunehmen. In psychologischer Hinsicht hat es Mühe, die Gefühle und Emotionen der anderen wahrzunehmen.
3. Repetitives Verhalten: Stereotype Handlungen in Form von wiederholten und unangemessenen Bewegungen (so etwa, wenn Luc auf der Stelle hin und her schaukelt), Routine (immer in denselben Büchern blättern, ein Spielzeug immer auf die gleiche Weise verwenden), Aversion gegen Veränderungen (Lucs Zornausbrüche, wenn er auch nur kleine Veränderungen im Haus feststellt).

Die Diagnose muss von einem Spezialisten gestellt werden, denn es gibt bei Kindern andere Störungen mit sehr ähnlichen Symptomen wie beim kindlichen Autismus.

Wozu eine Diagnose?

Der Nutzen von Diagnosen ist in der Psychiatrie viel diskutiert worden, vor allem in den Sechziger- und Siebzigerjahren des 20. Jahrhunderts. Viele Menschen sind der Ansicht, dass eine Diagnose darauf hinausläuft, »den Leuten ein Etikett aufzukleben«, also das menschliche Wesen in seiner Vielfalt und Würde zu negieren. Schlimmer noch – man hat der psychiatrischen Diagnose vorgeworfen, ein Unterdrückungsinstrument im Dienste einer Gesellschaft zu sein, die denjenigen, der gegen sie opponiert, als »verrückt« abstempelt. Die sowjetische Psychiatrie dürfte sich dieser Kritik tatsächlich nicht völlig entziehen können, aber sie verfolgte auch nicht dieselben Ziele wie die Psychiatrie der westlichen Länder.

Wenn ein Psychiater oder Psychologe von der Notwendigkeit einer sauberen Diagnose spricht, läuft er bisweilen Gefahr, als bornierter Wissenschaftler zu gelten, der blind für die unendlichen Nuancen der menschlichen Seele ist und – weil er nur dem traut, was er beobachtet – sich daran festhält, mit seinen Klassifikationen eine unfassbare Wirklichkeit in handliche Scheibchen zu schneiden.

Die Gegner einer Diagnostik in der Psychiatrie mögen großherzige Absichten verfolgen, aber so wichtig ein großes Herz oft ist, reicht es doch nicht aus, um medizinische Fortschritte – auch bei der Effizienz der Therapien – zu erzielen. Eine der augenfälligsten Rechtfertigungen für ein Klassifizieren und Diagnostizieren ist folgende: Wie soll man herausfinden, ob ein Medikament oder eine Therapie wirksam ist, wenn man gar nicht weiß, an welcher Krankheit man sie erprobt?

Das Problem der Diagnose stellt sich nicht nur in der Psychiatrie. Haben Sie schon mal jemanden mit dem Stethoskop abgehorcht? Wenn man darin ungeübt ist, vernimmt man alle möglichen undefinierbaren Zisch-, Pfeif-, Poch- und Reibegeräusche. Und haben Sie schon einmal ein Röntgenbild von Ihrer Lunge gesehen? Abgesehen von den Rippen, die man so einigermaßen erkennen kann, scheint alles andere eine konfuse Masse aus verschwommenen Schatten zu sein. Stellen wir uns vor, dass die Pneumologen es zu schwierig gefunden hätten, all die Geräusche, die sie beim Abhorchen ihrer Patienten im Stethoskop hörten, zu klassifizieren. Stellen wir uns weiterhin vor, dass sie es aufgegeben hätten, die Bedeutung der auf den ersten Blick so unscharfen und wolkenhaften Röntgenbilder der Lunge begreifen zu wollen. Stellen wir uns schließlich vor, dass sie die Untersuchung des Auswurfs der Patienten (einer wahren Brühe, in der Teilchen aller Art herumschwimmen) für öde und aussichtslos befunden hätten. Die Lungenspezialisten hätten sich dann zusammentun können, um zu erklären: »Klassifikationen haben in der Pneumologie keinen Sinn, denn jeder Kranke unterscheidet sich vom anderen und kann nicht auf eine Diagnose reduziert werden. Was man beim Auskultieren eines Patienten hört, ist nie dasselbe wie beim vorigen oder nächsten Patienten; kein Röntgenbild gleicht dem anderen, und was wir unter dem Mikroskop erblicken, ist zu kompliziert, als dass man es klassifizieren könnte. Also erklären wir hiermit alle Diagnosen und Klassifikationen in der Pneumologie für unnütz. Wir schlagen vor, die Patienten lediglich in zwei Kategorien einzuteilen: die Kurzatmigen und die Huster. Nun ja, und vielleicht lassen wir noch eine dritte Kategorie zu – alle Patienten, die sowohl kurzatmig sind als auch husten.«

Diese fiktive Beschreibung der Pneumologie könnte man auf einen Teil der Diskussion in der Psychiatrie der 1970er-Jahre übertragen. Manche behaupteten damals, die Diagnostik sei sinnlos und man müsse einfach nur erkennen können, ob ein Patient »psychotisch« oder »neurotisch« sei.

Kommen wir auf unsere imaginären Lungenärzte zurück. Was passiert, wenn ein Pharmalabor ein neues Medikament zur Erprobung anbietet, beispielsweise Isoniazid? Die Pneumologen könnten es allen Kurzatmigen verabreichen oder allen Hustern. Sie würden merken, dass das Medikament einen kleinen Prozentsatz der Huster heilt und einen noch geringeren Prozentsatz der Kurzatmigen. Daraus würden sie schließen, dass Isoniazid einige wenige ihrer Kranken gesunden lässt und dass es bei den Hustern etwas effizienter ist als bei den Kurzatmigen. Diese Mitteilung würde die übrigen Ärzte wahrscheinlich nicht in Begeisterung versetzen, und das Medikament geriete vielleicht in Vergessenheit.

Hätten sich die Pneumologen hingegen hartnäckig darum bemüht, Gemeinsamkeiten zwischen bestimmten Symptomen ihrer Patienten, deren Röntgenbildern und den mikroskopischen Untersuchungen aufzufinden, hätten sie am Ende ein Krankheitsbild »Lungentuberkulose« erstellen können. Sie hätten dann das Isoniazid an einer Gruppe Menschen mit diesem Krankheitsbild testen und herausfinden können, dass es bei dieser Gruppe eine sehr hohe Heilungsrate gibt. Tatsächlich hätten die meisten Patienten erlebt, wie ihre Symptome innerhalb weniger Monate verschwinden.

Genau dies ist im Jahre 1952 geschehen, als Lungenärzte entdeckten, dass Isoniazid ein besonders effizienter Wirkstoff gegen Tuberkulose ist. Aber die Entwicklung einer wirksamen Behandlung der Tuberkulose wurde nicht nur dank den Forschern des Pharmalabors Roche, die das Isoniazid erfunden hatten, möglich, sondern auch dank den Generationen von Lungenärzten seit René-Théophile Laënnec, dem Erfinder des Stethoskops, die sich bemüht hatten, bei ganz unterschiedlichen Kranken gemeinsame Symptome aufzuspüren und diese zu Syndromen zu ordnen. (Ein Syndrom ist eine Gruppe von Symptomen, die so häufig gemeinsam auftreten, dass es nicht dem Zufall geschuldet sein kann.) Dann hatten sie sie mit den Röntgenbildern und den Laboruntersuchungen verglichen und waren schließlich dazu gekommen, eine Diagnose für eine Krankheit namens »Lungentuberkulose« zu stellen.

In der Psychiatrie ist das Problem der Diagnosen besonders kompliziert. Anders als die Pneumologen haben wir Psychiater nämlich noch keine Daten über biochemische oder radiologische Anomalien, die für eine Geisteskrankheit kennzeichnend sein könnten. Außerdem sieht es ganz so aus, als hätten die meisten geistigen Störungen einen sehr komplexen Ursprung – jedenfalls verglichen mit einer Infektionskrankheit wie der Tuberkulose. Bis heute beruhen psychiatrische Diagnosen im Wesentlichen auf den beschriebenen Symptomen des Patienten. Sie können nicht auf mögliche Ursachen zurückgreifen, denn die sind noch zu schlecht bekannt, oder es gibt zu ihnen lediglich mehr oder minder untermauerte Hypothesen.

Trotz der Unzulänglichkeiten der gegenwärtigen psychiatrischen Diagnostik können wir, indem wir eine Diagnose stellen, dank den Studien an Versuchspersonen mit ähnlichen Diagnosen prognostizieren, wie sich die Störung wahrscheinlich weiterentwickeln wird und welches Medikament oder welche Art von Psychotherapie für den Patienten am wirkungsvollsten ist. Diese Prozedur ist längst nicht immer effizient, denn unsere diagnostischen Klassifikationen sind nicht perfekt und können nicht zwischen Patienten unterscheiden, die äußerlich vielleicht ganz ähnliche Symptome aufweisen, denen jedoch unterschiedliche Mechanismen zugrunde liegen. Die modernen Klassifikationen in der Psychiatrie entwickeln sich dementsprechend ständig weiter. Die DSM-III wurde im Jahre 1980 von der American Psychiatric Association vorgeschlagen und sieben Jahre später durchgesehen und überarbeitet, um den bisweilen gegensätzlichen Ansichten der Spezialisten für die verschiedenen psychischen Störungen Rechnung zu tragen. Dies führte zur DSM-III-R (wobei das R für *revised* steht). 1994 schließlich erschien die neue Klassifikation DSM-IV, die in ihrer revidierten Textfassung DSM-IV-TR bis heute maßgeblich ist.[6] Derzeit arbeiten die Spezialisten schon an einer DSM-V, mit deren Veröffentlichung für 2013 gerechnet wird.

Ist Autismus eine häufige Störung?

Verglichen mit anderen Störungen beim Kind, etwa Entwicklungsrückständen oder Aufmerksamkeitsdefiziten, ist der Autismus selten. Nach dem heutigen Stand der Forschung gibt es auf 10 000 Geburten vier bis fünf autistische Kinder. Autistische Jungen sind dabei vier- bis fünfmal häufiger als autistische Mädchen. Seit einigen Jahren hat das Interesse an dieser Störung dazu geführt, dass Mediziner und Eltern wachsamer geworden sind und die Diagnose immer zeitiger gestellt wird.

In welchem Alter tritt Autismus erstmals hervor?

Autismus manifestiert sich sehr früh – schon in den ersten Lebensmonaten. Bei so kleinen Kindern ist es jedoch selbst für einen Experten sehr schwierig, die Diagnose zu stellen. Man hat Eltern von autistischen Kindern befragt, ob sie schon vor dem ersten Geburtstag ihres Sprösslings etwas Anomales bemerkt hätten, und die meisten hatten nichts Beunruhigendes festgestellt. Weil die Kinder heutzutage aber immer besser medizinisch betreut werden, diagnostiziert man Autismus auch immer früher. Die meisten Erstdiagnosen von Autismus werden inzwischen bei Säuglingen und Kleinkindern bis zu drei Jahren gestellt.[3] Durch eine so frühzeitige Diagnose können so rasch wie möglich Therapien eingeleitet werden, mit denen man die Folgen der Krankheit zu begrenzen sucht und den Eltern dabei helfen will, den Schwierigkeiten ihres Kindes angemessen zu begegnen. Die Diagnose ist bei so kleinen Kindern nicht leicht, und sie muss von einem Spezialisten vorgenommen werden, denn andere Störungen, beispielsweise Hörschäden, können beim Kind Verhaltensauffälligkeiten hervorrufen, die leicht mit Anzeichen von Autismus zu verwechseln sind.

Wenn sich die Eltern per Videorekorder noch einmal die ersten Schritte ihres Kindes anschauen, ist das für sie stets ein berührendes Erlebnis. Den Forschern können solche Filme eine Hilfe sein, um die frühen Krankheitssymptome eines autistischen Kindes klarer zuordnen zu können. Schaut man sich die Familienvideos der frühen Jahre an, bemerkt man bei diesen Kindern oft unauffällige Anomalien in Körperhaltung oder Benehmen, die damals unbeachtet geblieben sind. Das Kind hält sich irgendwie komisch in den Armen seiner Eltern. Es guckt nicht so wie andere Babys. Und wenn man die Videos chronologisch durchgeht, kann man die Entwicklung dieser Anomalien vielleicht sogar über Monate oder Jahre hinweg verfolgen, was wertvolle Informationen über die Krankheitsgeschichte liefert.

Welche Ursachen hat Autismus?

Die Debatte über die Ursachen von Autismus erhitzt immer wieder die Gemüter, und das sogar bei Leuten, die noch nie ein autistisches Kind gesehen haben. Wie bei der Schizophrenie war lange Zeit die Meinung am verbreitetsten, Autismus sei einer Störung der Mutter-Kind-Beziehung geschuldet. Die schlechte Kommunikation zwischen Mutter und Kind würde Letzteres dazu bringen, sich in einer eigenen Welt einzuspinnen. Man machte also die Mutter für die Krankheit ihres Kindes verantwortlich, und die Behandlung des Kindes setzte häufig dessen partielle oder totale Trennung von den Eltern voraus. In seiner berühmten *Orthogenic School* in Chicago untersagte Bruno Bettelheim den Familien über mehrere Jahre hinweg den Kontakt zu ihren Kindern. Anscheinend waren dort auch die Mitarbeiter einem sehr autoritären Regime unterworfen. Mehrere kürzlich in der amerikanischen Presse veröffentlichte Zeugnisse von ehemaligen Erziehern der *Orthogenic School* werfen mancherlei Fragen auf: War Bettelheim wirklich der wohlwollende weise Alte, den uns die Medien bis zum Überdruss präsentiert haben?[7]

Tatsächlich gibt es mehrere Erklärungen dafür, dass so viele Leute – und zwar Experten wie Laien – lange Zeit geglaubt haben, Autismus habe seinen Ursprung im familiären Umfeld. Kanner, der Entdecker des frühkindlichen Autismus, war der Erste, der die Störung in manchen seiner Publikationen auf die Erziehung zurückführte. Er beschrieb bestimmte Mütter von autistischen Kindern als »Kühlschrankmütter«, die sich vor allem für ihre Karriere interessierten und nicht besonders liebevoll zu ihren Kleinen waren. Es war normal, dass die Meinung eines Pioniers wie Kanner großen Widerhall fand. Spätere Studien über die Eltern autistischer Kinder konnten seine intuitiven Thesen über den Einfluss der »Kühlschrankmütter« auf die Herausbildung des Autismus allerdings nicht bestätigen. Der Glaube an einen Ursprung des Autismus in der Erziehung erlaubte im Übrigen auch die Annahme, dass schon eine Psychotherapie beim Kind das wieder einrenken könne, was die Familie ausgerenkt hat. Für einen jeden Therapeuten war das eine verführerische Hoffnung, und es ist verständlich, dass dieser Glaube so lange verfochten wurde.

Eine der wenigen eindeutigen Erkenntnisse aus den Studien zu den Eltern autistischer Kinder ist, dass sie offenbar häufiger zu sozial begünstigten Milieus gehören als die anderer zurückgebliebener Kinder. Diese Eltern scheinen auch »exzentrischer« zu sein als andere.[8] Aber keine der streng wissenschaftlichen Studien, die nachweisen sollten, dass gestörte Mutter-Kind-Beziehungen die Ursache für Autismus sein könnten, haben aufschlussreiche Tatsachen erbracht.

Was wird eigentlich aus Kindern, deren Bildung und Erziehung schwer vernachlässigt wurde, aus Kindern, die man jahrelang weggesperrt, gefangen gehalten, isoliert hat und deren einziger Kontakt mit der Außenwelt in der Nahrung bestand, die ihnen der Gefängniswärter in Gestalt eines Elternteils unter der Tür hindurchschob? Neigen sie nicht eher als andere Kinder dazu, zu Autisten zu werden? In ihrem bemerkenswerten Buch über den Autismus[4] geht Uta Frith auf verschiedene Fälle von Kindern ein, die man jahrelang in einem Verschlag eingesperrt hatte, so die kleine Genie oder den ungleich berühmteren Kaspar Hauser. Nach ihrer Rettung weisen solche Kinder einen Intelligenz- und Sprachrückstand auf, aber sie dürsten nach dem Kontakt zu anderen Menschen und entwickeln sehr schnell eine Bindung an ihre neuen und freundlicheren Lehrmeister. Autisten sind sie nicht.

Im selben Buch beschreibt diese Autismus-Expertin einen ganz anders gelagerten Fall – den von Victor, dem Wolfsjungen aus dem Aveyron. Ungefähr im Alter von zwölf Jahren war Victor inmitten eines Wolfsrudels entdeckt und vom Psychiater Itard aufgenommen worden. Berühmt wurde er viel später durch François Truffauts wunderbaren Film *Der Wolfsjunge*. Trotz einer bemerkenswert geduldigen und intelligenten Erziehung über Jahre hinweg behielt Victor Merkmale eines schweren Autismus zurück: Er konnte die Emotionen der anderen nicht erkennen und liebte einsame Beschäftigungen über alles. Vermutlich handelte es sich bei dem Wolfsjungen um ein autistisches Kind, das von seinen Eltern ausgesetzt worden war.[9]

Wenn man bei den Eltern eines autistischen Kindes ungewöhnliche Verhaltensweisen bemerkt, kann man auch folgende Hypothesen anbringen: Es könnte die schwere Krankheit ihres Kindes sein, die sie psychisch durcheinandergeschüttelt hat, und nicht umgekehrt. Andere Eltern haben womöglich eine leichte Störung, die dem Autismus nahe steht und genetisch weitergereicht wird und die dann beim Kind in ihrer vollständigen Ausprägung auftritt. Letztendlich hat die lange so populäre Vorstellung, dass Autismus durch das elterliche Verhalten ausgelöst wird, in kontrollierten Studien niemals bewiesen werden können. Im Gegenteil: Die Argumente für einen genetischen Ursprung des Autismus gewinnen immer mehr an Gewicht.

Die genetische Fährte

In den 1960er-Jahren haben Forscher eine Anomalie des X-Chromosoms entdeckt, die den Namen »Fragiles-X-Syndrom« erhielt. Menschen mit einem solchen fragilen X-Chromosom haben in unterschiedlich ausgeprägtem Maß gesundheitliche Probleme. Die meisten von ihnen sind geistig zurückgeblieben und haben ein spezielles Aussehen: längliches Gesicht, dicke Lippen, vorspringende Stirn und große Ohren. Aber diese Merkmale treten nicht immer auf. Man weiß heute, dass das fragile X-Chromosom eine Genanomalie ist, also eine fehlerhafte Ausbildung der »Botschaft«, die von einem Teil des Chromosoms getragen wird, das bestimmte Aspekte der Individualentwicklung steuert. Die inzwischen immer zahlreicheren Studien zu Personen mit einem solchen fragilen X-Chromosom zeigen, dass es bei etwa einem Drittel von ihnen Zeichen von Autismus gibt, manchmal sogar ein vollständiges autistisches Syndrom. Heute wird bei jedem Kind, das an Autismus leidet, nach dem fragilen X-Chromosom gefahndet. Autismus mit fragilem X-Chromosom ist die wichtigste Untergruppe bei autistischen Kindern.[10]

Bei jeder Krankheit ist es interessant, sich die Familienmitglieder des betroffenen Individuums genauer anzusehen, selbst die entfernten Verwandten. Wenn man in der Familie einen höheren Prozentsatz an derselben Krankheit leidender Personen antrifft als in der Gesamtbevölkerung, spricht dies dafür, dass der Krankheit ein genetischer Faktor zugrunde liegt, also etwas mehr oder weniger Vererbliches. Das soll nicht heißen, dass der genetische Faktor die einzige Krankheitsursache wäre: Man kann ja beispielsweise erblich bedingt ein höheres Herzinfarktrisiko haben, aber dieses Risiko kann durch außergenetische Faktoren gesteigert oder verringert werden – etwa durch Ernährungsweise, regelmäßige körperliche Betätigung oder Tabakkonsum.

Auch wenn ein Zwillingskind von einer Krankheit betroffen ist, kann man konstatieren, dass das andere Zwillingskind stärker gefährdet ist, ebenfalls zu erkranken, sofern es sich um eineiige Zwillinge handelt – sie also mit anderen Worten das gleiche genetische Material haben. Bei zweieiigen Zwillingen, die einander nur wie normale Geschwister ähneln, ist das Risiko geringer. Dies ist ein weiteres Argument für eine genetische Programmierung der Störung.

Beim frühkindlichen Autismus lassen sich beide Phänomene beobachten: Studien haben nachgewiesen, dass der eineiige Zwilling eines autistischen Kindes stärker gefährdet ist, selbst autistisch zu werden, als ein zweieiiger Zwilling. Auch findet man unter den Geschwistern und Verwandten ersten Grades von autistischen Kindern mehr Autisten als in der Gesamtbevölkerung.[11] Insgesamt ist das Autismusrisiko bei Geschwistern und Verwandtenkindern allerdings gering, denn es handelt sich, wie wir schon gesagt haben, um eine selten auftretende Störung.

Bei einem hohen Prozentsatz autistischer Kinder stößt man auf Anzeichen für neurologische Begleitschädigungen oder frühere Erkrankungen, die das Nervensystem in Mitleidenschaft gezogen haben können. Fast ein Drittel aller autistischen

Kinder leiden auch an Epilepsie, einer Störung organischen Ursprungs. Stoffwechselerkrankungen wie Phenylketonurie, Rötelnembryofetopathie und andere Virusinfektionen treten bei autistischen Kindern häufiger auf. All diesen Erkrankungen ist gemeinsam, dass sie die Entwicklung des Nervensystems beeinträchtigen können. Durch die sich verdichtende Faktenlage dreht sich die Debatte immer stärker um einen biologischen Ursprung des frühkindlichen Autismus – sei es nun, dass er erblich bedingt oder durch Erkrankungen in den ersten Lebensjahren erworben ist. Diese Störungen beeinträchtigen vermutlich die Entwicklung bestimmter Hirnbereiche.

Welche Mechanismen wirken bei der Störung?

Sind Lucs Schwierigkeiten bei der Kommunikation die Folge eines intellektuellen Defizits, obwohl ja geistig sehr zurückgebliebene Kinder, etwa solche mit Down-Syndrom, großes Interesse für die anderen zeigen und viel zu kommunizieren versuchen? Oder verläuft der Mechanismus bei Luc gerade andersherum? Sind es vielleicht seine Kommunikationsschwierigkeiten, welche die Lernrückstände verursacht haben? Und hat er nicht vielleicht eine sensorische Anomalie? Wie viele autistische Kinder zeigt Luc ziemlich überraschende Reaktionen auf Lärm oder Licht. Er kann bei Blitzen oder lauten Geräuschen, die alle Welt zusammenschrecken lassen würden, völlig gleichgültig bleiben. Hingegen ist es möglich, dass er auf ein ganz unauffälliges Geräusch oder eine leichte Änderung der Lichtstärke heftig reagiert. Könnte nicht diese aus den Fugen geratene »Rezeption« den Schwierigkeiten des autistischen Kindes zugrunde liegen, weil es ihm nicht gelingt, eine kohärente Sicht auf die Welt zu haben? Und was soll man von den Anomalien bei Körperhaltung und Koordination sagen, die man bei den meisten autistischen Kindern beobachten kann? Warum liegen sie so komisch in den Armen, wenn man sie hochnimmt? Woher kommt ihre bisweilen seltsame Gangart?

Diejenigen erwachsen gewordenen autistischen Kinder, die in der Lage sind, sich gut auszudrücken, haben beschrieben, was sie in ihrer Kindheit empfunden haben: Sie hatten das Gefühl, die Geschehnisse seien nicht miteinander verbunden; alles kam ihnen unvorhergesehen, überraschend und unbegreiflich vor. Daher ihr Interesse für vertraute Gegenstände und stereotype Verhaltensweisen, die keinen Raum für Unerwartetes lassen. Psychologische Studien haben gezeigt, dass selbst intelligente autistische Kinder Mühe damit haben, die Emotionen auf Fotos menschlicher Gesichter einzuschätzen. Auf andere Weise zurückgebliebene Kinder, die man mit denselben Bildern konfrontiert, können viel besser Traurigkeit, Zorn oder Freude auf den Gesichtern erkennen. Es gibt noch etliche andere psychologische Experimente, die tendenziell zeigen, dass es einem autistischen Kind schwerfällt, die Emotionen der anderen zu verstehen und überhaupt zu begreifen, dass andere Menschen andere Gedanken haben können als man selbst. Bei einem normalen Kind sind folgende Funktionen eng koordiniert und entsprechen miteinander verknüpften Nervenstrukturen: die sensorischen und intellektuellen Funktionen (das Gesicht der Mutter sehen und wiedererkennen), die emotionalen Funktionen (Erleichterung verspüren, wenn man die Mama erblickt) und die Körperhaltungsfunktionen (die Arme nach ihr ausstrecken). Diese Koordination scheint beim autistischen Kind durcheinandergeraten zu sein. Eine viel diskutierte Hypothese ist, dass Autismus das Ergebnis einer Störung in der Entwicklung bestimmter Nervenstrukturen sei, welche Sinnesempfindungen, Emotionen und mit ihnen einhergehende Gesten verknüpfen und ihre Intensität regeln.

Haben autistische Kinder besondere Fähigkeiten?

Etwa 10 Prozent der autistischen Kinder haben außergewöhnlich entwickelte Fähigkeiten in bestimmten Bereichen, etwa im Kopfrechnen oder im visuellen oder auditiven Erinnerungsvermögen. Das ehemals autistische Kind in *Rain Man*, verkörpert von Dustin Hoffman, kann sich mühelos ganze Seiten aus Telefonbüchern merken. Übrigens gab es zwei Spezialisten für kindlichen Autismus, die Professoren Peter Tanguay (Los Angeles) und Bernard Rimland, San Diego, als wissenschaftliche Berater für diesen Film. In *Der Mann, der seine Frau mit einem Hut verwechselte*[12] beschreibt der Neurologe Oliver Sacks zwei autistische Zwillinge, die für jedes beliebige Datum den Wochentag angeben konnten (»Auf welchen Wochentag wird der 23. Juni 2045 fallen?« In wenigen Sekunden kam die Antwort: »Montag!«). Und noch seltsamer, sie konnten für jede beliebige Zahl, die man ihnen nannte, die nächstgelegene Primzahl angeben – ein Problem, das selbst von den ausgereiftesten Computerprogrammen nur teilweise gelöst wird.

Gleichzeitig hatten diese Zwillinge einen sprachlichen Entwicklungsrückstand und waren nicht imstande, normale Additionen auszuführen. Aber es gibt doch einige wenige autistische Kinder, die kein intellektuelles Defizit haben, sondern bisweilen sogar eine deutlich überdurchschnittliche Intelligenz aufweisen. Eines der von Kanner beobachteten Kinder hatte einen Intelligenzquotienten von 140.

In den USA ist Temple Grandin, ehemals ein autistisches Kind, zu einer renommierten Architektin geworden. Sie entwirft Stallanlagen und Schlachthöfe. Auf dem Lande groß geworden, zeigt sie ein außergewöhnliches Verständnis für das Verhalten der Wiederkäuer, die in den von ihr geplanten Behausungen leben beziehungsweise sterben werden. Mittlerweile hält sie Vorträge auf Psychiatriekongressen und beschreibt sehr gut ihre Schwierigkeiten, die Emotionen ihrer Gesprächspartner zu erkennen oder überhaupt zu verstehen, was diese Emotionen eigentlich sind.

Die Hauptfigur von Jerzy Kosińskis Roman »Willkommen, Mr. Chance« könnte als Beispiel für einen Autisten ohne geistige Zurückgebliebenheit gelten.[13] Mister Chance führt ein monotones und einsames Leben als Gärtner im Hause eines alten, reichen Mannes. Er hat das Anwesen niemals verlassen und verbringt seine Tage mit den Pflanzen und vor dem Fernseher. Der Tod des alten Mannes konfrontiert ihn zum ersten Mal in seinem Leben mit der Außenwelt. Nach einer Kette von Zufällen kommt er im Haus eines Politikers unter. Er begreift die Emotionen und Verhaltensweisen der anderen zwar nicht, schafft es aber, sozialen Situationen die Stirn zu bieten, indem er sich nach dem Muster von Leuten benimmt, die er im Fernsehen in ähnlichen Situationen erlebt hat. Seine unerschütterliche Seelenruhe (ein Autist kann sich gar nicht eingeschüchtert fühlen) und seine metaphorischen Erklärungen über das Gärtnern (als er im Fernsehen zur Wirtschaftskrise befragt wird, antwortet er: »Die Bäume müssen ihre Blätter verlieren, um neue zu bekommen und dicker, kräftiger und höher zu werden«) faszinieren seine neue Umgebung. Allmählich gewinnt er den Ruf eines Gurus. Im Fernsehen kommt er gut rüber, und die Journalisten wenden sich immer häufiger an ihn. Am Schluss des Buches wird er in hohe Funktionen berufen.

Im Jahre 1944 veröffentlichte der österreichische Psychiater Hans Asperger die Beschreibung eines Syndroms, das seinen Namen trägt.[14] Er schildert merkwürdige Kinder oder Jugendliche, die zwar intelligent sind, aber ein übersteigertes Interesse an sehr technischen oder stereotypen Dingen bekunden – etwa an der Meteorologie, den Bahnfahrplänen oder der Elektronik. Ihr Sprachgebrauch ist ungewöhnlich und abstrakt (ein Loch im Strumpf wird als »Diskontinuität des Gewebes« bezeichnet), und sie neigen dazu, sich lange über ein Thema auszulassen, ohne darauf zu achten, ob der Gesprächspartner noch zuhört, oder sie wechseln plötzlich das Thema, ohne dem natürlichen Verlauf der Konversation zu folgen. Es fällt ihnen nämlich schwer zu begreifen, was in Interaktionen mit anderen Menschen passiert und wie die Grundregeln für soziales Verhalten lauten. Egal wie sehr sie sich bemühen, sie schaffen es nicht, aus Erfahrungen zu lernen. Ihre Mimik und Gestik passt nicht recht zu ihren Worten, ihre Gangart ist steif und ihre Stimme oftmals eintönig, was ihr Erscheinungsbild noch seltsamer werden lässt. Anders als Autisten suchen sie die Gesellschaft anderer Menschen, aber ihre Absonderlichkeit und Ungeschicktheit führen meistens dazu, dass sie abgewiesen werden. Die Isolation wird für sie ein Schutzraum gegen soziale Situationen, die sie nicht meistern können. Der Spott und die Ablehnung, deren Opfer sie oft werden, machen sie anfällig für Depressionen. Manche gelangen dank ihrer Intelligenz trotzdem zu einer normalen sozialen Eingliederung. Die Spezialisten sind sich noch uneins, ob das Asperger-Syndrom eine Form des Autismus nach Kanner ist oder ob es sich um eine ganz eigene Erscheinung handelt. Ein überraschender Aspekt des Asperger-Syndroms liegt im Auftreten vergleichbarer Fälle über mehrere Generationen einer Familie hinweg, was sehr für eine genetische Übertragung spricht.

Was kann die Familie tun?

Wie bei jeder schwereren geistigen Störung ist es hauptsächlich die Familie, die sich um den Betroffenen sorgt und ihm Rückhalt gibt. Sich um ein autistisches Kind zu kümmern ist eine strapaziöse, oft entmutigende Aufgabe. Manche Kinder benötigen ständige Aufsicht, andere erlangen mehr Selbstständigkeit, aber für die Eltern ist es immer eine harte Prüfung. Die Familie schwankt manchmal zwischen exzessivem, zur Erschöpfung führendem Engagement und einer vollständigen Zurückweisung des kranken Kindes, wobei sich diese beiden Haltungen im Laufe der Jahre mehrfach abwechseln können. Eine Aufgabe des medizinischen Teams besteht deshalb auch darin, den Eltern zu helfen, mit dieser außergewöhnlichen Situation so gut wie möglich klarzukommen. Die Eltern sind für das behandelnde Team übrigens eine wichtige Hilfe, denn sie können Informationen über das Verhalten des Kindes liefern und den Staffelstab von den Therapeuten übernehmen. Aber wie sehr sich die Eltern auch anstrengen mögen – manche Kinder müssen für längere Zeit in medizinischen Einrichtungen untergebracht werden.

Was kann die Schule ausrichten?

Das Problem der schulischen Integration autistischer Kinder ist sehr komplex.[15] Vor allem in den letzten zwanzig Jahren sind in verschiedenen Ländern zahlreiche Versuche damit gemacht worden. Anfangs gab es ideologische Debatten zwischen den Verfechtern einer systematischen Eingliederung autistischer Kinder in normale Schulklassen und denen, die sich für diese Kinder eine ganz spezifische Bildung abseits vom üblichen Schulsystem wünschten. Beide Haltungen sind nachvollziehbar: Man hofft, dass sich das Kind beim Kontakt mit »normalen« Kindern wieder einen angemessenen Austausch mit den anderen angewöhnt und dass damit seine spätere Eingliederung in die Gesellschaft erleichtert wird. Andererseits ist es aber auch so, dass ein autistisches Kind an solchen intellektuellen und gefühlsmäßigen Defiziten leidet, dass es plausibel wäre, ihm ein »maßgeschneidertes« Bildungsumfeld anzubieten. Die erfolgreichsten Versuche berücksichtigen tatsächlich beide Ansätze: Das autistische Kind nimmt an speziellen Lehr- und Therapieprogrammen teil, verbringt aber auch einen Teil seiner Zeit im Kontakt mit einer Klasse oder einer Gruppe normaler Kinder. Diese sind auf den Umgang mit autistischen Kindern vorbereitet worden und können sich zu richtigen Ko-Therapeuten entwickeln.

Die meisten dieser Programme entsprangen der ganz besonderen Dynamik von Elterngruppen, die von Fachleuten des Gesundheitswesens und besonders motivierten Lehrern unterstützt wurden. Wohl die größte Verbreitung fand das Programm TEACCH, das der amerikanische Psychiater Eric Schopler gemeinsam mit Eltern entwickelte.[16] Heute ist jedes fünfte autistische Kind der Vereinigten Staaten in das TEACCH-Programm einbezogen. In North Carolina, wo TEACCH sehr verbreitet ist, sind nur 8 Prozent aller autistischen Kinder in einer besonderen Einrichtung untergebracht, während es gewöhnlich 40 bis 70 Prozent sind. Auch in Europa sind bei den Programmen, die mit den örtlichen Forschungseinrichtungen kooperieren, die Resultate vergleichbar mit denen aus den USA.[15]

Welche Behandlungsmöglichkeiten gibt es derzeit?

Diese Zeilen schreibe ich zu einer Zeit, in der es noch keine wirksame Behandlung gegen den kindlichen Autismus gibt. Zahlreiche Medikamente sind bereits erprobt worden, aber keins von ihnen hilft zuverlässig, obgleich einige den Zustand mancher der kleinen Patienten bessern konnten. Der amerikanische Kinderpsychiater Bernard Rimland hat unter den Eltern autistischer Kinder eine Befragung durchgeführt: Er bat sie, alle Medikamente oder Wirkstoffe zu nennen, die bei ihrem Kind eine Besserung auszulösen schienen. Weil viele Eltern es schon mit Vitaminen in hoher Dosierung versucht hatten (eine solche Behandlung war damals in Mode), wurden Vitamine in den Antworten auch oft genannt – hauptsächlich das Pyridoxin oder Vitamin B6. Daraufhin untersuchten Studien die Wirkungen des Vitamins B6 genauer und konnten bestätigen, dass dieser Stoff einer nennenswerten Zahl autistischer Kinder Besserung bringt.[17] (Vitamin B6 muss unter ärztlicher Aufsicht eingesetzt werden; es ist ein Medikament, das schädliche Nebenwirkungen haben kann.)

In jüngerer Zeit zeigte die Anwendung eines anderen Medikaments, des Fenfluramins, wie bedeutsam biochemische Forschungen beim Autismus sein können. Nachdem sich gezeigt hatte, dass der Urin, die Blutplättchen oder auch die Gehirn-Rückenmarks-Flüssigkeit autistischer Kinder einen anomal hohen Gehalt an Serotonin oder seinen Derivaten haben, kam man auf die Idee, diesen Kindern ein Medikament zu verschreiben, das die Wirkung des Serotonins hemmt. Serotonin ist ein sogenannter Neurotransmitter, also eine Substanz, die zur Weiterleitung von Informationen zwischen den Nervenzellen nötig ist. Fenfluramin, ein Medikament, das bei Erwachsenen gewöhnlich als Appetitzügler eingesetzt wird (und zwar eben dank seiner Wirkung auf das Serotonin), ist in Versuchsgruppen autistischer Kinder erprobt worden und hat bei manchen eine spürbare Wirkung entfaltet.[18]

Im Übrigen können auch gebräuchlichere Medikamente wie Neuroleptika oder bestimmte Antidepressiva den Kindern helfen, indem sie ihre Angst dämpfen oder unnormale

Verhaltensweisen wie etwa die stereotypen Handlungen reduzieren. Dies macht es den kleinen Patienten möglich, bei den Therapien besser mitzuziehen.

Medikamente können aber nur ein Teil der Behandlung sein. Wie wir in Lucs Fall gesehen haben, hat das autistische Kind in sämtlichen Lebensbereichen Schwierigkeiten. Alle Mitglieder des medizinischen und pädagogischen Teams müssen also an einem Strang ziehen, um dem Kind zu helfen, angemessenere Reaktionen auf andere Menschen und auf Situationen zu entwickeln. Es gibt eine Vielzahl von Psychotherapien, die für autistische Kinder vorgeschlagen werden, aber nur wenige von ihnen haben eine messbare Effizienz unter Beweis gestellt. Eine Evaluation ist in jedem Fall kompliziert: Zunächst einmal ist es schwierig, genügend autistische Kinder für eine Versuchsgruppe zusammenzubekommen (es handelt sich ja um eine seltene Störung); außerdem gibt es große Unterschiede zwischen den einzelnen Kindern, und es ist nicht einfach, die Fortschritte dieser Kinder streng wissenschaftlich zu bewerten. Dennoch können aus den verschiedenen Studien drei Schlüsse gezogen werden. Egal welche Therapietechnik man verwendet – die Kinder, um die man sich kümmert, machen größere Fortschritte als die ohne Psychotherapie. Verhaltens- und entwicklungstherapeutisch geprägte Techniken sind besser bewertet worden als die übrigen und haben eine gewisse Effizienz unter Beweis gestellt. Das soll aber nicht heißen, dass andere Formen der Psychotherapie, wenn sie von guten Therapeuten angewendet werden, den autistischen Kindern nicht auch helfen könnten.

Für welche Therapie man sich auch entscheidet – wichtig ist, dass sie mit einem pädagogischen Ansatz verbunden wird, denn die Kindheit ist das große Lebensalter des Lernens, und lernen muss ein autistisches Kind genauso wie jedes andere.

Auf welche Fortschritte darf man hoffen?

Hirnuntersuchungen mit den relativ neuen bildgebenden Verfahren, psychologische Tests, elektrophysiologische Messungen, gekoppelt mit psychologischen Untersuchungen – all dies macht es möglich, die Störung immer genauer zu charakterisieren und damit zu beginnen, Verbindungen zwischen den Symptomen und biologischen Anomalien zu entdecken.

Ein weiterer, sich immer stärker entwickelnder Forschungsstrang ist die Molekulargenetik. Sie kann uns nicht nur Informationen darüber liefern, wie die Störung erblich weitergegeben wird, sondern auch über ihren Entwicklungsmechanismus. Wahrscheinlich wird sie es ermöglichen, verschiedene Typen von Autismus zu unterscheiden, die heute noch in derselben diagnostischen Kategorie zusammengefasst werden.

Immer mehr Arbeiten werden auch auf dem Gebiet der Immunologie veröffentlicht. Die Ergebnisse neuroimmunologischer Studien haben zu Hypothesen geführt, nach denen eine Autoimmunreaktion gegen bestimmte Strukturen des Nervensystems in einer kritischen Phase seiner Entwicklung mitverantwortlich für die Störung sein könnte.[19] Andere Studien haben bei autistischen Kindern ähnliche Antikörper nachgewiesen wie bei Menschen mit bestimmten »Slow-Virus«-Krankheiten des Nervensystems. All diese Forschungswege im Verein mit den bereits früher genannten werden vielleicht Antworten auf die Frage nach dem Ursprung bestimmter Formen des Autismus bringen und gleichzeitig klären, ob Viruserkrankungen im frühen Kindesalter für die Störung verantwortlich sein könnten.

Auf therapeutischer Ebene wird das immer genauere Verständnis der Psyche autistischer Kinder es ermöglichen, neue Therapien zu entwickeln, die immer besser auf die Krankheit zugeschnitten sind.[20]

Schließlich kann man das unerwartete Auftauchen eines Medikaments, das die Symptome des Autismus wirkungsvoll behandelt, nicht ausschließen, auch wenn die Wahrscheinlichkeit dafür gering ist. Die beiden wichtigsten Medikamentengruppen der modernen Psychiatrie – Neuroleptika und Antidepressiva – sind bereits eingesetzt worden, als man ihren Wirkmechanismus noch längst nicht kannte. Dreißig Jahre danach ist er übrigens noch immer nicht vollständig erhellt.

All diese Anstrengungen der Forschung können die Familien dazu ermutigen, Hoffnung zu schöpfen. Auf jeden Fall ist aber beim gegenwärtigen Stand des Wissens ein Zusammenwirken von Familien und Fachleuten notwendig, um jedem Kind die therapeutische und pädagogische Umgebung zu bieten, die auf seine Bedürfnisse am besten zugeschnitten ist.

Meine erste Begegnung mit Luc fand Ende der 1970er-Jahre statt. Kurz nach Beendigung der Therapie verließ ich das Krankenhaus, um mein praktisches Jahr in anderen Kliniken fortzusetzen. Später ging ich in eine andere Stadt, in ein anderes Land, in einen anderen Beruf, um eines Tages dann doch wieder Psychiater zu werden. Die Jahre flossen dahin, für Luc und für mich.

Eines Tages verspürte ich den Wunsch zu erfahren, was aus Luc geworden war. Ich wollte seine Spur wiederfinden und entdecken, wie ihn die Zeit, die Mitmenschen und das Leben verändert hatten. Aber das ist, wie Kipling sagte, eine andere Geschichte.

Nach zwanzig Jahren

In den letzten zwei Jahrzehnten hat sich in der Welt des Autismus noch keine Revolution ereignet, aber bei der Betreuung der Kinder hat es Fortschritte gegeben: Sehr wirkungsvolle Methoden für Lerntherapien haben weite Verbreitung gefunden, und die Diagnose »Autismus« wird früher gestellt (oft schon beim Säugling), wodurch man rascher mit einer angemessenen Betreuung beginnen und die Therapieresultate verbessern kann. Die Eltern, die sich oft in Selbsthilfegruppen zusammengefunden haben, sind heute besser informiert und finden größere Unterstützung, und die Beziehungen zwischen Eltern und medizinischen Fachkräften sind enger und konstruktiver geworden.

Auch in den letzten zwanzig Jahren sind sehr viele Untersuchungen mithilfe bildgebender Verfahren durchgeführt worden, wobei man die technischen Neuentwicklungen auf diesem Gebiet – etwa die Einzelphotonen-Emissions-Tomografie – nutzen konnte. Die Studien haben bestätigt, dass der Autismus zur Gruppe der schweren Entwicklungsstörungen des Zentralnervensystems gehört (*pervasive developmental disorder*). Mit PET-Scannern kann man den Glukosestoffwechsel im Gehirn sichtbar machen und zeigen, dass er bei autistischen Personen im temporalen Kortex eingeschränkt ist.[21] Eine aktuelle Untersuchung, die die funktionelle Magnetresonanztomografie nutzte, hat untermauert, dass es eine Beziehung zwischen autistischen Zügen und Anomalien in einer Region des temporalen Kortex gibt, die für das Erkennen sozialer Signale wichtig ist.[22] Die durch Magnetresonanztomografie erzeugten Bilder lassen strukturelle Anomalien in verschiedenen Hirnzonen erkennen – in Temporallappen und Kleinhirn, aber auch in Stirnlappen und Striatum.[23] Aber keine dieser Anomalien ist für jeden Autisten charakteristisch, selbst wenn einige von ihnen häufiger vorkommen.

Die Ursachen für solche Anomalien der Hirnentwicklung sind wahrscheinlich von Kind zu Kind verschieden. Genetische Studien haben den Fokus immer stärker auf bestimmte Gene gerichtet, die bei der Entwicklung des Zentralnervensystems eine Rolle spielen.[24] Es ist also unangebracht, von dem einen »Autismus-Gen« zu sprechen; stattdessen gibt es wohl mehrere Typen von Allelen mit einer Empfänglichkeit für Autismus, die zu diversen Symptomgruppen führen können. Daher sprechen Experten heute eher von *autism spectrum disorders*, also von Störungen, die zur Familie des Autismus gehören. In ihrem Rahmen kann man Personen finden, die sich in puncto Anpassung und Entwicklungsrückstand sehr voneinander unterscheiden.

Gemeinsam mit der genetisch bedingten Anfälligkeit sollen auch andere Faktoren – Pestizideinwirkungen, Infektionen vor oder nach der Geburt, Autoimmunreaktionen – das Autismusrisiko erhöhen, indem sie die Entwicklung des Nervensystems durcheinanderbringen. Hier sind aber noch weitere Forschungen vonnöten.[25]

Nach zwanzig Jahren sind die Strategien für eine medikamentöse Behandlung klarer definiert: Je nach dem speziellen Fall können Neuroleptika (zum Beispiel Risperidon) oder Antidepressiva eingesetzt werden, um die Symptome unter Kontrolle zu bekommen und das Kind aufnahmebereiter für die Therapie zu machen. Viele Kinder werden auch gegen Epilepsie behandelt, denn diese Erkrankung geht häufig mit Autismus einher.

Die in Lucs Fall beschriebene Therapie ist ein Beispiel für eine Lern- und Entwicklungstherapie. Es gibt mehrere Formen von Lerntherapien gegen Autismus, wobei die oben erwähnte TEACCH und die ABA (*Applied Behavioral Analysis* oder Angewandte Verhaltensanalyse) am weitesten verbreitet und am besten untersucht sind.[26] Sie alle zielen darauf ab, die kommunikativen Fähigkeiten des Kindes zu verbessern, seine Aufmerksamkeit zu erhöhen, die Symptome des Autismus abzuschwächen und gleichzeitig Lernprozesse zu fördern. Diese intensiven Therapien (mehrmals wöchentlich einige Stunden) werden von einem Team aus Psychologen, Logopäden und Krankenschwestern durchgeführt und von den Eltern selbst zu Hause fortgesetzt.

Da Autismus bei Kindern oft im selben Alter diagnostiziert wird, in dem sie ihre Impfungen bekommen, haben viele Eltern einen Zusammenhang zwischen der Impfung ihres Kindes und dem darauf folgenden Auftreten des Autismus gesehen. Dennoch konnte bisher keine Studie eine solche Beziehung bestätigen[27], und es wird weiterhin empfohlen, die Kinder impfen zu lassen – die Gesundheitsrisiken für ungeimpfte Kinder stehen nämlich außer Frage.

Einige Studien deuten darauf hin, dass es unter den in den 1980er-Jahren geborenen Kindern eine besondere Häufung von Autisten gibt. Man sprach sogar von einer »Autismus-Epidemie«, und in der Fachwelt wird noch immer darüber debattiert, ob es sich tatsächlich um eine Zunahme der Fälle handelt oder ob man nur öfter die Diagnose »Autismus« stellt, seit die Störung von medizinischen Fachkräften und besser informierten Eltern häufiger richtig erkannt wird als früher.[28]

Zusammenfassend kann man sagen, dass die betroffenen Kinder und ihre Familien heute über ein entwickelteres Therapie- und Betreuungs-Netzwerk sowie über mehr Unterstützung und Information verfügen als vor zwanzig Jahren. Außerdem kommt ihnen zugute, dass sich bei den behandelnden Teams das Verständnis der Störung vertieft hat, und nun warten alle auf einen entscheidenden Forschungsfortschritt, der wahrscheinlich aus der Biologie kommen wird.

Das Reine und das Unreine

Noli me tangere

Sobald sie mein Sprechzimmer betreten hatte, spürte ich, dass sie mich überraschen würde. Die junge Frau war schlank und hatte das hübsche ovale Gesicht einer rosenwangigen bretonischen Jungfrau Maria. Sie hatte die Augenlider schüchtern niedergeschlagen und war in Blau und Grau gekleidet, als wollte sie zur Messe gehen; sie strahlte die Sittsamkeit einer längst vergangenen Epoche aus. Es war gut vorstellbar, dass sie in einer kirchlichen Einrichtung erzogen worden war und dass sie einer Familie von Marineoffizieren entstammte: gut gewachste Antiquitäten im Esszimmer, Sonntagsspaziergänge in Familie auf dem Deich. Ich las in ihrer Krankenakte, dass sie aus Quimper kam.

Ein Detail fiel mir besonders auf: Es war ein schöner Junitag, die Sonne begann das Holz meines Schreibtischs aufzuheizen, und diese junge Frau trug Handschuhe aus blauer Baumwolle. Gehörten diese Handschuhe vielleicht zu ihrer Ausgehkleidung, wenn sie in die Hauptstadt fuhr?

Sie überraschte mich auch durch ihre Art zu sitzen: Sie blieb auf dem Rand des Sessels hocken und achtete darauf, dass weder ihr Rücken noch ihre Arme die Lehnen berührten, als fürchtete sie, sich durch diesen Kontakt zu besudeln.

Ich begann ihr die üblichen Fragen zu stellen, mit denen man sich miteinander bekannt machen kann, ohne gleich zum Kern der Sache zu kommen. Wie ich erfuhr, war sie Buchhalterin in einer Möbelfabrik, dreißig Jahre alt und verheiratet; ihr Mann arbeitete als Ingenieur bei der Marine, und sie hatten einen kleinen Sohn von achtzehn Monaten. Sie fügte noch hinzu, dass sie seit vier Monaten krankgeschrieben war. Dann schwieg sie, hielt den Blick gesenkt und umfasste mit ihren behandschuhten Händen krampfhaft und nervös die Handtasche.

»Was hat Sie dazu bewogen, in unsere Sprechstunde zu kommen?«

»Das ist … es ist schwer zu erklären.«

»Handelt es sich um ein weiter zurückliegendes oder ein akutes Problem?«

»Ein älteres. Ich meine, es geht schon über ein Jahr so.«

»Und woran hapert es seit über einem Jahr?«

»Ich … ich kann nicht mehr aus dem Haus gehen.«

»Haben Sie Angst?«

»Ich fürchte mich vor den Leuten.«

Ich dachte zunächst an Agoraphobie, die Angst, sich unbegleitet von zu Hause zu entfernen, aber dann erinnerte ich mich daran, dass die junge Frau im Wartezimmer allein gewesen war. Eine Frau, die unter Agoraphobie leidet, wäre in Begleitung gekommen. Auch eine Depression hätte ihre Angst vor den Leuten erklären können, und diese junge Frau wirkte tatsächlich traurig, aber eine Depression erklärte weder, weshalb sie Baumwollhandschuhe trug, noch, warum sie den Kontakt mit den Stuhllehnen so sorgfältig mied.

»Weshalb machen Ihnen die Leute Angst?«

»Oh … das ist schwer zu erklären.«

»Ist es schwer zu erklären, weil es so kompliziert ist, oder weil Sie es nicht zu sagen wagen?«

»Ich … ich spreche nicht gern darüber.«

»Warum?«

»Es ist alles so absurd. Ich schäme mich jedes Mal.«

»Jedes Mal, wenn Sie es erklären?«

»Ja.«

»Wem haben Sie es denn schon erklärt?«

»Ich bin schon mal zu einem Psychiater gegangen.«

Und sie begann ihre Geschichte zu erzählen, anfangs mit stockender Stimme.

»Nun ja, ich habe immer Angst, angesteckt zu werden … Ich weiß, dass es absurd ist, aber Angst habe ich trotzdem …«

»Womit, fürchten Sie, könnten Sie sich anstecken?«

»Mit Krebs.«

»Aber Sie wissen doch sicher, dass Krebs keine ansteckende Krankheit ist?«

»Ja, das weiß ich. Zumindest weiß ich, was die Ärzte darüber sagen. Aber ich fürchte es trotzdem.«

»Haben Sie Angst, dass sich die Ärzte irren und in Wirklichkeit doch eine Ansteckungsgefahr besteht?«

»Ja, genau. Ich habe den Eindruck, dass es trotzdem ein Risiko gibt.«

»Und was tun Sie, um dieses Risiko zu verringern?«

»Ich lebe ein Leben, das die Hölle ist.«

Marie sagte die reine Wahrheit. Seit mehreren Monaten fürchtete sie jeden Kontakt zu Personen oder Gegenständen, die ihr womöglich den Krebs übertragen konnten. Weil sie wusste, dass sich die meisten Formen von Krebs jahrelang unbemerkt entwickeln konnten, ehe sie manifest wurden, hatte sie Angst, dass selbst Menschen, die äußerlich bei guter Gesundheit waren, ohne ihr Wissen die Krankheit in sich trugen und sie auf diese Weise »verseuchen« könnten, wenn sie ihnen die Hand reichte oder mit Gegenständen hantierte, die diese Leute vorher berührt hatten. So war es ihr unmöglich geworden, mit bloßen Händen Geld anzufassen, denn die Münzen und Scheine waren schon durch zu viele unbekannte

Finger gewandert, und manche davon hatten vielleicht krebskranken Personen gehört. Auch konnte Marie den Leuten nicht mehr die Hand geben, und überhaupt vermied sie es, andere Menschen noch irgendwie zu berühren. Diese Angst zwang sie, Handschuhe überzustreifen, sobald sie das Haus verließ. Aber diese Handschuhe wurden ihrerseits zu einem Gegenstand der Furcht, und Marie wusch sie, sobald sie wieder zu Hause war. Sie musste also mehrere Reservepaare im Schrank haben. Auch die Post konnte sie nicht mehr selbst öffnen, denn die Vorstellung, dass andere, unbekannte Hände die Umschläge angefasst hatten, ehe sie in den Briefkasten gelangt waren, beängstigte sie sehr. Also öffnete ihr Mann die Post für sie. Sie ertrug es auch nicht, dass er irgendwelche Akten von der Arbeit mitbrachte und auf einem Möbelstück liegen ließ, denn auch seine Unterlagen konnten schließlich von unbekannten Personen berührt worden sein.

Nach und nach schilderte sie mir die Einzelheiten ihrer täglichen Hölle – eines Lebens, das noch unerträglicher wurde durch das Schuldgefühl, weil sie sich diese Hölle höchstpersönlich eingerichtet hatte. Sie war sich der Absurdität all ihrer Verhaltensweisen bewusst, und auch ihr Mann und die wenigen Menschen, denen sie sich anvertraut hatte, sagten es ihr immer wieder; sie hatte alle Artikel und Bücher über Krebs, die sie sich beschaffen konnte, gelesen, und nirgendwo war von Ansteckungsgefahr die Rede gewesen. Und doch konnte sie die Furcht nicht abstreifen, dass da doch ein gewisses Risiko war, und sei es ein ganz winziges, dass Krebs vielleicht doch ansteckend war, auch wenn die Wissenschaft es noch nicht nachgewiesen hatte.

Weil jede Person, der Marie begegnete, unwissentlich Krebs in sich tragen konnte, hatte sie vor aller Welt Angst. Ältere Leute, starke Raucher und Trinker beängstigten sie noch mehr, denn sie wusste, dass diese Personengruppen ein höheres Krebsrisiko hatten. So hatte sie ihren Zeitungsverkäufer gewechselt, denn der ursprüngliche, ein Mann in den Fünfzigern mit weinrot-gräulichem Teint, dem stets eine Zigarette zwischen den Lippen hing, war ihr ganz besonders »ansteckend« vorgekommen.

Diese Angst hatte auch dramatische Konsequenzen für ihr Familienleben: Seit mehreren Monaten war es ihr unmöglich, ihre Mutter zu umarmen, von ihr auf die Wange geküsst zu werden oder überhaupt auch nur den kleinsten Körperkontakt zu ihr zu haben. Vor einigen Jahren hatte man ihre Mutter nämlich an der Brust operiert – ein Tumor, der sich als gutartig erwiesen hatte. Aber nach dem Eingriff hatte ihr der Gynäkologe erklärt, dass sie sich künftig regelmäßigen Untersuchungen unterziehen müsse, und so hatte er ihr eine jährliche Mammografie verschrieben. Nachdem ihre Störungen begonnen hatten, hatte Marie allmählich die Zwangsvorstellung entwickelt, dass ihre Mutter Brustkrebs hatte, den die letzte Mammografie zwar noch nicht hatte entdecken können, der von der nächsten aber ganz sicher erkannt werden würde. Sie traf ihre Mutter weiterhin, vermied jedoch jegliche Berührung. Der Mutter bereitete das großen Kummer, denn sie hatten immer ein sehr enges Verhältnis zueinander gehabt. Die Zuneigung, welche sie verband, war umso stärker, als Marie das jüngste Kind der Familie war und ihre Mutter sich zuvor lange eine Tochter gewünscht hatte.

Wenigstens zwei Personen lösten bei Marie keinerlei Furcht aus: ihr Mann und ihr kleiner Sohn. Sie fürchtete allerdings, dass die beiden infizierte Gegenstände anfassen oder mit nach Hause bringen könnten. Vor Kurzem hatte Marie eine Angstattacke bekommen, als sie mit ihrem Sohn in einem Park spazieren gegangen war. Der Kleine hatte auf dem Boden eine Zigarettenkippe entdeckt; er hatte nach ihr gegriffen, und im nächsten Augenblick hatte er sie schon im

Mund gehabt. Die junge Frau hatte sie ihn sofort ausspucken lassen, aber mehrere Tage lang war sie besessen von dem Gedanken, dass er mit diesem »hochkontaminierten« Gegenstand Kontakt gehabt hatte.

»Und wann hat das alles begonnen?«

»Vor zwei Jahren, als wir im Urlaub waren.«

Sie war in den Sommerferien bei ihrer Mutter gewesen, die ein kleines Haus in der Bretagne hatte. Es war ein herrlicher Schönwettertag, und am blauen Himmel zogen ein paar Schäfchenwolken vorbei. Marie streifte durch den Garten, wo die Bettwäsche in der Sonne trocknete. Sie ging bis zur Hecke und schaute in den gegenüberliegenden Garten: Die Nachbarin hatte sich auf einem Liegestuhl ausgestreckt und schien zu schlafen. Sie war eine alte Frau, die erschöpft und ausgemergelt wirkte. Marie erinnerte sich, dass ihre Mutter ihr erzählt hatte, die Nachbarin sei gerade wegen Brustkrebs operiert worden, und da sie in den letzten Wochen sehr abgenommen habe, würden alle Nachbarn denken, sie habe einen Rückfall erlitten und sei so gut wie verloren. Die junge Frau verharrte ein paar Augenblicke und beobachtete die reglose Nachbarin in ihrem Liegestuhl; sie dachte voller Angst daran, dass diese Frau bald sterben würde. Eine leichte Brise strich durch die neben ihr aufgehängten Laken, und plötzlich hatte Marie das Gefühl, dass der Wind Unheil bringenden Staub zu ihr hinüberwehte. Alle Krankheitskeime der Nachbarin schwebten in der warmen Luft umher und flogen wie eine unsichtbare, tödliche Wolke zu Marie hinüber. Entsetzt rannte sie ins Haus, um Zuflucht zu suchen.

Von jenem Tag an wurden die Krebs- und Todesängste in ihr immer stärker. Als sie wieder zurück in Paris war, erfuhr sie, dass eine Dame, die im selben Haus lebte, ebenfalls Brustkrebs gehabt hatte. Die Vorstellung, dass diese Frau alle Tage die gläserne Eingangstür aufstieß, machte die Türklinke zum unreinen Objekt. Marie beschloss also, das Haus künftig nur noch über die Garage zu betreten, denn dort hatte sie jene kranke Dame noch nie gesehen. Diese Wahl eines neuen Zugangsweges war die erste der aufkeimenden Angst geschuldete Änderung ihrer Alltagsgewohnheiten. In den folgenden Wochen traten neue Ängste hervor, die stets mit der Furcht vor einer Krebsansteckung verbunden waren, und die junge Frau gewöhnte sich immer mehr einengende Verhaltensweisen an, um jede Infizierung zu verhüten.

Ihr Mann schwankte zwischen Mitleid und Ärger: Er verstand zwar, dass seine Frau eine richtige Krankheit hatte, aber sie berichtete ihm manchmal einfach allzu ausschweifend von den Ängsten des jeweiligen Tages, oder sie zwang ihn dazu, die Schuhe auszuziehen und sich die Hände zu waschen, kaum dass er die Schwelle überschritten hatte.

Und so kam es, dass Marie bei mehreren Ärzten und Therapeuten Hilfe gesucht hatte.

Auf Anraten einer Freundin begann sie eine Therapie bei einer Psychoanalytikerin, aber als sie nach mehreren Monaten keine Besserung feststellte, brach sie sie wieder ab. Sie hielt ihre Psychoanalytikerin für intelligent und warmherzig und merkte auch, dass ihr im Laufe der Sitzungen ihre aggressiven Gefühle gegenüber ihrer Mutter, die schon immer sehr besitzergreifend gewesen war, bewusst wurden. Aber nach einem Jahr Therapie hatte sich an den Störungen überhaupt nichts gebessert, und manche ihrer Ängste waren sogar schlimmer geworden.

Daraufhin war sie in die Sprechstunde des Chefarztes einer großen Klinik gegangen, der für seine kühle Art bekannt war. Er bestätigte ihr die Diagnose: Zwangsstörung. Als sie ihn fragte, wie man das behandeln könne, entgegnete er ihr, dass die Krankheit chronisch sei und die einzige bekannte Behandlungsmöglichkeit in der jahrelangen Einnahme von Antidepressiva bestehe, was die Krankheit selbst jedoch auch nicht heile. Marie war nach diesem Gespräch sehr niedergeschlagen. Trotz der Bitten ihres Ehemannes suchte sie bei keinem weiteren Spezialisten Hilfe, bis ihr eines Tages ein Arzt aus dem Freundeskreis empfahl, es mit einem Spezialisten für kognitive Verhaltenstherapie zu probieren. Laut den wissenschaftlichen Aufsätzen, die er gelesen hatte, schienen die Verhaltenstherapien bei der Behandlung von Zwangsneurosen ziemlich wirkungsvoll zu sein. Also suchten sie und ihr Mann ein Krankenhaus, an dem diese Art der Therapie praktiziert wurde.

»Kann mich eine Verhaltenstherapie denn wirklich gesund machen?«, fragte sie und richtete dabei einen Blick voll scheuer Hoffnung auf mich.

Wie jeder Arzt war ich zwischen zwei Anforderungen hin- und hergerissen: Wir dürfen bei einem Patienten, der bereit ist, an uns zu glauben, nicht die Hoffnung zerstören, aber gleichzeitig dürfen wir ihm die Heilungsaussichten nicht allzu optimistisch schildern, denn sonst könnte er später enttäuscht sein und jede weitere Behandlung ablehnen.

»Ich kann Ihnen garantieren, dass wir Ihnen helfen können. Wir bieten Therapien für solche Störungen an. Andere Menschen, die die gleichen Probleme hatten wie Sie, haben festgestellt, dass sich ihr Zustand gebessert hat.«

»Aber sind sie richtig geheilt worden?«

»Manche wurden komplett geheilt, ja. Andere haben einige Symptome zurückbehalten, die aber viel weniger störend waren als vor der Therapie.«

»Und in meinem Fall?«

»Ich kann Ihnen versprechen, dass wir Ihnen dabei helfen werden, sich von Ihren Problemen zu befreien. Ich sage bewusst ›wir helfen Ihnen dabei‹, denn wir werden Sie auch darum bitten, selbst einen aktiven Beitrag zur Therapie zu leisten. Ich kann Ihnen heute noch nicht sagen, wie stark sich Ihr Zustand bessern wird. Vielleicht um 100 Prozent, dann werden Sie überhaupt keine Schwierigkeiten mehr haben, vielleicht auch weniger. Es wird auch von Ihnen abhängen. Manche Patienten finden, dass sie ihre Symptome gar nicht zu 100 Prozent loswerden müssen, sie möchten einfach nur ein normales Leben führen können und beenden die Therapie, sobald sie diesen Zustand erreicht haben. Wir werden ja sehen, bis zu welchem Punkt Sie gehen möchten.«

»Ich verstehe.«

Marie berichtete mir, dass sie vorher niemals an irgendwelchen Störungen gelitten hatte. Sie war ein eher fröhliches Kind gewesen und eine gute, beliebte Schülerin. Mit achtzehn hatte sie das Elternhaus verlassen, um in einer Nachbarstadt Betriebliches Rechnungswesen zu studieren, und sie hatte sich an das Studentenleben gut angepasst. Das einzige traurige Ereignis dieser Lebensphase war der Tod ihres Vaters, der viel älter als ihre Mutter gewesen und an einer Hirnblutung gestorben war. Marie war sehr traurig darüber gewesen, aber dieser Todesfall hatte bei ihr keine besondere Störung ausgelöst.

Als Studentin war sie manchmal mit Freunden in Länder der Dritten Welt gereist; es hatte ihr nichts ausgemacht, an Orten, wo die Hygienestandards nicht so hoch wie in Frankreich waren, zu essen und zu trinken. In dieser Zeit hatte sie keine bestimmten Ängste oder Ekelgefühle, außer dass sie es – wie viele ihrer Freundinnen auch – vermied, sich in öffentlichen WCs auf die Klobrillen zu setzen. Sie fand, dass sie eher weniger »manisch« war als die meisten ihrer Freundinnen.

Wir hatten uns nun miteinander bekannt gemacht, und die erste Konsultation ging zu Ende. Ich hätte versucht sein können, ihr Medikamente zu verschreiben, denn bei unserem

Gespräch hatte ich erfahren, dass sie seit Monaten schlecht schlief und morgens zu früh wach wurde. Sie hatte so wenig Appetit, dass sie vier Kilo abgenommen hatte, obwohl sie ohnehin schlank gewesen war, und sie war ständig müde. All dies ließ mich annehmen, dass sie an einer Depression litt, die sich anscheinend ein Jahr nach Beginn der Störungen eingestellt hatte. Die Behandlung mit einem Antidepressivum hätte ihr mit einiger Wahrscheinlichkeit geholfen und selbst ihre Ängste vor Krebs gedämpft. Und trotzdem hielt ich es für besser, ihr vorerst kein Rezept auszustellen. Sie war in der Erwartung einer Psychotherapie zu mir gekommen, und ich wollte sie nicht enttäuschen, indem ich ihr gleich zu Beginn ein Medikament verschrieb – umso weniger, als ihr der Psychiater, der ihr solch ein Antidepressivum verordnet hatte, in schlechtester Erinnerung war. Ich hob mir das Antidepressivum also für die nächste Sitzung auf, bei der die therapeutische Bindung zwischen uns schon fester sein würde.

Wir machten den nächsten Termin aus, bei dem ich ihr erklären würde, worin eine Verhaltenstherapie besteht. Ich fügte noch hinzu, dass die Therapie leichter sein würde, wenn mehrere Personen an ihr mitwirkten, und dass ich sie das kommende Mal mit einer Krankenschwester und einem Arzt im Praktikum empfangen würde. Es schien sie zu überraschen, aber sie willigte ein. Dann erhob sie sich und wartete darauf, dass ich ihr die Tür öffnete, damit sie die Klinke nicht berühren musste. Beinahe hätte ich ihr die Hand gegeben, aber ihr angsterfüllter Blick rief mich zur Ordnung.

In der folgenden Woche empfing ich sie mit zwei anderen Personen, die zu Ko-Therapeuten werden sollten – mit Jacques, einem Krankenpfleger, der in Verhaltenstherapie geschult war, und Sophie, einer Medizinstudentin im fünften Studienjahr, die sich für Psychiatrie besonders interessierte.

Mir war es wichtig, dass alle Informationen, die Marie liefern würde, uns dreien bekannt wurden, damit die Therapie so kohärent wie möglich ablaufen konnte.

»In unserer heutigen Sitzung werden wir Ihnen viele Fragen stellen, weil wir möglichst genau verstehen möchten, wie Ihr Alltagsleben abläuft. Vor allem möchten wir herausfinden, was Sie alles ohne Schwierigkeiten machen können – genauso wie vor Ihrer Erkrankung –, was Ihnen Mühe bereitet und was Sie überhaupt nicht mehr schaffen. Wir werden Ihnen auch Fragebögen zum Ausfüllen geben. Auf diese Weise wollen wir ein möglichst vollständiges Bild von Ihren Schwierigkeiten gewinnen, das uns dabei helfen wird, die einzelnen Schritte der Therapie zu planen.«

Nun begann die große Fragestunde. Zunächst tasteten wir noch zögernd das Feld ab und stellten Fragen zu allen möglichen Lebensbereichen. Dabei merkten wir, dass Handlungen, von denen wir angenommen hatten, sie müssten für Marie schwierig sein, ihr in Wahrheit keinerlei Probleme bereiteten, während sich andere, die wir für vernachlässigenswert gehalten hatten, als unüberwindbare Hindernisse entpuppten. Dabei war uns die Störung, an der sie litt, eigentlich bekannt; wir hatten Beschreibungen ähnlicher Fälle gelesen und selbst schon Patienten mit dieser Form von Zwangsstörung behandelt. Aber jeder Patient ist anders und lebt in seiner eigenen Welt, einer Welt, die aus dem Zusammentreffen der Krankheit mit der persönlichen Geschichte des Erkrankten entsteht. Auch wenn man eine Krankheit von Patient zu Patient mit beinahe den gleichen Worten beschreiben kann – die persönliche Geschichte dahinter ist bei jedem eine andere.

Am Schluss der Konsultation hatten wir von ihr so viele Auskünfte erhalten, dass wir eine Liste machen konnten, die der Krankenpfleger in ein Heft schrieb. Sie sah folgendermaßen aus:

- Geht nur mit Handschuhen aus dem Haus.
- Kann mit bloßen Händen kein Geld mehr berühren, keine Briefe, keinen von draußen hereingebrachten Gegenstand und keine Personen, abgesehen von ihrem Mann und ihrem kleinen Sohn.
- Mit Handschuhen kann sie (wenn auch beklommen) in den Geschäften Geld oder Gegenstände berühren, außer wenn ihr die Person, welche das Wechselgeld herausgibt, infektiös zu sein scheint (alte Menschen, Raucher oder Alkoholiker).
- Kann keine Apotheke mehr betreten, weil man dort häufig alte, kranke und damit »ansteckende« Kunden trifft.
- Kann außerhalb der Wohnung nichts mehr essen und auch keine Einladungen zu Freunden mehr annehmen. Kann nur noch von ihrem eigenen Geschirr essen und aus ihrem eigenen Glas trinken.
- Kann keine andere Toilette als die in ihrer Wohnung benutzen.
- Kann nicht mehr ins Büro zurückkehren, weil sie Angst vor eventuellem Körperkontakt mit den Kollegen hat.
- Kann ihren Freunden und Angehörigen nicht mehr die Hand reichen und sie nicht mehr umarmen. Soziales Leben auf null reduziert.
- Desinfektion: Wäscht täglich ihre Handschuhe und die Kleidungsstücke, die sie draußen getragen hat. Desinfiziert mit Alkohol oder Chlorreiniger Schuhsohlen, aus den Läden mitgebrachte Verpackungen und alle Gegenstände, die jemand anders als ihr Mann oder ihr Sohn berührt hat. Verbraucht wöchentlich etwa 250 Milliliter Alkohol und einen halben Liter Domestos. Jede Desinfektion nimmt nicht mehr Zeit in Anspruch als gewöhnliches Abwaschen, wird aber dreimal wiederholt. Normales Händewaschen dauert bei ihr ungefähr drei Minuten.

- Wenn sie einen »ansteckenden« Kontakt hatte, denkt sie hinterher mehrere Stunden daran, manchmal mehr als 24 Stunden. Sie kann nicht anders, als sich diese Situationen in allen Einzelheiten immer wieder vor Augen zu führen, und versucht dabei das Ansteckungsrisiko abzuschätzen. Diese Gedanken sind sehr belastend und hindern sie manchmal daran, noch irgendetwas anderes zu tun. Sie versucht an andere Dinge zu denken, aber die Gedanken an die mögliche Ansteckung stellen sich immer wieder ein. Wenn sie sich mit jemandem unterhält, gelingt es ihr manchmal, sich davon abzulenken.

Diese Liste wurde durch eine Diagnose vervollständigt, die Sophie in ihre Unterlagen eintrug.

Diagnose: Zwangsstörung mit mittelschwerer Depression ohne Schwermut. Zahlreiche Fälle von Vermeidungsverhalten, wenig ritualisiertes Zwangsverhalten. Keine damit verbundene Persönlichkeitsstörung.

Nachdem Marie ihre Schwierigkeiten geschildert hatte, wirkte sie niedergeschlagen. Das Gespräch hatte sie wieder tief in ihre alltägliche Hölle eintauchen lassen, und dort saß sie nun, mit Tränen in den Augen, und schaute uns mit dem vorwurfsvollen Blick eines verwundeten Tieres an, als würde sie es uns übel nehmen, dass wir ihr all diese Dinge, für die sie sich so schämte, entlockt hatten.

Um die Konsultation nicht in Moll ausklingen zu lassen, stellten wir ihr die Grundprinzipien der Therapie vor.

»Zunächst einmal möchte ich Ihnen unbedingt sagen, dass wir von Ihnen nie etwas verlangen werden, das über Ihre Kräfte geht. Sie selbst werden bestimmen, wie weit Sie gehen können. Wir werden alles schrittweise machen, und manchmal wird es anstrengend für Sie sein, aber wenn es Ihnen zu schwer fällt, werden wir den Rhythmus verlangsamen, bis Sie wieder Fortschritte erzielen können. Verstehen Sie, was ich meine?«

»Ja, aber was werden wir im Einzelnen tun?«

Daraufhin beschrieben wir ihr die Technik der graduierten Konfrontation: Bei jeder Sitzung würden wir sie darum bitten, einen Gegenstand zu berühren, den sie als »infektiös« betrachtete. Sie sollte ihn so lange anfassen, bis ihre Angst nachließ.

Diese Worte jagten Marie Entsetzen ein. Ihre Stirn überzog sich mit Schweiß. Wir sagten ihr, dass wir sie mit dem konfrontieren wollten, wovor sie sich am meisten fürchtete – vor der Ansteckung. Allerdings fügten wir sofort hinzu, dass wir mit den Gegenständen beginnen würden, die ihr am wenigsten Probleme machten, dass immer einer von uns dreien anwesend sein würde und dass sich der Verlauf der Therapie ganz nach den Fortschritten, die sie machte, richten würde: Wenn sie sich gut fühlte, ginge es rascher voran, wenn Schwierigkeiten auftraten, langsamer. Für die Therapie müsse sie zweimal wöchentlich ins Krankenhaus kommen und den ganzen Vormittag bleiben, denn je länger solche Expositionen sind und je schneller sie aufeinanderfolgen, desto größere Wirkung entfalten sie.

Diese Auskünfte schienen Marie ein wenig zu beruhigen.

Ich nutzte die Gelegenheit, um ihr zu erklären, dass ein Antidepressivum ihr Kraft für diese Therapie spenden und ihr auch helfen könnte, die zwanghaften Gedanken leichter abzuschütteln. Dieses Medikament würde erst nach mehreren Wochen wirken, daher wäre es gut, sofort mit der Einnahme zu beginnen. Sie war einverstanden, und ich verschrieb ihr zunächst Clomipramin in allmählich steigender Dosierung.

Damit hatte die Behandlung begonnen.

Marie leidet also an einer Zwangsstörung, bei der sich Ideen, Bilder oder Befürchtungen dem Geist massiv aufdrängen. In Maries Fall besteht die Obsession in Vorstellungen von einer möglichen Ansteckung, die sie noch mehrere Tage nach dem Kontakt mit einem eventuell »infektiösen« Gegenstand plagen, und in Bildern von Krankheit und Tod, die dabei vor ihrem inneren Auge auftauchen. Diese Vorstellungen und Bilder, durch die Marie die Ausgangssituation wieder und wieder erlebt, sind im psychiatrischen Sinne des Wortes Zwänge, denn sie erscheinen ungerufen: Marie kann ihr Auftauchen nicht verhindern, sie sind quälend, die Patientin muss selbst eingestehen, dass sie unnütz, absurd oder übertrieben sind, und sie möchte sich gern von ihnen befreien.

Es gibt eine große Bandbreite von Zwangsvorstellungen, aber jeder Patient hat eine vorherrschende – bei Marie ist es die Ansteckungsgefahr. Andere Patienten fürchten sich ganz allgemein vor »Beschmutzung«, ohne dabei eine bestimmte Kontamination im Auge zu haben. Eine junge Frau brachte jeden Tag mehr als drei Stunden damit zu, sich immer wieder die Hände zu waschen und zu duschen, sobald sie einen »schmutzigen« Gegenstand berührt hatte, eine Türklinke zum Beispiel. Sie hatte keinerlei Furcht, von etwas Bestimmtem verseucht zu werden, aber wenn sie sich »beschmutzt« fühlte, war sie sofort sehr angespannt und konnte an nichts anderes mehr denken. Eine andere klassische Zwangsvorstellung ist die Angst, Fehler zu machen. Eine Patientin konnte, wenn sie sich zu Bett gelegt hatte, nicht einschlafen, weil sie fürchtete, irgendein Elektrogerät nicht ausgeschaltet oder die Tür nicht abgeschlossen zu haben, obwohl sie vor dem Schlafengehen alles schon zehnmal kontrolliert hatte. Wieder andere Patienten haben eine zwanghafte Angst davor, sich verrechnet, unbedeutende Details aus einem Gespräch vergessen oder etwas Ungenaues gesagt zu haben.

Zwänge können auch die Gestalt von peinlichen oder schockierenden Gedanken annehmen, von obszönen Bildern, die der Patient um jeden Preis aus seinem Kopf verscheuchen will. Ein junger Mann lebte in schrecklicher Angst davor, während der heiligen Messe bestimmte obszöne Ideen zu haben. Der von Freud beschriebene »Rattenmann« war von furchtbaren Bildern besessen – Ratten zerfraßen den Anus seines Vaters und seiner Verlobten. Vergeblich versuchte er, diese Bilder aus seinem Geist zu verbannen.

In vielen Sprachen wird die Zwangsstörung als »obsessiv-kompulsive Störung« bezeichnet. Wie wir schon gesehen haben, sind Obsessionen angstauslösende Ideen. Was aber sollen wir uns unter »Kompulsionen« vorstellen? Es sind Verhaltensweisen oder Gedanken, mit denen der Patient diese Angst dämpft. Die permanente Angst, in den Berechnungen einen Fehler übersehen zu haben, ist eine Obsession, das unendlich lange Nachprüfen wäre eine Kompulsion. Maries Ansteckungsängste sind die Obsession, und um sie zu dämpfen, schreitet sie zu den Kompulsionen des Waschens und Desinfizierens. Weil der Patient seine Kompulsionen auf stereotype Weise wiederholt, nennt man sie auch oft »Rituale«. Manche Patienten werden, ehe sie ihr Haus verlassen, unendlich oft überprüfen, ob alle Geräte ausgeschaltet und alle Türen verschlossen sind. Dies tun sie in einer festen Reihenfolge, aber jedes Mal schleicht sich der Zweifel ein, dass sie vielleicht nicht aufmerksam genug hingeschaut haben, und so fühlen sie sich am Ende verpflichtet, wieder von vorn mit dem Kontrollieren zu beginnen. Eine meiner Patientinnen brachte beispielsweise anderthalb Stunden damit zu, durch alle Zimmer ihres Hauses zu rennen und zu überprüfen, ob die Fenster und Türen verschlossen waren; erst dann konnte sie das Haus verlassen. Wer Angst hat, sich schmutzig zu machen, wird sich stundenlang die Hände waschen und vermeiden, bestimmte Gegenstände zu berühren, deren Kontakt ihn zwingen würde, die ganze Waschsequenz von Neuem zu beginnen. Andere werden ihre Berechnungen auf übertriebene Weise nachprüfen und dabei jedes Mal befürchten, dass ihnen doch noch ein Fehler durchgeschlüpft ist, was eine neuerliche Überprüfung erforderlich macht. Ein vor Ausbruch seiner Krankheit vorbildlicher Bankangestellter konnte auf diese Weise einen ganzen Arbeitstag damit verbringen, die Summe eines Überweisungsauftrags von einer Handvoll Schecks zu kontrollieren, und immer hatte er dabei den Eindruck, auf seinem Taschenrechner eine falsche Zahl eingetippt zu haben. Und diese Kontrollen können noch absurdere Wendungen nehmen: Der Kranke fühlt sich verpflichtet, sich immer aufs Neue die Speisenabfolge einer bestimmten Mahlzeit von letzter Woche oder ein Detail eines Gesprächs ins Gedächtnis zu rufen, muss zwanghaft an bestimmte Worte denken oder gewisse Gegenstände berühren und fühlt sich erst erleichtert, wenn er es getan hat, ohne dass er logische Gründe für ein solches Verhalten angeben könnte. Die Angst, dass ihm ein Fehler unterlaufen sein könnte, erstreckt sich bisweilen auf alle Bereiche, einschließlich das Autofahren: Manche Patienten machen vor Erreichen des Zielortes kehrt und fahren noch einmal zurück, um zu überprüfen, ob sie nicht vielleicht unbemerkt einen Fußgänger angefahren haben.

Bestimmte Rituale können sehr komplex werden – so zum Beispiel, wenn man sich gezwungen fühlt, komplizierte Kopfrechenaufgaben zu lösen oder gewisse Gesten auszuführen, damit einer geliebten Person kein Unheil widerfährt. Eine Cousine von Marie fühlte sich verpflichtet, jedes Mal, wenn sie einen Türrahmen durchschritt, dreimal hinein- und hinauszugehen und dabei bis neun zu zählen. Sie wurde von der Angst gequält, ihrem Baby könne etwas Schlimmes zustoßen, wenn sie es nicht tat. Sie musste zugeben, dass ihr Verhalten absurd war, konnte es aber trotzdem nicht ablegen. Andere Patienten fühlen sich gezwungen, andauernd aufzuräumen, um so ihre Angst abzuschwächen: Sie erlegen es sich auf, alle Dinge in einer bestimmten Weise anzuordnen, und zwar auf den Millimeter genau.

Unglücklicherweise lindern all diese Zwangshandlungen die Angst des Patienten nur für kurze Zeit, denn er verspürt den Drang, sie unendlich oft zu wiederholen. Manche Patienten werden allmählich zu Gefangenen in einer Welt aus Zwangsvorstellungen und Zwangshandlungen, die keinen Raum mehr lässt für andere Aktivitäten – sie bringen ihre Tage damit zu, sich zu waschen, alles zu überprüfen oder komplizierte Rituale zu vollziehen. Darunter leiden sie umso mehr, als ihnen die Absurdität ihrer Störung bewusst ist und sie den Eindruck haben, gegen ihren Willen zu handeln.

Wie man sieht, gibt es in den Ausprägungen der Zwangsstörung eine große Bandbreite. Man kann sie mithilfe dreier Fragen klassifizieren: Wird die Zwangsvorstellung von einem äußeren Geschehnis ausgelöst, oder taucht sie »spontan« im Gedankenstrom des Patienten auf? Fürchtet der Patient katastrophale Folgen oder nicht? Ist die Zwangshandlung, mit der er seine Angst dämpft, ein äußerlich sichtbares Verhalten, oder spielt sie sich nur in den Gedanken ab?

Wenden wir diese Fragen nun auf Maries Fall an. Ihre Zwangsvorstellungen werden durch einen »ansteckenden« Kontakt ausgelöst (äußeres Geschehnis), sie fürchtet sich vor einer Übertragung von Krebs (Angst vor katastrophalen Folgen), und sie desinfiziert alles, um ihre Angst zu lindern (Verhalten, das ein Außenstehender wahrnehmen kann).

Bei einem Patienten hingegen, der von den Mahlzeiten der letzten Woche besessen ist, könnte diese Zwangsvorstellung in einem unerwarteten Augenblick aufsteigen (kein äußeres Geschehnis), er befürchtet dabei vielleicht nichts Bestimmtes (keine Angst vor katastrophalen Folgen), verspürt aber trotzdem den Drang, sich die Mahlzeiten immer wieder ins Gedächtnis zu rufen, um seine Anspannung zu dämpfen (ein Verhalten, das im Bereich der Gedanken bleibt und nicht beobachtet werden kann).

Alle Kombinationen der drei Faktoren sind möglich und entsprechen vielleicht unterschiedlichen psychischen Mechanismen, die aber einer gemeinsamen biologischen Störung entwachsen.

Die Erfindung der Zwangsneurose

Der französische Psychiater Esquirol (1772–1840) gilt als der erste Wissenschaftler, der eine vollständige Beschreibung dieser Störung vorlegte, aber schon in Berichten oder Abhandlungen aus früheren Jahrhunderten findet man entsprechende Schilderungen. Die Bizarrheit der Störung und ihr quälender Charakter ließen die Leute annehmen, dass die unglücklichen Erkrankten verhext worden seien. Im Jahre 1860 gab der französische Psychiater Bénédict Augustin Morel der Krankheit den Namen *névrose obsessionnelle* (»Zwangsneurose«) – ein Begriff, der noch immer verwendet wird. Allerdings wird er heute immer mehr durch den Begriff »Zwangsstörung« ersetzt, und im Handbuch der American Psychiatric Association Vereinigung für Psychiatrie, dem DSM-IV, heißt die Störung *obsessive-compulsive disorder*.

Im ausgehenden 19. Jahrhundert haben sich zwei große Denker für die Zwangsneurose interessiert. Der Franzose Pierre Janet lieferte 1903 in seinem Buch »Les obsessions et la psychasthénie« (»Zwangsvorstellungen und Psychasthenie«)[1] eine umfassende Beschreibung der Störung. Nach Janet stellen sich die Zwangsstörungen infolge eines Energiedefizits ein. Dieses Defizit hemmt die höheren Geistesfunktionen – also jene, die uns in Kontakt mit der Wirklichkeit halten und uns erlauben, unsere Gedanken zu steuern. Diese energetische Theorie der Zwangsneurose kommt aktuellen neurobiologischen Hypothesen ziemlich nahe. Dennoch gelang es Janet nicht, die Zwangsstörungen von den Phobien abzugrenzen. Seine Theorien wurden nicht so berühmt wie die von Sigmund Freud, der Phobien und Zwänge zu unterscheiden wusste und dessen Hypothesen sich in ein viel reicheres und komplexeres Gedankengebäude integrierten: die Psychoanalyse.

Danach regte die »Zwangsneurose« die Forscher bis in die 1970er-Jahre hinein zu weniger Studien und Debatten an, wahrscheinlich, weil die Störung scheinbar so selten auftrat und vor allem weil es an wirksamen Behandlungsmöglichkeiten fehlte. Seither jedoch hat das Aufkommen von wirkungsvollen Psychotherapien und Medikamenten zu einem neu erwachten Interesse an den Zwangsstörungen geführt, und sie sind zum Gegenstand zahlreicher Untersuchungen geworden. Spezielle Forscherteams haben Aufsätze in Fachperiodika und Artikel in viel gelesenen Zeitungen und Zeitschriften veröffentlicht, und eine große Zahl von Patienten hat bei den Psychiatern Hilfe gesucht – viel mehr Menschen, als man zunächst erwartet hatte. Bis zu Beginn der 1980er-Jahre galt die Zwangsstörung als seltenes Phänomen. Neuere epidemiologische Studien zeigen jedoch, dass zwei bis drei Prozent der Bevölkerung irgendwann im Laufe des Lebens an einer mehr oder minder schweren Form dieser Störung leiden. Nachdem Judith Rapoport, eine amerikanische Expertin, ein populärwissenschaftliches Buch zu diesem Thema veröffentlicht hatte (»The Boy Who Couldn't Stop Washing«, Der Junge, der sich immer waschen musste[2]), riefen die Leser zu Hunderten bei der Autorin an und sagten ihr, dass sie von der im Buch beschriebenen Störung selbst betroffen seien, es bisher aber niemals gewagt hätten, mit jemandem darüber zu sprechen, oder dass die Wirkungslosigkeit früherer Behandlungen sie entmutigt habe …

In den Vereinigten Staaten haben die an Zwangsstörungen Erkrankten eine Vereinigung gegründet, die Informationen verbreitet und sich für die weitere Erforschung des Leidens einsetzt.

Die Ursachen der Zwangsstörung

Die Ursachen der Zwangsstörung sind noch nicht vollständig geklärt.

Die Psychoanalyse hat zu diesem Thema sehr interessante Theorien geliefert. Freuds Beschreibung des »Rattenmann«-Falles ist eine spannende Lektüre.[3] Wie bei den Phobien glaubt Freud auch hier, dass die Symptome, an denen der Patient leidet, eigentlich ein Versuch sind, inakzeptable Wünsche zu maskieren, die ihm gar nicht zu Bewusstsein gelangen. Die Zwangsvorstellung soll danach durch die Verschiebung eines unbewussten Wunsches in eine Darstellungsform hervorgerufen werden, die für das Bewusstsein akzeptabel ist und gegen die man dann durch bewusste Rituale ankämpfen kann.

Aus psychoanalytischer Sicht würde der Zwanghafte also einer Person ähneln, die bis zur Erschöpfung immer wieder ihr Haus anstreicht, ohne zu wissen, dass diese Aktivität ein Versuch ist, einen unbewussten Wunsch zu ersticken – denn eigentlich möchte sie das Haus in Brand setzen und sich ihrer lästigen Familie entledigen. In Maries Fall könnte man sich ausmalen, dass sie starke Aggressionen gegen ihre Mutter hegt, weil diese sich ihr gegenüber stets streng und zugleich besitzergreifend verhalten hat. Der Anblick der sterbenden Nachbarin könnte ihr Bewusstsein bedroht haben, da er unbewusste, auf den Tod der Mutter gerichtete Wünsche in ihr aufsteigen ließ. Für ihr bewusstes Ich waren diese Wünsche allerdings inakzeptabel, und so wurden sie in die Angst umgewandelt, vom Krebs einer Frau (also von der Mutter) angesteckt zu werden – eine Angst, die sie hinterher durch Vermeiden oder wiederholtes Waschen aufzuheben versuchte.

Der Vorteil einer solchen Deutung liegt darin, dass sie immer stichhaltig wirkt: Man findet bei jedem von uns Gründe für eine ambivalente Haltung gegenüber den Eltern sowie mehr oder minder akzeptable aggressive oder sexuelle Wünsche. Die Psychoanalytiker haben übrigens ein gutes Dutzend von Abwehrmechanismen identifiziert, mit denen wir unbewusst gegen diese inakzeptablen Wünsche ankämpfen, indem wir sie umwandeln. Wenn Marie bei derselben Mutter ein Schmutzfink geworden wäre, bei dem alles vor Dreck starrte, hätte man sagen können, diese Verhaltensweisen der Unreinlichkeit und Nachlässigkeit seien eine Verschiebung ihrer unbewussten Aggressivität gegenüber der Mutter, die zu ihrer kleinen Tochter immer so streng gewesen war, als sie ihr die Grundlagen der Sauberkeit beigebracht hatte. Wenn ein Psychoanalytiker im Nachhinein den Entstehungsmechanismus einer Störung erklärt, ähnelt er dabei bisweilen einem brillanten Rechenkünstler, dem man ein paar zufällig ausgewählte Zahlen hinwirft und der dann mit ihnen so lange herumaddiert und -multipliziert, bis er auf die Zahl kommt, die man ihm als Zielmarke vorgegeben hatte.

Im Übrigen passiert es jedem Psychiater, dass er bei seinem Patienten einen schmachvollen Wunsch entdeckt oder selbst einen solchen verspürt. Diese Wünsche erscheinen uns dann als wahr – getreu dem cartesianischen Prinzip: »Alles, was ich ganz klar und deutlich sehe, ist wahr.« Auch wenn diese

Abwehrmechanismen wohl in zahlreichen psychischen Konstellationen eine Rolle spielen, und zwar bei gesunden Personen wie bei Patienten mit mehr oder weniger schweren Geistesstörungen, ist damit noch nicht bewiesen, dass sie *am Ursprung* dieser geistigen Störungen stehen. Der *Inhalt* der Zwangsvorstellungen eines Patienten hat sehr wahrscheinlich mit seiner persönlichen psychischen Biografie zu tun, aber das beweist noch längst nicht, dass die Störung selbst psychischen Ursprungs ist.

Freud selbst glaubte nicht, dass sich die Ursprünge einer Zwangsneurose rein psychoanalytisch erklären ließen. Er räumte ein, dass Anomalien der psychischen Entwicklung auch biologische Ursachen haben könnten.

Ein paar biologische Fakten[4]

Mehr noch als theoretische Diskussionen waren es beobachtete Tatsachen, welche die rein psychogenetische Erklärung der Ursachen von Zwangsstörungen schwächten.

Zunächst einmal stellten diverse Psychiater fest, dass Schädigungen des Gehirns zum Auftreten von Zwangsstörungen führen konnten. Nach der Epidemie der Europäischen Schlafkrankheit oder *Encephalitis lethargica* in den Jahren 1919 bis 1926, die wahrscheinlich einem Virus geschuldet war, zeigten sich in der Folgezeit bei zahlreichen Patienten Zwangsstörungen. Diese Enzephalitis führte übrigens zu noch schlimmeren neurologischen oder psychischen Erkrankungen. Es ist interessant, dazu die Fallgeschichten zu lesen, die Oliver Sacks in »Awakenings« *(Zeit des Erwachens)* beschrieben hat.[5] Auf der Grundlage seines Buches wurde der gleichnamige Film mit Robert De Niro und Robin Williams gedreht.

Nach Schlaganfällen, neurochirurgischen Eingriffen oder

Schädeltraumata entwickeln vorher gesunde Patienten bisweilen Zwangsstörungen.

Ein anderes wichtiges Argument für eine biologische Ursache der Zwangsstörung liegt darin, dass bestimmte Drogen die Krankheit auslösen können und dass umgekehrt bestimmte Antidepressiva sie nach einer Behandlungsdauer von einigen Wochen zum Verschwinden bringen oder zumindest die Zwangsvorstellungen sehr reduzieren. Alle Antidepressiva, die bei Zwangsstörungen am effizientesten sind, haben einen gemeinsamen Mechanismus: Sie wirken auf den Stoffwechsel eines bestimmten Neurotransmitters ein – auf das Serotonin. Bisher haben etwa fünfzehn kontrollierte Studien die Wirksamkeit eines serotoninergen Antidepressivums, des Clomipramins, nachgewiesen. Sein Einsatz führte zum Verschwinden der Obsessionen. Zwei weitere serotoninerge Antidepressiva – Fluvoxamin und Fluoxetin – scheinen ebenfalls effizient zu sein, was die Zahl der Medikamente, mit denen man eine früher als unheilbar geltende Störung behandeln kann, schon auf drei erhöht.[6]

Bemerkenswert ist, dass eines dieser Medikamente, das Clomipramin, bereits seit 1972 zur Therapie von Depressionen verwendet wird. Man musste jedoch bis in die Achtzigerjahre warten, ehe seine spezifische Wirksamkeit bei Zwangsstörungen erkannt und es den Patienten in ausreichender Dosierung verschrieben wurde. Die notwendige Dosis, um Zwangsvorstellungen zu vermindern oder ganz verschwinden zu lassen, liegt nämlich manchmal höher als die zur Behandlung einer Depression.

Neue Argumente für einen körperlichen Ursprung der Störung sind von den modernen bildgebenden Verfahren erbracht worden. Der Positronen-Emissions-Tomograf oder PET-Scanner, mit dem man richtige Landkarten des Hirnstoffwechsels gewinnen kann, zeigt nämlich in gewissen

Regionen des Gehirns eine erhöhte Stoffwechselaktivität an, und zwar am linken *Gyrus orbitalis* und am Kopf des Nucl*eus caudatus*.[7] Diese Studien waren der Grundstein für weitere Untersuchungen, mit denen man nachweisen konnte, dass oben genannte Stoffwechselanomalien verschwinden, wenn der Patient mit Clomipramin[8] oder Fluoxetin[9] behandelt wird.

Bruder Hund, Schwester Lerche. Der heilige Franziskus von Assisi ist vor allem dafür bekannt, dass er die Tiere als Geschöpfe Gottes feierte, die der Mensch lieben und respektieren solle. Diese universelle Brüderlichkeit scheint so weit zu gehen, dass wir viele psychische Störungen, so auch die Zwangsstörung, mit den Tieren teilen. Judith Rapoport berichtet, dass Hunde und Vögel bisweilen Störungen entwickeln, die eine seltsame Ähnlichkeit mit Zwangsstörungen haben: Manche Hunde lecken sich unablässig die Pfoten, während sich die Vögel Federn ausreißen oder ziellos allen möglichen Kram anhäufen. Und es gibt eine noch verwirrendere Ähnlichkeit mit dem Menschen: Die gleichen Antidepressiva, die beim Menschen die Zwangsstörung verschwinden lassen, stoppen auch das Pfotenlecken und Federnausreißen.

Dies beweist einmal mehr, dass die Psychiatrie den Verhaltensweisen der Tiere allergrößte Aufmerksamkeit widmen sollte. Handbücher der modernen Psychiatrie enthalten übrigens auch oft ein Kapitel, das der Ethologie – der Wissenschaft vom Verhalten der Tiere – gewidmet ist.

Alle diese Argumente zugunsten körperlicher Mechanismen bei Zwangsstörungen schließen nicht aus, dass auch psychische Phänomene beim Auftreten der Krankheit eine Rolle spielen. Man könnte sich vorstellen, dass bei Personen, die biologisch prädisponiert für eine Zwangsstörung sind, bestimmte Erlebnisse in der Kindheit das Erscheinen der Krankheit begünstigen, aber das müsste man erst einmal beweisen, indem man Kindheit und familiäre Umgebung der Kranken untersucht und sie denen von Vergleichspersonen ohne diese Störung gegenüberstellt. Übrigens haben einige Psychoanalytiker (etwa Freud im Fall des »Rattenmannes«) von Heilungen durch eine psychoanalytisch geprägte Therapie berichtet. Leider waren diese Erfolge nie Gegenstand vergleichender Studien an einer ausreichend großen Zahl von Patienten, und Misserfolge der Psychoanalyse bei der Behandlung von Zwangsstörungen sind viel häufiger. Heute sind sogar viele Psychoanalytiker der Ansicht, dass die Psychoanalyse bei dieser Art von Störung keine Therapie erster Wahl mehr ist. Die American Association Psychiatric, die in ihrer Führungsetage viele psychoanalytisch geschulte Psychiater hat, empfiehlt, stets zunächst einmal Clomipramin, Fluoxetin und eine Verhaltenstherapie zu nutzen, denn diese Mittel haben sich bei einem hohen Prozentsatz der Patienten als bemerkenswert effizient erwiesen.

Die Therapien

Bei Zwangsstörungen besteht die Verhaltenstherapie hauptsächlich darin, dass man den Patienten oder die Patientin dazu bringt, sich Schritt für Schritt jenen Situationen auszusetzen, die den Angstzustand hervorrufen. Gleichzeitig hindert man sie daran, ihre üblichen Rituale zu vollziehen. Man nennt das »Exposition und Reaktionsverhinderung«.[10] Der Patient muss natürlich in diese Therapie einwilligen. Einem Patienten mit Waschzwang, der eine Reinlichkeitsobsession hat, wird man beispielsweise helfen, sich selbst eine Zeit lang dem Kontakt mit schmutzigen Dingen auszusetzen, ohne dass man ihm die Möglichkeit gibt, durch Waschen seine Anspannung zu lindern. Man wird ihn bitten, »schmutzige« Objekte zu berühren – den Fußboden, die Schuhsohlen – und dann eine ganze Weile zu warten, ehe er sich die Hände wäscht. Wenn man das lange genug durchhält, wird sich das Bedürfnis nach dem Waschritual allmählich abschwächen. Nach und nach wird sich der Patient an den Kontakt mit »schmutzigen« Dingen gewöhnen und sein Waschbedürfnis unter Kontrolle bekommen.

Dieser Mechanismus der Gewöhnung kommt im Alltagsleben des Patienten niemals von allein in Gang, denn er flieht die gefürchtete Situation oder vollzieht ein Ritual, um seine Angst zu dämpfen.

Weil die Flucht oder das Ritual ihm sofortige Linderung verschafft, wird er in seiner Idee bestärkt, es seien die einzigen Mittel, um sein Leiden abzuschwächen. Manchmal drängen natürlich auch Angehörige den Patienten dazu, dieses Ritual nicht auszuführen und sich lieber mit den angstauslösenden Situationen zu konfrontieren. Aber dagegen sperren sich die Kranken oft, denn ein solcher Zwang scheint ihnen unerträglich und vermittelt ihnen den Eindruck, noch nicht einmal im engsten Familienkreise verstanden zu werden. Maries Ehemann konnte ihr hundertmal erklären, dass sie nichts riskierte, wenn sie die Post selbst öffnete – sie hatte immer noch genauso viel Angst davor, weigerte sich, auch nur irgendeinen Umschlag zu berühren, oder wollte sich um jeden Preis die Hände mit Chlorreiniger waschen. Das führte letztendlich regelmäßig zu Auseinandersetzungen, aus denen beide total geschafft hervorgingen.

Im Allgemeinen akzeptiert ein Patient solche Expositionen eher im Rahmen einer Therapie, denn dort beruhigt ihn die Gegenwart eines professionellen Therapeuten, und die gefürchteten Situationen werden ganz allmählich und stufenweise ins Spiel gebracht – anders als im Alltagsleben, wo diese Situationen plötzlich und unerwartet auftauchen.

Dieser Typ der Verhaltenstherapie, die »Exposition und Reaktionsverhinderung«, kann an zahlreiche unterschiedliche Rituale angepasst werden. Um so effizient wie möglich zu sein, müssen die Expositions-Sitzungen recht lange dauern und mehrmals pro Woche stattfinden. Eine intensive Verhaltenstherapie bei schweren Zwangsstörungen umfasst 20–25 Sitzungen zu jeweils zwei bis drei Stunden, wobei sich Therapeut und Patient zwei- bis dreimal wöchentlich zusammensetzen. Untersuchungen haben nachgewiesen, dass die Therapie umso größere Erfolgsaussichten hatte, je länger die Sitzungen waren (mehr als anderthalb Stunden) und je enger sie beieinanderlagen. Dieser Therapietyp ist in der Psychiatrie nicht alltäglich, denn normalerweise ist der Terminkalender in Konsultationen von 30–45 Minuten aufgeteilt. Der Ablauf der Therapie muss zwar von einem erfahrenen Verhaltenstherapeuten geplant werden, aber um die Expositionen selbst durchzuführen, muss man kein Psychiater sein, sondern einfach nur eine Schulung für diese Technik absolviert und einen guten Draht zu den Patienten haben. Studien haben ergeben, dass speziell geschulte Krankenpfleger ebenso gute Resultate erzielen wie Psychiater oder Psychologen.[11]

Wenn man es also insgesamt mehr Patienten mit einer Zwangsstörung ermöglichen will, von der Verhaltenstherapie zu profitieren, erfordert das eine gewisse organisatorische Anstrengung: Man muss den Terminplan anders einrichten und das Krankenhauspersonal in einer spezifischen Technik ausbilden. Diese Voraussetzungen gibt es heutzutage im Allgemeinen in all jenen medizinischen Einrichtungen, die sich bereits auf die Verhaltenstherapie von Angststörungen spezialisiert haben.

Aber was macht man mit Zwangsvorstellungen, die von keinem beobachtbaren Verhalten begleitet werden? Was schlägt man einem Patienten vor, der sich gezwungen fühlt, stundenlang dieselben Kopfrechenoperationen zu wiederholen oder sich an all seine Gespräche aus der vergangenen Woche zu erinnern?

Hier kann man eine andere Technik einsetzen, den sogenannten »Gedankenstopp«.[10] Der Patient wird darin trainiert, »Stopp!« zu denken, sobald die Zwangsvorstellung auftaucht, und sofort zu anderen Gedankengängen oder Aktivitäten überzuwechseln. Meist tritt die Zwangsvorstellung nach einigen Sekunden erneut auf, und der Patient muss noch einmal »Stopp!« denken. Das Training des Gedankenstopps ähnelt dem Training einer sportlichen Disziplin: Die Anfänge sind nicht sehr vielversprechend, aber wenn der Therapeut den Patienten überzeugen kann, bei der Stange zu bleiben, kann man zu einer merklichen Besserung gelangen.

Marie ist nur für einen bestimmten Typ von Patienten mit Zwangsstörungen repräsentativ. Ihre Rituale verlaufen relativ kontrolliert: Sie verbringt nicht mehr als zwei Stunden täglich mit Waschen und Desinfizieren, was im Vergleich zu anderen Patienten, die jahrelang nicht wirksam behandelt worden sind, noch maßvoll ist. Außerdem gruppieren sich ihre Zwangsvorstellungen und Zwangshandlungen um eine bei aller Irrationalität verständliche Angst: Sie befürchtet, mit Krebs verseucht zu werden. Viele andere Patienten vollführen ihre Rituale, ohne irgendeinen Grund dafür zu finden; sie fühlen sich einfach dazu gezwungen und wissen nicht, weshalb. So ging es etwa jenem Patienten, der sich an alle Gespräche der vergangenen Tage zu erinnern versuchte. Gemeinsam ist diesen Erkrankten, dass sie oftmals ein Gefühl von Sicherheit gewinnen wollen, was ihnen aber trotz allen Überprüfens und aller Rememorierung niemals gelingt. Esquirol bezeichnete die Zwangsneurose als »Zweifelwahn«.

Ganz zu Anfang halfen wir Marie dabei, eine Hierarchie

der angstauslösenden Situationen aufzustellen, also eine Liste von Gegenständen oder Personen, deren Berührung ihr Angst machte. Dabei sollte sie mit den am wenigsten beängstigenden Dingen beginnen. Diese erste Liste sah so aus:

1. Die Schreibtischoberfläche im Sprechzimmer.
2. Ein unbenutzter Briefumschlag.
3. Die eigene Krankenakte.
4. Eine alte Krankenakte.
5. Das Telefon auf dem Schreibtisch.
6. Die Hände eines der Therapeuten.
7. Die Armlehnen des Sessels.
8. Die Rückenlehne des Sessels.
9. Der Fußboden des Sprechzimmers.
10. Die Türklinke des Sprechzimmers.

Für Marie war die Türklinke der beängstigendste Gegenstand. Eine Klinke kann schon von vielen unbekannten Personen angefasst worden sein, insbesondere von zahlreichen Kranken, die in die Sprechstunde gekommen sind. Am wenigsten Angst machte ihr hingegen der Kontakt mit der Schreibtischoberfläche, denn die wurde hauptsächlich von Ärzten berührt, was für Marie etwas Beruhigendes hatte, auch wenn sie zugeben musste, dass es unlogisch war: Auch ein Arzt konnte ja eine verborgene Krebserkrankung haben.

Und so begann die erste Sitzung. Marie saß in der Nähe des Schreibtischs.

»Na gut, dann mal los. Sie können Ihre Handschuhe jetzt ausziehen … Ja, so ist es perfekt.«

»Ich fühle mich nicht besonders gut.«

»Warum nicht?«

»Wenn ich so mit bloßen Händen dasitze. Es ist schon Monate her, dass ich das letzte Mal außer Haus war und keine Handschuhe anhatte.«

»Ja, das muss wirklich ein ganz neues Gefühl für Sie sein. Eben gerade haben Sie schon eine Etappe bewältigt, ist Ihnen das klar?«

»Ja.«

»Jetzt werden Sie den Schreibtisch berühren. Ja, dort, wo Sie sitzen.«

»Ich glaube nicht, dass ich das schaffe.«

»Stellen Sie sich vor, wir würden Ihre Angst mit einer Skala von null bis zehn bewerten. Die Null wäre dabei der Zustand völliger Ruhe und die Zehn die absolute Panik, die schlimmste Angst, die Sie überhaupt haben können. Welche Punktzahl würden Sie sich in diesem Moment geben?«

»Sechs.«

»In Ordnung. Sie werden sehen, dass es besser wird, wenn Sie es erst einmal getan haben. Also, berühren Sie die Schreibtischplatte, Sie riskieren dabei nichts.«

Marie streckte zögernd einen Finger vor und tippte kurz an den Schreibtisch.

»Bravo, Sie haben es wirklich getan!«

»Ja.«

»Gut, und jetzt möchte ich, dass Sie es noch einmal tun, aber dabei den Finger auf dem Schreibtisch lassen. Nur Mut …«

Marie legte einen Finger auf den Schreibtisch und zog ihn nicht wieder zurück.

»Bei welchem Wert ist Ihre Angst?«

»Acht.«

»Es ist hart für Sie, aber halten Sie durch, hinterher wird es leichter werden. Versuchen Sie, die Schreibtischplatte mit den Fingerspitzen der übrigen Finger zu berühren.«

Die Patientin berührte den Schreibtisch mit Zeigefinger und Mittelfinger und blieb so eine Weile reglos sitzen, während wir sie ermutigten.

»Und jetzt, wie stark ist Ihre Angst?«

»Fünf oder sechs, glaube ich.«

»Ein bisschen weniger als vorhin?«

»Ja.«

»Sehen Sie, Ihre Angst ist zurückgegangen! Das ist der Beginn einer Veränderung. Sie haben schon einen großen Schritt gemacht.«

Einige Minuten später schaffte es Marie, die Hand flach auf der Schreibtischplatte liegen zu lassen, und ihr Angstpegel blieb bei vier. Wir gingen also zum nächstschwierigeren Punkt der Liste über und baten die Patientin, einen unbenutzten Briefumschlag zu berühren. Genauso schrittweise wie mit dem Schreibtisch gewöhnte sie sich auch hier daran, den Umschlag in die Hand zu nehmen.

»Bravo. Jetzt zur nächsten Etappe. Ich möchte, dass Sie einen von den Briefen in die Hand nehmen, die ich heute früh bekommen habe. Ja, den dort auf der Tischplatte, der ist noch ungeöffnet.«

Dass sich Marie daran gewöhnt hatte, einen frischen Briefumschlag in der Hand zu halten, half ihr jetzt dabei, einen anderen zu nehmen, der fast dieselbe Form hatte und einen Brief an mich enthielt.

»Hervorragend. Wie stark ist Ihre Angst jetzt?«

»Sechs, glaube ich.«

»Ihnen ist klar, dass dieser Brief mit der Post gekommen ist? Dass ihn bestimmt schon so einige Leute angefasst haben?«

»Hören Sie auf, daran möchte ich lieber nicht denken!«

»Genau das sollten Sie aber. Ich möchte, dass Sie an die Leute denken, die diesen Umschlag bestimmt berührt haben: an den Absender des Briefes, an die Postangestellten, den Briefverteiler hier im Krankenhaus und an die Sekretärin, die ihn heute früh in der Hand hatte.«

»Das halte ich kaum aus.«

»Wie hoch liegt Ihre Angst?«

»Bei acht.«

»Ich weiß, dass es hart für Sie ist. Aber lassen Sie uns weitermachen, es wird bald leichter werden.«

Wir warteten, bis die Angst der Patientin auf drei gesunken war, was ungefähr zehn Minuten dauerte.

»Sie haben es geschafft, bravo!«

»Ich kann es selbst kaum fassen.«

»Da sehen Sie mal … Nein, legen Sie den Brief nicht hin. Ich möchte, dass Sie ihn öffnen.«

»Aber es ist Ihr Brief!«

»Sie müssen ihn ja nicht lesen.«

»Aber trotzdem ist es mir unangenehm.«

»Warum denn? Haben Sie Angst, das zu berühren, was drin steckt?«

»Nein … Das ist für mich nicht schwieriger, als den Umschlag anzufassen.«

»Aber wo liegt dann das Problem?«

»Es ist, weil … Ich werde auch die andere Hand benutzen müssen.«

»Ihre linke Hand?«

»Ja.«

»Und warum stört Sie das?«

»Diese Hand versuche ich immer sauber zu halten.«

Und Marie enthüllte uns, dass sie, wenn sie behandschuht aus dem Haus ging, die rechte Hand für die »ansteckenden« Kontakte benutzte: Geld, das man anfassen, und Türen, die man öffnen musste, Dinge, die man in den Läden einkaufte … Die linke Hand hatte sie dafür reserviert, persönliche Dinge zu berühren: den Inhalt ihrer Handtasche, die Schlüssel, das Innere der Jackentaschen, die Brille. Um jede zusätzliche Kontamination zu verhindern, vermied sie es, mit dem rechten Handschuh den linken zu berühren. Verlegen gestand sie diese Details.

»Ich komme mir richtig lächerlich vor, wenn ich Ihnen das erzähle. Es ist so absurd.«

»Aber nein, es ist ein Teil Ihrer Krankheit. Und heute früh haben Sie es ja geschafft, wieder selbst die Kontrolle zu übernehmen.«

»Na ja, ein bisschen.«

»Gut, versuchen Sie jetzt einfach mal, diesen Umschlag mit beiden Händen festzuhalten.«

Ungefähr fünf Minuten später konnte Marie den Umschlag selbst öffnen.

Die erste Expositionssitzung war damit beendet; sie hatte etwas länger als eine Stunde gedauert. Ich gab Marie die erste Hausaufgabe mit auf den Weg. Wenn sie wieder zu Hause war, sollte sie ihre Post selbst öffnen, so wie sie es in meinem Sprechzimmer ja schon geschafft hatte.

Als sie zur nächsten Sitzung kam, erzählte sie uns, dass es ihr gelungen war, drei Tage hintereinander die Post zu öffnen; ihren Mann hatte das sehr erstaunt.

Während der folgenden Sitzungen berührte die Patientin alle übrigen Gegenstände der Liste mit bloßen Händen. Zu Hause übte sie, den Fußboden und die eingegangene Post anzufassen. Aber nach draußen ging sie weiterhin nie ohne Handschuhe. In dieser Zeit bekam sie ihr Antidepressivum (Clomipramin) in allmählich steigender Dosierung.

Sie gab zu, dass sie sich allgemein weniger ängstlich fühlte, und wenn sie aus Versehen einen »ansteckenden« Kontakt hatte (so hatte im Supermarkt eine ältere Kassiererin ihre Einkäufe berührt, um ihr beim Einpacken zu helfen), dachte sie hinterher nur noch ein paar Minuten daran, während es früher mehrere Stunden gewesen waren. Das Clomipramin wirkte also wie erhofft.

Die Verhaltenstherapie ging mit zwei Sitzungen pro Woche weiter, um Marie zu helfen, ihr Vermeidungsverhalten zu reduzieren.

Jacques, der Krankenpfleger, und Sophie, die Medizinstudentin im Praktikum, wechselten sich bei den gewöhnlich zweistündigen Sitzungen ab. Teilweise fanden diese Sitzungen jetzt außerhalb des Krankenhauses statt. Jemand begleitete die Patientin in die Geschäfte und ermutigte sie, die Waren mit bloßen Händen zu berühren. Eine wichtige Schwelle wurde überschritten, als sie es schaffte, an der Kasse die Einkäufe auf das Laufband zu legen und zu akzeptieren, dass die Verkäuferin sie anfasste, um den Preis abzulesen. Ein andermal konnte sie von einem Zeitungsverkäufer, der ihr »verseucht« vorkam, das Wechselgeld annehmen.

Zwischen zwei Sitzungen sollte sie in ihrem Alltag all das üben, was ihr im Beisein eines Therapeuten bereits geglückt war. Nach einem »ansteckenden« Kontakt sollte sie die Desinfektionen so lange wie möglich hinauszögern. Ich hatte sie gebeten, diese Reinigungshandlungen in einem Heft zu notieren und auch immer zu vermerken, wie lange sie gedauert hatten und welche Mengen Chlorreiniger und Alkohol dabei verbraucht wurden. Diese schriftlichen Anhaltspunkte sollten es uns ermöglichen, ihre Fortschritte objektiv zu verfolgen.

Nach zweimonatiger Behandlung, also etwa fünfzehn Sitzungen und einem Monat Clomipramin, konnte die Patientin ihre Einkäufe beinahe normal abwickeln, und zu Hause benutzte sie für ihre »Desinfektionen« nur noch etwa halb so viel Alkohol und Chlorreiniger. Sie schätzte, dass sie nur noch halb so oft an den Tod dachte wie früher.

Einmal begleitete ihr Gatte sie. Er war ein lebhafter, eher ungeduldig wirkender Mann, und doch bemühte er sich sehr, seine Frau zu verstehen. Ich erklärte ihm das Prinzip der Therapie, und die beiden Eheleute besprachen miteinander, wie der Mann seine Frau in ihren Fortschritten unterstützen konnte, indem er sie bei ihren Anstrengungen ermunterte, ohne sie zu kritisieren. Die offene und bereitwillige Haltung des Ehemannes war eine kostbare Hilfe für den ganzen Verlauf der Therapie.

An jenem Tag reichte mir Marie beim Fortgehen die Hand.

Ein wichtiges und für das Leben der Eheleute sehr belastendes Hindernis gab es aber noch: die Unmöglichkeit, außer Haus zu essen – wodurch sie auch keine Einladungen mehr annehmen oder Urlaub in einem Hotel machen konnten. Und so nahm ein neues Expositionsprogramm seinen Anfang, bei dem sich Marie unter Jacques' Anleitung allmählich daran gewöhnte, ein Glas aus der Cafeteria des Krankenhauses in die Hand zu nehmen und schließlich sogar daraus zu trinken. Bei der nächsten Sitzung konnte sie, begleitet von Sophie, in ein nahe gelegenes Café gehen und dort ein Glas Mineralwasser trinken.

Weil die Patientin und ihre Mutter sehr darunter litten, dass es zwischen ihnen keinen Körperkontakt mehr gab, wurde beschlossen, dass zur nächsten Sprechstunde auch die Mutter kommen sollte.

Als sie im Sprechzimmer Platz genommen hatten, rückte die Tochter ihren Stuhl vorsichtig von dem der Mutter ab. Die Mutter hörte sich die Erläuterungen über die Krankheit ihrer Tochter weinend an. Sie hatte die Fortschritte, die Marie seit Beginn der Therapie gemacht hatte, durchaus bemerkt, sagte aber, dass sie besonders darunter leide, dass ihre Tochter ihr nicht erlaube, den Enkelsohn zu berühren oder zu küssen. Im Übrigen glaubte sie, für die Schwierigkeiten ihrer Tochter selbst verantwortlich zu sein, weil sie Marie wohl immer zu sehr behütet hatte. Marie fing nun ihrerseits zu weinen an und sagte, dass sie ebenfalls große Schuldgefühle gegenüber ihrer Mutter verspüre. Wir ließen die beiden Frauen ihre Gefühle ausdrücken, ohne für diese Sitzung noch etwas anderes vorzuschlagen. Marie hielt die ganze Zeit einen Meter Abstand zu ihrer Mutter. Ich bat die beiden einfach nur, das nächste Mal mit dem kleinen Jungen wiederzukommen.

Die folgende Sitzung fand in unserem Versammlungszimmer statt, einem großen Raum, in dem die Stühle im Kreis um eine leere Mittelfläche standen.

Sophie, Marie, ihre Mutter und ich saßen rundherum verteilt, jeder in einigem Abstand zum nächsten. Der kleine Junge gewöhnte sich rasch an die für ihn neue Situation. Besonders schien er sich von Sophie angezogen zu fühlen, die Kinder sehr mochte.

Nach einigen Erklärungen ließ Marie ihren kleinen Sohn quer durchs Zimmer zu Sophie laufen. Die Praktikantin nahm ihn bei der Hand.

»Nun, wie hoch ist Ihr Angstpegel jetzt gerade?«

»Drei.«

»Perfekt. Und wenn Sophie mit Ihrem Sohn schmust?«

»Nicht viel mehr.«

Marie beobachtete die Studentin dabei, wie sie den kleinen Jungen in ihre Arme nahm und herzte. Die Situation wurde so lange aufrechterhalten, bis die Patientin keinerlei Angst mehr verspürte. Der Kleine schien von seiner neuen Bekanntschaft entzückt zu sein.

»Gut, und wenn Pierre jetzt zu seiner Großmutter ginge?«

»Aber nicht, um sie zu küssen«, sagte Marie.

»In Ordnung. Nur um ihr die Hand zu halten. Wo steht Ihre Angst jetzt?«

»Bei sieben.«

»Das fällt dann wieder, Sie werden sehen. Gut, Madame, Sie können Ihren Enkel jetzt rufen.«

»Komm zu Oma, Pierre!«

Der kleine Junge rannte zu seiner Großmutter hinüber. Sie verzichtete darauf, ihn an sich zu drücken, und nahm ihn einfach bei den Händen.

»Wo sind Sie jetzt?«

»Bei acht.«

»Gut, wir warten einfach mal ab.«

Die Großmutter und ihr Enkelsohn spielten miteinander und klatschten sich gegenseitig auf die Hände. Damit amüsierten sie sich so lange, bis Marie ihnen dabei mit einem Angstpegel, den sie auf vier schätzte, zusehen konnte. Dann lief der kleine Junge zu seiner Mutter zurück und streckte ihr die Hände entgegen – seine durch den Kontakt mit der Großmutter »kontaminierten« Hände. Marie schreckte ein wenig zurück. Sie blieb vielleicht eine Sekunde lang wie erstarrt sitzen, während ihr kleiner Sohn sie ratlos anschaute. Nachdem sie uns einen panischen Blick zugeworfen hatte, nahm sie ihn in die Arme. Zum ersten Mal seit Monaten hatte sie über ihren Sohn einen indirekten Kontakt zur Mutter gehabt.

Es war noch eine weitere Sitzung nötig, damit die Großmutter ihren Enkel in die Arme nehmen und ihm ein Küsschen geben konnte.

Beim nächsten Mal saßen Mutter und Tochter nebeneinander und begannen mit verlegener Miene, sich bei der Hand zu halten.

»Wie hoch liegt Ihre Angst?«

»Sieben … Entschuldige, Maman.«

»Mach dir deswegen keine Gedanken.«

Die Mutter konnte die Distanziertheit ihrer Tochter viel besser ertragen, seit ihr bewusst geworden war, dass dieses Verhalten einer Krankheit geschuldet war und nicht etwa einer feindseligen Einstellung.

Während der Sitzung kam es zu weiteren Fortschritten, bis

sich Mutter und Tochter endlich in die Arme schließen konnten. Beiden hatte das sehr gefehlt.

Am Ende dieser Sitzung – der siebzehnten – sah die Liste der Dinge, welche die Patientin nunmehr tun oder nicht tun konnte, folgendermaßen aus:

- Kann ohne Handschuhe das Haus verlassen.
- Kann im Supermarkt mit bloßen Händen einkaufen. Richtet es so ein, dass die Kassiererin die Waren nicht berührt, indem sie ihr das Preisetikett hinhält. Kann es ertragen, wenn die Kassiererin einen Artikel berührt, legt ihn zu Hause aber erst mal 48 Stunden zur Seite, ehe sie ihn verwendet.
- Kann ohne Angstgefühle die Post öffnen. Verspürt keine Angst beim Berühren von Geld – unter der Bedingung, dass es ihr von einer »beruhigenden« Person gereicht wird. Im Falle eines Kontakts mit einer »beunruhigenden« Person empfindet sie das Bedürfnis, sich hinterher die Hände zu waschen, das allerdings ohne Angstgefühle.
- Kann an einer blitzsauber wirkenden Bar ein Glas trinken, in einem großen Hotel beispielsweise.
- Kann Freunden und Familienmitgliedern die Hand schütteln.
- Kann bei Freunden zu Abend essen, wobei ihre Angstgefühle im Laufe der Mahlzeit zurückgehen.
- Desinfektion: Desinfiziert nicht mehr systematisch, außer wenn ein »persönlicher« Gegenstand mit einer Person von außen in Kontakt gekommen ist: das Lenkrad ihres Wagens, wenn dieser in der Werkstatt war, oder die Wasserhähne, wenn der Klempner etwas repariert hat.
  Der wöchentliche Verbrauch von Alkohol und Chlorreiniger liegt nur noch bei 25 Prozent des früheren Wertes.

Im Laufe der Sitzungen hatte Marie allmählich zu einem beinahe normalen Leben zurückgefunden, unter dem sie zumindest nicht mehr litt.

Ein letzter Schritt war allerdings noch zu bewältigen: Der Ehemann wünschte sich sehr, mal wieder ein Wochenende oder den Urlaub in einem Hotel zu verbringen, denn in seiner Freizeit mochte er sich nicht um häusliche Pflichten kümmern. Vor ihrer Erkrankung hatte seine Frau Hotelaufenthalte aus denselben Gründen geliebt, aber seither hatte sie in keinem mehr übernachtet. Die Vorstellung, in Bettwäsche zu schlafen, die zwar gewaschen, aber vorher von anderen Personen verwendet worden war, die Idee, eine Toilette und eine Badewanne zu benutzen, die von fremder Haut berührt worden waren, oder beim Frühstück einen Teelöffel in den Mund zu nehmen, der schon in anderen Mündern gesteckt hatte … All das fand sie noch zu schwierig.

Wir schlugen ihr also ein weiteres Expositionsprogramm vor, das sie nach und nach darin trainieren sollte, das Geschirr des Krankenhauspersonals zu benutzen und sich in eines der Betten unserer Tagesklinik zu legen.

»Ich weiß schon, dass ich das tun sollte, aber ich bin der Sache auch ein bisschen überdrüssig.«

»Wollen Sie sagen, dass Sie Überdruss verspüren, wenn Sie sich vorstellen, dass Sie schon wieder in die Klinik kommen und Expositionstraining machen sollen?«

»Ja, genau. Eigentlich geht es mir jetzt gut. Ich habe wieder angefangen zu arbeiten. Mit meinem Mann läuft es rund. Also …«

»Und der nächste Urlaub steht noch nicht vor der Tür.«

»Nein, über Weihnachten fahren wir sowieso nie weg.«

»Ich verstehe. Na schön, dann schieben wir das Hotelprojekt erst einmal auf die lange Bank und sprechen wieder darüber, wenn es tatsächlich aktuell wird.«

»Genau, so sollten wir es machen.«

Marie kam künftig einmal monatlich in die Sprechstunde, vor allem, um über Situationen zu sprechen, die sie schwierig gefunden hatte. Die Behandlung mit einem Antidepressivum lief weiter. In ihrem Alltag machte die Patientin noch mehr Fortschritte. Sie bekam einige besorgte Ideen zum Thema Ansteckung nicht aus dem Kopf, aber diese kamen nicht mehr so häufig und intensiv wie früher. Ihr äußerlich sichtbares Verhalten war wieder normal geworden. Nur jemand, der Bescheid wusste und sie ganz aus der Nähe beobachtete, hätte die kleinen Vorsichtsmaßnahmen bemerkt, die sie immer noch traf – zum Beispiel benutzte sie weiterhin die rechte Hand für »schmutzige« und die linke für »saubere« Kontakte. Aber diese Gewohnheiten behinderten sie nicht mehr. Sie arbeitete wieder und traf sich auch wieder mit Freunden.

Marie mit den Handschuhen hat auf eine Verhaltenstherapie gut angesprochen – wie etwa 50 bis 70 Prozent aller Patienten mit Zwangsstörungen, die die vollständige Therapie durchhalten. Aber sie ist parallel dazu noch mit Clomipramin behandelt worden, was bei einer großen Zahl von Patienten den Gesundheitszustand verbessert.[10] Welches Element der Therapie ist also am wirksamsten gewesen? Was hätte in Maries Fall die Verhaltenstherapie allein gebracht, was eine rein medikamentöse Behandlung?

Diese Fragen stellt man sich in kontrollierten Studien, bei denen man die Effizienz beider Behandlungsformen vergleicht, indem man jede für sich bei verschiedenen Gruppen von Patienten anwendet. Neuere Untersuchungen deuten darauf hin, dass die Verknüpfung von Verhaltenstherapie und Clomipramin bessere Ergebnisse bringt als jede dieser Behandlungsformen für sich allein[16]. Es sieht so aus, als wäre Clomipramin besonders effizient, wenn es darum geht, Zwangsvorstellungen und innerliche Rituale zu reduzieren (zwanghaftes Kopfrechnen, Rememorierung, sich aufdrängende Ideen), während die Exposition und Reaktionsverhinderung wirkungsvoll bei der Reduzierung äußerlich sichtbarer Verhaltensrituale ist (Waschen, Aufräumen und Ordnen, Nachprüfen usw.).

Die Zwangsstörungen sind ein weiteres Beispiel für eine psychische Krankheit, die gleich für mehrere Wissenschaftsdisziplinen Fragen aufwirft: Über welche Mechanismen wirken die serotoninergen Antidepressiva auf die Störung? Die Zwangsstörung kann auch als eine Anomalie in der Informationsverarbeitung betrachtet werden: Warum sind Sie eigentlich in vernünftigem Maße sicher, dass Sie den Gashahn zugedreht haben, während der Patient mit Zwangsstörung diese Sicherheit niemals erlangt, obwohl er es wieder und wieder überprüft hat? Womit haben die Hirnanomalien zu tun, die man dank der neuen Untersuchungsgeräte entdeckt hat? Welche Verwandtschaft gibt es zwischen den Zwangsstörungen und bestimmten »Ritualen« des Zusammentragens oder Ordnens, die man bei Tieren beobachtet? Die Forscher zerbrechen sich über all diese Fragen den Kopf. Wenn sie Antworten finden, wird das nicht nur unser Wissen über die Störung erweitern, sondern auch die Erkenntnisse über die inneren Funktionsmechanismen des menschlichen Geistes.[12]

Der Abstand zwischen zwei Konsultationen wurde immer größer. Wir hatten schon seit mehreren Wochen nichts mehr von Marie und ihrem Mann gehört, als eines Morgens auf meinem Schreibtisch eine Ansichtskarte aus Marokko lag. Man sah auf ihr eine junge Berberfrau, die aus einem öffentlichen Brunnen trank. Auf der Rückseite las ich: »Ganz so weit bin ich noch nicht, aber wir verbringen den besten Urlaub seit Jahren.«

Ein Jahr darauf brach Marie ihre Behandlung mit dem Antidepressivum ab. Drei Monate später begann sie wieder damit, sich Handschuhe anzuziehen, und trug sie immer häufiger. Sie kam aber noch rechtzeitig in unsere Sprechstunde zurück. Die Wiederaufnahme der medikamentösen Behandlung, verbunden mit einigen Expositionssitzungen, ließ diese Symptome viel schneller als beim ersten Mal verblassen.

Seither nimmt Marie ständig ihr Medikament ein. Sie hofft jedoch, eines Tages ohne Clomipramin auszukommen und ihre Freiheit ganz zurückzugewinnen.

Nach zwanzig Jahren

Wie bei den anderen in diesem Buch beschriebenen Angststörungen wäre auch Maries Behandlung heute praktisch dieselbe.

Die verhaltenstherapeutische Technik der Exposition mit Reaktionsverhinderung hat ihre Wirksamkeit in neuen Studien unter Beweis gestellt und zählt inzwischen zu den psychologischen Therapiemethoden, die von der American Psychiatric Association zur Behandlung von Zwangsstörungen empfohlen werden.[13] In den letzten zwanzig Jahren ist die Zahl der Ärzte und Psychologen mit einer Ausbildung auf dem Gebiet der kognitiven Verhaltenstherapie gestiegen, und die Patienten haben nun bessere Chancen, einen Therapeuten zu finden, der in diesen Techniken geschult ist.[14]

Dank der Fortschritte bei den bildgebenden Verfahren konnte bestätigt werden, dass es bei Zwangsstörungen eine Hyperaktivität bestimmter Hirnbereiche gibt: im orbitofrontalen Kortex sowie in subkortikalen Strukturen wie dem *Nu-*

cleus caudatus und dem Thalamus. (Die Aktivität dieser Kreisläufe normalisiert sich übrigens beim Einsatz von Antidepressiva und nach einer Therapie durch Exposition mit Reaktionsverhinderung.)

Was die medikamentöse Behandlung angeht, so bleibt das Antidepressivum Clomipramin bei der Behandlung von Zwangsstörungen zwar auch ein wirkungsvolles Mittel, aber heute verschreiben die Psychiater in erster Linie neuere Wirkstoffe, die zur Klasse der selektiven Serotonin-Wiederaufnahmehemmer gehören, so etwa Fluoxetin, Fluvoxamin, Sertralin, Paroxetin, Citalopram oder Escitalopram, die im Allgemeinen weniger Nebenwirkungen haben, sowie das Antidepressivum Venlafaxin, das auf die Wiederaufnahme von Noradrenalin wirkt.[15]

Dennoch ist es auch mit diesen Pharmaka der jüngsten Generation, genau wie damals in Maries Fall, selten, dass die Symptome durch bloße medikamentöse Behandlung völlig verschwinden, und eine begleitende Verhaltenstherapie verbessert bei den meisten Patienten die Heilungsergebnisse.

Falls es bei besonders schweren Zwangsstörungen, die bereits mehreren Versuchen einer medikamentösen Behandlung mit ausreichenden Dosierungen und gut durchgeführten Verhaltenstherapien widerstanden haben, keine andere Option mehr gibt und das Leben des Patienten ernsthaft behindert ist, kann ein erfahrener Psychiater entscheiden, auf die Psychochirurgie zurückzugreifen. Die Zingulotomie ist ein von speziell ausgebildeten Neurochirurgen vorgenommener Eingriff, bei dem ein ganz bestimmtes Nervenbündel, der *Gyrus cinguli*, durchtrennt wird. Dieser verbindet nämlich einen Teil des orbitofrontalen Kortex mit jenen subkortikalen Strukturen, die bei Zwangsstörungen eine Rolle spielen.[16]

Noch im Versuchsstadium befindet sich eine weitere neue Technik für hartnäckig therapieresistente Fälle – die zerebrale

Tiefenstimulation. Dabei werden in bestimmten tief liegenden Gehirnstrukturen (subthalamische Kerne, *Nucleus caudatus* etc.) Elektroden angebracht, die eine zeitweilige elektrische Stimulierung bewirken.[17]

Aber wir wollen nachdrücklich darauf hinweisen, dass diese beiden Techniken nur in sehr schweren und behandlungsresistenten Fällen angewendet werden; sie sind risikoreich, und ihre Evaluierung ist noch nicht abgeschlossen.[18] Der übergroßen Mehrheit der Patienten kann man bereits durch die Kombination von Antidepressivum und Verhaltenstherapie Erleichterung verschaffen.

Resümierend lässt sich feststellen, dass an einer Zwangsstörung leidende Personen heute von einer größeren Auswahl an effizienten Medikamenten sowie einer weiter verbreiteten und damit leichter zugänglichen psychotherapeutischen Behandlung profitieren. Die sehr rege Forschungstätigkeit auf dem Gebiet dieser einstmals vernachlässigten Störung gibt Anlass zur Hoffnung, dass in den kommenden Jahren weitere neue Therapiemöglichkeiten gefunden werden.

Auf der anderen Seite des Spiegels

Christian war ein artiger junger Mann. Er war höflich zu den Nachbarn, machte sein Bett selbst und richtete im Wohnzimmer keine Unordnung an; seine Mutter hatte ihn niemals zornig erlebt. Im Unterricht hatte er sich immer gut betragen. In seinen Zeugnissen standen Jahr für Jahr die Worte »ernsthaft« und »fleißig«. Er war mathematisch recht begabt und half seiner Schwester immer, wenn sie ein schwieriges Rechenproblem hatte. Nach dem Abendessen räumte er den Tisch ab, während sein Vater den Müll nach unten brachte und seine Mutter mit der Schwester den Abwasch machte. Er ging abends nicht aus, und anders als viele junge Leute seines Alters hörte er auch keine zu laute Musik. Er brachte keine lärmenden, wüsten Kumpel mit nach Hause (eigentlich brachte er sogar nie jemanden mit), hatte keine Freundin und verbrachte seine Ferien mit den Eltern. Er war eben ein artiger junger Mann, und artig war er schon immer gewesen.

Warum also hätte ihn jemand vernichten wollen?

Er lag in seinem Zimmer und lauschte auf die Geräusche der Nacht. Ein Knarren jenseits der Wand: Seine Schwester war gerade zu Bett gegangen. Dann das Klicken des Schalters, als sie das Licht ausmachte. Weiter weg das Zischen des Boilers im Badezimmer. Nun ein dumpfes Gemurmel, das durch den Fußboden drang: die tiefe Stimme seines Vaters, dann, kaum hörbar und beinahe verschüchtert wirkend, die Antwort der Mutter. Hin und wieder ein Knacken im Fußboden und in den Mauern, als wollte sich das Haus noch einmal strecken, ehe es einschlief.

Mit offenen Augen lag er in der Dunkelheit und lauerte.

Zuerst vernahm er das Brummen eines Autos, das in die menschenleere Straße einfuhr, dann durch die offenen Seitenfenster Fetzen von Worten und Musik, ganz nahe vor dem Haus. Der Wagen bog weiter unten in der Straße ab, das Motorgebrumm schwoll ab und löste sich in der Stille der Nacht auf.

Und da waren sie wieder, die Geräusche. Ein Rumoren drang von der Straße zu ihm hinauf. Eine Menschenmenge. Ein verächtliches Grollen. Gelächter. Woher kamen sie nur? Sie schienen so zahlreich zu sein – eine riesige Menge. Und diese Menge stieg wie das Meer, schwoll an wie eine Riesenwelle, die sich auf sein Fenster zu bewegte. Er spürte, wie sie sich näherte, eine riesige Welle aus Köpfen mit phosphoreszierenden Augen, und alle brüllten und lachten sie, während sich die Welle erhob, während sie ihren schwarzen tiefen Bauch zeigte und immer näher kam, sich immer höher auftürmte vor einem Himmel, durch den Gischtfetzen flogen, und die Köpfe stiegen hinauf und sanken wieder ab in jener großen Wasserwand, die auf sein Fenster stürzen und ihn ertränken würde. Das riesige flüssige Gebirge näherte sich mit einem Rauschen; gleich würde es ins Zimmer brechen und ihn verschlingen …

Und plötzlich Stille. Die Stille der Nacht. War es möglich, dass die Woge stehen geblieben war, dass sie über seinem Kopf reglos verharrte? Wenn er auch nur die kleinste Bewegung machte, würden all diese Köpfe mit ihren Mündern, die noch aufgerissen waren zu einem stummen Schrei, würde dieser ganze Überhang aus Köpfen und schwarzem Wasser niederstürzen und ihn unter einer Sturzflut der Finsternis begraben.

Er durfte sich nicht rühren. Ganz still daliegen, trotz des Schweißes, der sein Laken durchtränkte, trotz seines Dranges, um Hilfe zu rufen.

Sein Geist war genauso stehen geblieben wie die Woge, in einem instabilen Gleichgewicht. Sein Geist *war* die Woge. Er musste sich ungeheuer anstrengen, damit ihm sein Geist nicht zusammenbrach. Bei der geringsten Bewegung, beim kleinsten Gedanken drohte alles ins Wanken zu geraten, und dann würde sein Bewusstsein in Tausende Ideen explodieren, die er niemals wieder zusammenbringen könnte. Also reglos liegen bleiben und vor allem: nicht denken.

Plötzlich das Murmeln einer Stimme, ganz nahe, in seinem Ohr. Er hörte sie im Innern seines Kopfes, wie einen Summton. Dann eine andere, noch eine, spöttische Stimmen, Gelächter. Ihr Rumoren schwoll an wie das einer Armee auf dem Marsch. Sein Schädel wurde zu einer finsteren Grotte, in der die Echos zurückgeworfen wurden und wie Donnerhall klangen. Sein Denken entschlüpfte ihm, nach allen Seiten rann es in kleinen Bächen fort, die im Dunkel verschwanden; er schaffte es nicht, es bei sich zu halten. Bald würde da nichts mehr sein als ihre Stimmen und sein Körper, der sich langsam im Vakuum zu drehen anfing. Und dann fiel er wieder, endlos tief …

Eine Dame hatte um einen Termin gebeten. Ich empfing sie im Beisein des diensthabenden Assistenzarztes, und wir fragten sie nach dem Grund ihres Besuchs. Sie erklärte, dass sie mit uns über ihren neunzehnjährigen Sohn sprechen wolle.

»Warum ist er denn nicht selbst gekommen?«

»Ich habe versucht, ihn dazu zu überreden, aber er hat sich geweigert.«

»Was bringt Sie darauf, dass er zu uns kommen müsste?«

»Ach, das ist eine lange Geschichte …«

Madame G. schien sehr aufgewühlt zu sein. Sie war eine große, schlanke, ein wenig kantige Frau mit großen blauen Augen und einem sanften Gesichtsausdruck. Sie ging auf die fünfzig zu und war seit 25 Jahren bei derselben Bank angestellt. Sie schien hin- und hergerissen zu sein zwischen ihrer Angst und der Hoffnung, dass wir als kompetente Ärzte für das, was sie so beunruhigte, Lösungen finden würden.

»Wollen Sie sagen, dass Ihr Sohn das Haus überhaupt nicht mehr verlässt?«

»Genau, er weigert sich, nach draußen zu gehen. Er kommt nicht mehr aus seinem Zimmer heraus und hört den ganzen Tag lang Musik.«

Seit ein paar Monaten wurde es immer schlimmer. Christian hatte sich zu Semesterbeginn an der Juristischen Fakultät eingeschrieben. Eigentlich hatte er keine klaren Vorstellungen, was er werden wollte. Sein Vater, der nicht studiert hatte und als Lagerverwalter in einer Werkzeugfabrik arbeitete, hatte ihm gesagt, dass man mit einem Jurastudium nichts falsch machen könne. Bis dahin war seine schulische Laufbahn ohne Scherereien verlaufen, auch wenn seine Zeugnisse seit der Elften nicht mehr so gut wie früher gewesen waren. Das Abitur hatte er mit Hängen und Würgen geschafft.

»Hatte er auf dem Gymnasium Freunde?«

»Nein, nicht viele. Er ist schon immer schüchtern gewesen. Er hat niemals einen Freund mit nach Hause gebracht. Aber ich schwöre Ihnen, dass ich ihm immer gesagt habe, er könne einladen, wen er möchte.«

»Und die Ferien?«

»Er hat sie mit uns und seiner Schwester verbracht – oder manchmal auch bei meinem Bruder und meiner Schwägerin, die in Royan wohnen. Ich habe ihn zweimal nach England geschickt, und das hat ihm gefallen. Er war kein schwieriges

Kind, und er hat einfach gern seine Ruhe. Wie sein Vater übrigens.«

Einige Wochen nach Studienbeginn hatte Christian seiner Mutter erklärt, dass ihn Jura langweile. Er wirkte niedergeschlagen. Sie hatte ihm gesagt, dass es zu spät sei, um sich für etwas anderes einzuschreiben. Wenn er weiterhin fleißig sei, werde er das Fach am Ende bestimmt interessant finden. Christian schien das nicht gerade zu überzeugen. Madame G. redete mit ihrem Mann darüber. Der fragte Christian, ob ihn ein anderer Zweig interessieren würde. Sein Sohn reagierte darauf mit schlechter Laune und verzog sich in sein Zimmer. Am Abend versuchte Christians Vater, noch einmal mit seinem Sohn zu reden. Christian weigerte sich, über sein Studium zu sprechen; er fühle sich zu müde dafür. Sobald es ihm besser gehe, werde er an die Uni zurückkehren. Von da an brachte Christian die meiste Zeit in seinem Zimmer zu. Seine Mutter machte sich schreckliche Sorgen, wagte aber nicht, etwas zu sagen. Von Zeit zu Zeit klopfte sie an seine Tür und wartete vergebens auf eine Antwort; am Ende ging sie weinend wieder in die Küche hinunter. Abends schaute Christians Vater ins Zimmer, um ihn zum Essen zu holen. Sein Sohn lag auf dem Bett, hatte Kopfhörer auf und hörte Musik von seiner Stereoanlage, und manchmal schlief er auch einfach. Während des Abendessens beteiligte sich Christian nicht an den Gesprächen, und kaum hatte er den letzten Bissen hinuntergeschluckt, ging er wieder in sein Zimmer hoch. Im Übrigen frequentierte er immer seltener das Bad. Seine Schwester begann sich über den »Jungsgeruch« zu beklagen, der aus seinem Zimmer drang. Bruder und Schwester stritten sich nun häufig. Während einer solchen Auseinandersetzung ließ Christian seine Schwester plötzlich stehen, ging ins Badezimmer und zerschlug dort den Spiegel. Seine Mutter war darüber entsetzt, und als sie es ihrem Mann erzählte, schlug der vor, den Hausarzt zu rufen.

Der Mediziner war zu einem Hausbesuch bereit und hatte ein Gespräch mit Christian, den er von Kindesbeinen an kannte. Christian antwortete brummelnd auf seine Fragen. Er sagte immer wieder, dass er sich seit einiger Zeit müde fühle und einfach nur in Ruhe gelassen werden wolle, damit er sich ausruhen könne. Der Arzt untersuchte ihn, fand aber nichts Ungewöhnliches, das diese Müdigkeit hätte erklären können. Er versuchte Christian dazu zu bewegen, sich ihm anzuvertrauen, aber der junge Mann sperrte sich gegen jedes Gespräch. Stutzig geworden und beunruhigt, befragte der Arzt die Eltern nach dem Verhalten ihres Sohnes in den letzten Wochen. Während sie ihm die Abkapselung beschrieben, in die sich Christian begeben hatte, wurde sein Gesicht immer besorgter. Beim Fortgehen riet er ihnen, schnellstmöglich einen Termin mit einer psychiatrischen Einrichtung, die er kannte, zu vereinbaren. Er bat sie auch, ihn wieder anzurufen, um ihn auf dem Laufenden zu halten.

Als er gegangen war, beratschlagten die Eltern. Sie hatten Vertrauen in ihren Arzt, aber das Wort »Psychiatrie« machte ihnen Angst. Ihr Sohn war schließlich nicht verrückt. Sie beschlossen, Christian lieber in Ruhe zu lassen. Wenn die Lage sich verschlimmerte, wollten sie ihren Arzt erneut anrufen. Vielleicht würde ein wenig Erholung ja ausreichen, und ihr Sohn würde wieder so werden wie früher.

Unter dem Vorwand, einfach zu müde zu sein, weigerte sich Christian an den folgenden Tagen, zur Abendbrotzeit sein Zimmer zu verlassen. Er tauchte erst auf, nachdem seine Eltern und seine Schwester mit dem Essen fertig waren, und bediente sich aus dem Kühlschrank. Immerhin wusch er sich wieder, allerdings auf exzessive Weise: Jetzt blieb er sehr lange unter der Dusche, was seine Schwester ärgerte, wenn sie auch ins Bad wollte. Christian blieb immer länger im Bett und tauchte tagsüber fast gar nicht mehr auf, es sei denn, um schnell einmal in der Küche einzufallen. Wenn der Rest der Familie im Bett lag, ging er ins Wohnzimmer und sah bis zum Sendeschluss fern. Monsieur und Madame G. fanden die Lage allmählich untragbar. Aber immer wenn sie Christian darauf ansprachen, reagierte er darauf, indem er sich in sein Zimmer einschloss. Jeder hatte das Gefühl, dass es nicht so weitergehen konnte, aber keiner wusste, wie er mit Christian darüber reden sollte.

Eines Nachts wurde seine Schwester dann von der Stimme ihres Bruders geweckt, der im Nachbarzimmer ganz laut sprach. Sie schlich zur Tür, um zu lauschen, und es klang so, als würde er sich mit jemandem streiten, obwohl er doch allein war. Sie gruselte sich, schloss sich in ihr Zimmer ein und konnte die ganze Nacht nicht schlafen. Am Morgen traf die Mutter Christian in der Küche an; er saß dort mit leerem Blick herum. Als sie ihn fragte, weshalb er so früh aufgewacht sei, antwortete er unter Tränen, dass seine Gedanken von Leuten kontrolliert würden, die auf der Straße vor dem Haus vorbeigingen. Tief erschrocken rief Madame G. ihren Arzt an, der seine Empfehlung wiederholte: Sie sollten schnellstmöglich einen Psychiater konsultieren.

»Und er weigert sich herzukommen?«

»Heute zumindest. Er hat gesagt, er sei zu müde.«

»Können Sie ihn noch einmal bitten?«

»Versuchen werde ich es. Und sein Vater auch.«

»Gut. Halten Sie mich auf dem Laufenden.«

Wir erhoben uns, und ich begleitete Madame G. bis an die Tür des Sprechzimmers. Gerade als sie mir die Hand reichen wollte, stiegen ihr Tränen in die Augen.

»Ein … so lieber kleiner Junge«, schluchzte sie.

Als ich am nächsten Tag ins Wartezimmer schaute, erblickte ich dort Madame G. in Begleitung eines groß gewachsenen jungen Mannes mit blondem Haar und mürrischer Miene. Er hatte ein langes, schmales Gesicht und eine struppige Frisur; in seinen Augen brannte ein seltsames Feuer. Er folgte uns ins Sprechzimmer. Nachdem er sich gesetzt hatte, begann er auf seine Hände zu starren, die er verkrampft auf den Knien hielt. Er war leichenblass, abgemagert und offensichtlich erschöpft. Als ich mich ihm gegenüber setzte, warf er mir einen kurzen, zugleich eindringlichen und verschreckten Blick zu, dann widmete er sich wieder der Betrachtung seiner Hände.

»Ich freue mich, dass Sie kommen konnten, Christian. Ich weiß, dass Sie sehr müde sind. Darüber sollten wir reden.«

»… Ja.«

Er starrte uns erneut angstvoll an, als wollte er allein durch diesen Blick seine tiefe Verzweiflung zeigen, die er nicht mehr in Worte fassen konnte.

Das Gespräch war schwierig. Häufig beantwortete Christian die Fragen nicht oder nur nach langem Schweigen. Von Zeit zu Zeit schaute er uns mit seinen blassen Augen fest ins Gesicht und sah dabei so überrascht aus, als würden wir in einer ihm unverständlichen Sprache reden. Manchmal hörte er mitten im Satz zu sprechen auf und schien in geheimnisvolle Gedanken zu versinken.

»Was wollten Sie sagen, Christian? Ich habe Sie nicht verstanden.«

»Ich will nicht mehr an die Uni.«

»Ja, und weshalb nicht?«

»Zu viele Leute.«

»Fühlen Sie sich unter vielen Menschen unwohl?«

»Nein … Ich meine eher die anderen … die in mir drin …«

»Und zu Hause?«

»Sie hindern mich … mein Zimmer …«

»Was passiert dort in Ihrem Zimmer?«

Christian hatte sich abrupt unterbrochen, als hätte er gerade etwas Überraschendes gehört. Ich spitzte die Ohren, vernahm aber nichts als das Kommen und Gehen der Ärzte und Krankenpfleger jenseits der Tür.

»Sie sehen so aus, als würden Sie gerade etwas hören, Christian …«

Er antwortete mir nicht mehr. Er schien irgendwelchen Dingen in seinem Innern zu lauschen.

»Hören Sie etwas, Christian?«

»Die fangen schon wieder an.«

Seine Stimme zitterte vor Empörung.

»Womit fangen sie an?«

»Sie machen sich lustig …«

»Jemand macht sich lustig über Sie?«

»Sie sagen mir …«

»Ja?«

Christian sah mich niedergeschlagen an und gab dann keine Antworten mehr.

Der erste Tag seines Krankenhausaufenthalts brachte keine großen Veränderungen. Er blieb den größten Teil des Tages in seinem Zimmer und weigerte sich, die Mahlzeiten gemeinsam mit den anderen Patienten einzunehmen. In der Nacht wachte er auf und begann mit sich selbst zu sprechen, aber so, als würde er jemandem antworten. An den ersten beiden Tagen kamen der Assistenzarzt und eine Krankenschwester mehrmals zu ihm, um das Diagnosegespräch ordentlich zu Ende zu führen. Man verschrieb Christian außerdem ein Neuroleptikum, das seine Angst und seine Halluzinationen mindern sollte.

Ansonsten nahm man verschiedene Untersuchungen vor: Blutanalyse, Elektroenzephalogramm, Gehirntomografie.

Die Ergebnisse zeigten keine einzige Anomalie, was seine Eltern erst beruhigte und dann wieder beunruhigte.

»Aber wenn all diese Befunde normal sind, was hat er dann eigentlich genau?«

Als die Neuroleptika zu wirken begannen, wurden Christians Ängste allmählich geringer, und er wachte nachts nicht mehr auf. Am vierten Tag war er bereit, die Mahlzeiten im Speisesaal einzunehmen, vermied aber jedes Gespräch mit den anderen Patienten. Auch den Pflegern gab er keine Antwort – mit Ausnahme der Abendschwester, die ihm seine Medikamente brachte. Ihr gelang es, einige Worte mit ihm zu wechseln. Es ging immer um das Gleiche: die Wirkungen der Behandlung und die viele Zeit, die er im Bett zubrachte.

Jeden Tag gingen der Assistenzarzt und ich zu Christian, um zu beurteilen, wie die Medikamente anschlugen, und um zu versuchen, ihn besser kennenzulernen. Er sprach jetzt bereitwilliger. Dass wir uns für ihn interessierten, gab ihm ein Gefühl der Sicherheit, und so sagte er schließlich, dass ihn all die Leute strapazierten, die nachts und manchmal auch am Tage mit ihm redeten.

»Alle, die mit Ihnen reden? Das Klinikpersonal?«

»… Nein.«

Er blickte uns an; er zögerte.

»Hören Sie noch andere Stimmen, Christian?«

Keine Antwort.

»Hören Sie, wie jemand mit Ihnen spricht, obwohl gar keiner da ist?«

Er war überrascht, dass wir es erraten hatten. Wie konnten wir das wissen? Wir wussten es, weil wir schon vielen anderen jungen Menschen zugehört hatten, die nicht mehr schlafen konnten. Aber Christian hatte gedacht, dass er der einzige Mensch auf der Welt sei, der solche Stimmen hörte, dass er eine außergewöhnliche persönliche Katastrophe erlebe. Wir warteten darauf, dass er uns mehr darüber erzählte, und versuchten, das Aufzucken der Neugier zu verbergen, von der jeder Psychiater erfasst wird, wenn ein Patient kurz davor ist, die Tür zu seiner inneren Welt zu öffnen. In Christians Fall war es eine Welt voller Lärm und Wut.

»Sagen sie unangenehme Dinge zu Ihnen?«

»Die eine Stimme sagt Gemeinheiten über mich.«

Christian wurde von zwei unterschiedlichen Stimmen behelligt – einer Männerstimme und einer Frauenstimme. Die Männerstimme gehörte einem jungen Burschen seines Alters, der verletzende Bemerkungen machte und beispielsweise sagte: »Du bist echt 'ne Flasche!« oder: »Armer Blödmann!« Diese Stimme tauchte aus dem Nichts auf, normalerweise in Gegenwart anderer Personen. Sie hatte einen spöttischen und aggressiven Tonfall, und Christian spürte, dass sie ihm feindlich gesinnt war. Die Frauenstimme war zurückhaltender und sanfter; er konnte sie häufiger hören. Sie wiederholte einfach nur, was er gerade dachte, oder beschrieb, was er gerade tat: »Er steht auf. Er läuft umher. Gleich wird er zu seiner Mutter gehen.« Diese Stimme klang nicht feindselig, aber seltsamerweise machte gerade sie Christian am meisten Angst.

Er hatte den Eindruck, nicht mehr frei denken zu können. Es war, als ob seine Gedanken von einer anderen Person kontrolliert würden. Sie wurden nicht mehr von seinem eigenen Willen geleitet, sondern von Außenstehenden, besonders von denen, die nachts auf der Straße unter seinem Fenster vorüberfuhren.

Er verriet uns den Namen dieser Leute, deren Gegenwart er ahnte, auch wenn er ihnen niemals begegnet war. Er kannte sie unter dem Namen »Uluten«. Diese Uluten kontrollierten nicht nur seine Gedanken, sie schickten ihm auch Stimmen, die durch jede Mauer drangen. Er konnte ihnen nicht entrinnen. Er wollte sterben.

Mehrere Gespräche waren nötig, bis uns Christian Bruchstücke jenes Chaos enthüllt hatte, das in ihm wohnte. Manchmal konnte er uns in allen Einzelheiten beschreiben, was ihn quälte, und er schien sogar gern mit uns zu sprechen. Ein andermal war er wie abwesend, beantwortete unsere Fragen nicht mehr oder brachte mit leerem Blick unzusammenhängende Sätze hervor. Aber es zeichnete sich eine Besserung ab. Nach dreiwöchigem Klinikaufenthalt gelang es Christian, während der ganzen Dauer eines Gesprächs präsent zu bleiben. Er verriet uns, dass er die Stimmen nur noch zwei- oder dreimal täglich hörte und dass sie ihn nicht mehr wirklich störten. Er sprach nicht mehr von fremdgesteuerten Gedanken. Jetzt saß er häufiger im Fernsehzimmer. Wenn sich die Krankenschwestern ihm zuwandten, konnte er mit ihnen kurze Unterhaltungen über seinen Tagesplan und Ereignisse aus dem Klinikalltag führen. Er schien an diesen Gesprächen sogar einen gewissen Gefallen zu finden und bewies manchmal einen merkwürdigen Sinn für Humor. Als ihm eine Krankenschwester Komplimente zu seiner Kleidung machte (er begann jetzt wieder auf seine äußere Erscheinung zu achten), antwortete er lächelnd: »Wissen Sie, das ist ja auch das Einzige, was mir noch bleibt.« Aber er klagte auch darüber, dass die Behandlung ihn schläfrig mache, und so reduzierte man die Dosierung seines Neuroleptikums um ein Drittel.

Fünf Wochen nach der Einweisung ins Krankenhaus begann er regelmäßig an den Sitzungen der medikamentös behandelten Patienten teilzunehmen. Diese Gruppe wurde von einer Krankenschwester geleitet und sollte die Patienten über ihre Neuroleptika-Therapie informieren. Insbesondere wies man sie auf die Vorzüge und Nachteile des Medikaments hin sowie auf die besten Wege, die verschriebene Dosis einzunehmen und mit dem Arzt darüber zu sprechen. Bei jeder Sitzung behandelte ein kleiner Videofilm das Thema des Tages und zeigte, wie sich Klinikpersonal und Kranke über die Behandlung unterhielten. Nachdem alle die Videosequenz gesehen hatten, trainierte die Krankenschwester ihre Patienten durch Gespräche und praktische Übungen darin, die Aufmerksamkeit auf ein bestimmtes Ziel zu konzentrieren und es sich gut zu merken. Christian hörte aufmerksam zu und beteiligte sich an den Gesprächen. Er schien mit Erleichterung zu einer Art Studentenrolle zurückzufinden – und diesmal in einer Situation, die er meistern konnte.

Einmal wöchentlich ging er, von einem Krankenpfleger begleitet, mit anderen Patienten in die Schwimmhalle. Er nahm auch an einer Gesprächsgruppe teil, in welcher die Patienten gemeinsam ausgewählte Themen diskutierten. Er selbst aber ergriff dort praktisch nie das Wort.

Seine Eltern besuchten ihn jedes Wochenende. Sie lernten auch die verschiedenen Mitglieder des Klinikteams kennen. Wir hielten sie über Christians Fortschritte auf dem Laufenden. Sie durchlebten Phasen der Freude, wenn wir ihnen bestätigten, dass es ihrem Sohn besser ging, und Phasen der Verzweiflung, wenn ihnen wieder bewusst wurde, dass er in der Psychiatrie war, oder wenn ihnen Patienten über den Weg liefen, die ganz offensichtlich »verrückt« waren.

Christian war nun seit mehr als einem Monat im Krankenhaus. Wir schlugen seinen Eltern vor, ihn einen Nachmittag nach draußen mitzunehmen. Sie schienen darüber glücklich, aber vor allem beunruhigt zu sein. Weil schönes Wetter war, fuhr die Familie aufs Land und machte dort einen Spaziergang. Als Christian ein großes Weizenfeld sah, das im Sonnenschein sacht hin und her wogte, bekam er plötzlich gute Laune und lachte zufrieden auf. Seine Mutter war entzückt, dass er so froh war, und fragte, was ihm denn solche Freude bereite. Er entgegnete: »Dass sie so ganz ohne Mühe wachsen.« Seine Eltern dachten schweigend über den Sinn dieser Antwort nach. Das Gespräch kam wieder in Gang, als sie ein Picknick machten. Während der Mahlzeit schien Christian vollkommen präsent zu sein und beteiligte sich an der Unterhaltung. »Er war genau wie früher«, sagte Madame G. später. Die Eltern hatten den Eindruck, dass Christian genesen war und bald wieder ein normales Leben würde führen können. Seine Schwester jedoch beobachtete ihn mit Besorgnis. Sie spürte, dass er »anders« war und dass sich verflüchtigte, was sie einst verbunden hatte.

Bei seiner Rückkehr in die Klinik wirkte Christian entspannter als sonst. Aber kaum hatte er die Eingangshalle betreten, ließ er seine Eltern, ohne sich von ihnen zu verabschieden, brüsk stehen und verzog sich auf sein Zimmer. Eine Krankenschwester sah Madame G. weinen.

In der folgenden Woche versammelten wir die ganze Familie zu einem Gespräch. Christian, der zwischen seiner Schwester und seinem Vater saß, schien sich unbehaglich zu fühlen und starrte auf seine Schuhe. Monsieur G. wirkte ruhig und ernst. Er schien auf jede schlechte Nachricht vorbereitet, die wir ihm vielleicht verkünden würden. Die Schwester beobachtete Christian und richtete kleine scherzhafte Bemerkungen an ihn, um ihn zum Sprechen zu ermuntern und ihm zu zeigen, dass sie ihn genauso mochte wie früher. Madame G. wirkte sehr ängstlich und flehte uns mit ihren fiebrig glänzenden großen Augen an, als könnte ein einziges Wort von uns Christian auf den rechten Weg zurückführen. Gleich zu Beginn des Gesprächs erklärte sie, dass sie sehr beunruhigt sei, weil Christian nun schon so lange seine Vorlesungen und Seminare an der Universität versäumt habe, und dass sie hoffe, er könne sein Studium bald wiederaufnehmen. Christian blickte uns mit verdrießlicher Miene an und sagte, er wolle nicht an die Universität zurückkehren. Seine Mutter fiel ihm ins Wort: »Das denkt er bloß, weil er noch krank ist, aber bald wird es ihm besser gehen.« Christian antwortete: »Das denkt sie bloß, weil sie es eben denkt, aber es wird mir nicht besser gehen.« Seine Mutter brach in Tränen aus.

Es bedurfte mehrerer Gespräche wie dieses, damit Christian und seine Familie zu einer besseren Kommunikation zurückfanden und sich jeder die Sorgen der anderen besser bewusst machte. Bei den ersten Sitzungen informierte der Assistenzarzt die Familie über Christians Krankheit und ihre typischen Symptome. Als er erklärte, was Halluzinationen sind, schien Christian sehr interessiert zuzuhören. Er ergriff mehrmals das Wort, um jene Halluzinationen zu beschreiben, an denen er selbst gelitten hatte. Monsieur und Madame G. waren verblüfft über diese Enthüllungen. Sie verstanden nun auch, weshalb er so viele Stunden damit zugebracht hatte, auf seinem Zimmer Musik zu hören: Wenn sie sehr laut war, schaltete sie die »Stimmen« aus.

Nachdem die Eltern über Christians Symptome Bescheid wussten, verstanden sie besser, weshalb sein Verhalten manchmal so seltsam wirkte. Sie regten sich nicht mehr so über ihn auf, kritisierten ihn weniger und ermutigten ihn häufiger. Die Atmosphäre in der Familie verbesserte sich, was für Christian sehr wahrscheinlich das Rückfallrisiko verminderte. Dank den Informationen, die der Assistenzarzt ihnen gegeben hatte, wurde ihnen auch klar, dass ihr Sohn mit ernsthaften Schwierigkeiten zu kämpfen hatte, für die er nichts konnte, und dass man nicht erwarten durfte, dass er schnell wieder zu einem normalen Leben zurückfinden würde.

Die ersten Gespräche brachten auch ans Licht, dass Madame G. an einer Depression litt. Wir schickten sie zu einem Psychiaterkollegen, und ihre Stimmung besserte sich binnen wenigen Wochen. Viele Eltern, die die Krankheit ihres Kindes schwer trifft, leiden zu einem bestimmten Zeitpunkt an

Angst- oder depressiven Störungen und müssen sich deswegen behandeln lassen.

Der für Christian verantwortliche Assistenzarzt, der Psychologe dieser Einrichtung, die Krankenschwestern, die Sozialhelferin und ich – wir alle setzten uns regelmäßig zusammen, um den Zustand des jungen Mannes zu beurteilen und Entscheidungen über seine Aktivitäten, die weitere Therapie und eine mögliche Entlassung zu treffen. Nach mehreren Beratungen mit Christian und seinen Eltern wurde beschlossen, Christian nach sechswöchigem Klinikaufenthalt zu entlassen. Trotzdem sollte er dreimal pro Woche den Vormittag in der Tagesklinik verbringen, wo er weiterhin an den Treffen der medikamentös behandelten Patienten und an der Gesprächsgruppe teilnehmen würde. Er würde auch regelmäßige Termine mit dem Psychologen und dem zuständigen Assistenzarzt haben. Außerdem erklärten er und seine Familie sich bereit, noch zwei Monate lang allwöchentlich zur Familientherapie zu kommen. Diese Sitzungen sollten Christian und seinen Eltern beibringen, besser miteinander zu kommunizieren und gemeinsam die Alltagsprobleme zu lösen, die sich der ganzen Familie jetzt stellen würden.

Christian und seine Angehörigen traten damit in eine neue Phase ihres Lebens ein, die voller Hoffnungen und voller Enttäuschungen sein würde. Eine Familie wie alle anderen waren sie nicht mehr. Die Zukunft war ungewiss geworden, vielleicht würde es weitere Klinikaufenthalte geben, weitere Belastungen für sie alle, und vielleicht würde Christian sein Jurastudium niemals abschließen. Aber es gab jetzt auch Hoffnung, dass er wieder ein lebenswertes Leben führen konnte – in einer Gemeinschaft, die einen Menschen respektiert, der von einer Krankheit schwer geprüft ist.

Abschottung von der Außenwelt, wachsende Schwierigkeiten, die Ausbildung weiterzuführen, Vernachlässigung der Hygiene – das sind die Zeichen, die Christians Eltern zuerst beunruhigen. Eine Freundin, der sie sich anvertrauen, sagt ihnen, ihr Sohn habe vielleicht eine Depression. Aber von Anfang an haben Christians Eltern und seine Schwester das unklare Gefühl, dass es sich um etwas anderes handelt. Christian hat sich verändert, er hat nicht mehr denselben Kontakt zu ihnen, scheint sich in einer anderen Welt zu befinden.

Gleich beim ersten Gespräch mit Madame G. denke ich an ein bestimmtes Krankheitsbild, vor allem, nachdem sie mir beschrieben hat, auf welch schleichende Art sich die Symptome eingestellt haben. Wenn Christians Schwester berichtet, wie ihr Bruder sich mit einem unsichtbaren Gegenüber streitet, denkt jeder Psychiater sofort, dass Christian zu »Stimmen« spricht, also Gehörhalluzinationen hat. Als ich mit ihm am Telefon spreche und merke, wie schwer es ihm fällt, Sätze zu bilden, habe ich genügend Indizien beisammen, um zu vermuten, dass Christian an Schizophrenie erkrankt ist. Diese Diagnose hat weitreichende Konsequenzen für das Leben eines Menschen und darf nicht leichtfertig ausgesprochen werden. Gewiss, schon bei der ersten Begegnung mit Christian und seiner Familie waren mir viele Symptome der Schizophrenie aufgefallen. Aber noch fehlte mir ein grundlegendes Element, um die Krankheit sicher zu diagnostizieren: das Andauern dieser Symptome. Schizophrenie ist nämlich eine Krankheit, die sich über mehrere Jahre hinweg entwickelt. Man geht also davon aus, dass der Patient mindestens sechs Monate an Wahnvorstellungen oder Halluzinationen leiden muss, damit man die Diagnose »Schizophrenie« mit Sicherheit stellen kann. Es gibt nämlich andere psychische Störungen, deren Symptome denen der Schizophrenie ähneln und die nur wenige Wochen andauern. So unterscheiden die Psychiater die schizophreniforme Störung, die weniger als sechs Monate anhält, und die kurze reaktive Psychose, die weniger als einen Monat dauert. In Frankreich werden die beiden letztgenannten Störungen häufiger als *bouffées délirantes* (»Wahnschübe«) bezeichnet. Wenn also ein junger Mensch mit Wahnvorstellungen und Halluzinationen in die Psychiatrie kommt, darf man hoffen, dass es sich um einen solchen Wahnschub handelt, der nach ein paar Wochen oder Monaten wieder verschwinden wird. In Christians Fall aber erlaubte es die Beständigkeit der Störungen, die Diagnose »Schizophrenie« zu bestätigen.

Was bezeichnet man als Schizophrenie?

Die Schizophrenie beginnt meist am Ende der Teenagerjahre oder im frühen Erwachsenenalter. Man kann sie beschreiben, indem man ihre Symptome in zwei Gruppen aufteilt – in positive und negative Symptome.[1] Die sogenannten positiven Symptome sind Wahnvorstellungen und Halluzinationen. Christian hat zwei Typen von Halluzinationen: Die Stimmen der »Uluten« sind akustisch-verbale Halluzinationen – das heißt, für Christian ähneln sie ganz normalen Tönen und scheinen auch von einem bestimmten Ort auszugehen. In seinem Fall kommen sie von der Straße und dringen wie andere Straßengeräusche auch durch die Mauern. Die Männerstimme und die Frauenstimme, welche seine Handlungen kommentieren, sind hingegen innerpsychische Halluzinationen und ähneln normalen Tönen nicht. Christian hört sie »in seinem Kopf«, als drängen sie direkt in seinen Geist ein.

Christian hat außerdem den Eindruck, dass ihm seine Gedanken befohlen werden: Er glaubt, dass die Uluten sie von außen kontrollieren. Dieses Symptom ist bei Schizophrenie ziemlich häufig, und man kann sich denken, wie beängstigend es für den Betroffenen sein muss. Stellen Sie sich nur einmal vor, Ihre Gedanken – also Ihr Allerpersönlichstes, das Sie normalerweise steuern und beherrschen – würden von einem fremden Willen manipuliert. Wo könnten Sie noch Zuflucht finden, wenn der Feind doch in Ihrem Kopf steckt? Wären Sie noch dieselbe Person, wenn Ihre Gedanken Ihnen nicht mehr gehörten? Wenn Sie sich außerdem bewusst machen, dass diese feindseligen Stimmen plötzlich aus dem Nichts heraus auftauchen, bekommen Sie eine Vorstellung von dem Schrecken, der junge Männer und Frauen zu Beginn ihrer Erkrankung oft packt, bevor sie in Behandlung kommen. Man versteht nun auch, warum das Selbstmordrisiko bei Schizophrenie noch höher liegt als bei der Depression.

Die Stimmen und der Eindruck eines fremdbefohlenen Denkens gehen bei Christian mit Wahnvorstellungen einher, also mit irrigen Ideen, die für ihn aber ein Mittel sind, seinen beängstigenden Erlebnissen einen Sinn zu verleihen. Allerdings sind Christians Wahnvorstellungen ziemlich karg und unscharf: Er hat keine klare Vorstellung von der Identität der »Uluten« oder von ihren Zielen. Auch ist er nicht in der Lage, den verschiedenen Stimmen, die ihn quälen, eine Bedeutung zuzuweisen. Seine Wahnvorstellungen und Halluzinationen ähneln einem Film, der kein richtiges Drehbuch hat und bei dem es schwerfällt, einen roten Faden zu finden. Bei Schizophrenie ist das häufig der Fall.

Bei anderen mentalen Störungen (zum Beispiel beim paranoischen Wahn) haben die Patienten ebenfalls wahnhafte Ideen, aber diese sind viel zusammenhängender: Die Betroffenen denken, dass eine Verschwörung gegen sie angezettelt wurde, und können dieses Komplott mit der Präzision eines Romanciers beschreiben. Ihr Wahn reichert sich übrigens auch ständig mit Ereignissen ihres Alltags an. Ein paranoider Patient, den ich gekannt habe, entdeckte im Fahrstuhl seines

Wohnhauses sehr reale Graffiti. Sogleich dachte er, es müsse sich um eine beleidigende Botschaft des Hauseigentümers handeln, der ihm Angst zu machen versuche, um ihn aus der Wohnung zu vergraulen. Später sah er in der Eingangshalle Telefontechniker, und gleich hatte er den Verdacht, dass eine Geheimpolizei im Auftrag dieses Eigentümers Wanzen in seiner Wohnung installieren wolle. Diese Wahnvorstellungen unterscheiden sich von denen, die man meist bei Schizophrenie beobachtet, weil sie eine innere Logik besitzen, die an einen Roman oder ein Märchen erinnert. Christians Wahnideen hingegen sind nicht zu einem kohärenten Ganzen strukturiert.

Die zweite Gruppe von Symptomen der Schizophrenie wird von den sogenannten negativen Symptomen gebildet – »negativ«, weil sie all das beschreiben, wovon ein schizophrener Patient »weniger« hat als eine gesunde Vergleichsperson: weniger Energie (Christian bleibt den ganzen Tag im Bett), weniger Konzentrationsfähigkeit (er schafft es nicht mehr zu lesen), eine geringere Fähigkeit zum vernünftigen Nachdenken, eine geringere emotionale Intensität (»Abstumpfen« der Emotionen) und schließlich der Verlust des Interesses an der Außenwelt. Bei Christian haben sich diese negativen Symptome schon vor den positiven Symptomen gezeigt. Sie waren es, die ihm den Kontakt mit den anderen, das Studium und selbst die Antwort auf einfache Fragen immer schwerer gemacht haben. Schizophrene Patienten erzählen, dass sie manchmal Mühe haben, einem Gespräch zu folgen, dass sie auf nichts mehr Lust haben, sich nicht mehr konzentrieren können und den Eindruck haben, sich nicht mehr freuen zu können. Diese negativen Symptome können denen einer schweren Depression ähneln, aber die sonstigen Anzeichen sind nicht dieselben.

Jeder Patient weist positive und negative Symptome zugleich auf, allerdings in unterschiedlichen Mischungsverhältnissen. Je nachdem, ob die positiven oder die negativen Symptome am deutlichsten sichtbar sind, kann man die schizophrenen Erkrankungen in verschiedene Formen einteilen, wobei es zwei Extrempole gibt: die paranoide Form, bei welcher der Kranke viele Halluzinationen und Wahnvorstellungen hat und eher aktiv ist (Vorherrschen der positiven Symptome), und die hebephrene Form, bei welcher der Kranke sich in sich selbst zurückzieht, kaum spricht und sich wenig bewegt (Vorherrschen der negativen Symptome). Aber zwischen diesen beiden Extremformen gibt es alle möglichen Zwischenstufen. Außerdem kann sich die Krankheit bei ein und demselben Patienten im Laufe der Zeit auch von einer Form zur anderen entwickeln. Bei seiner Einweisung leidet Christian an einer gemischten Form von Schizophrenie – mit einem leichten Überwiegen der negativen Symptome.

Schizophrenie ist keine seltene Krankheit. Zahlreiche epidemiologische Studien aus verschiedenen Ländern zeigen, dass das Risiko, irgendwann im Leben einmal an ihr zu erkranken, bei etwa 1 Prozent liegt. In Frankreich sind mehr als 500 000 Menschen in unterschiedlichem Maß von dieser Krankheit betroffen.

Schizophrenie ist keine Krankheit der westlichen Gesellschaften. Neue epidemiologische Untersuchungen belegen, dass es überall auf der Welt schizophrene Personen gibt, selbst in den sogenannten »primitiven« Gesellschaften. Das ist beispielsweise bei den sibirischen Eskimos der Fall, bei den Yoruba in Nigeria oder den japanischen Ainu. Jedes dieser Völker verfügt über ein Wort, um »Verrücktheit« im Sinne einer Zerrüttung der Seele oder des Geistes zu beschreiben. Feldstudien haben enthüllt, dass diese Völker solche Mitglieder ihres Stammes als »Verrückte« betrachten, die wir als schizophren bezeichnen würden. Die halluzinatorischen Erfahrungen ihrer Zauberer oder Schamanen sehen sie hingegen nicht als Zeichen des Wahnsinns an. Zauberer sind perfekt an ihre Gemeinschaften angepasste Individuen, was bei Stammesmitgliedern, die an Schizophrenie erkrankt sind, im Allgemeinen nicht der Fall ist. Anders als man weithin glaubt, ist Schizophrenie also keine mit der Lebensweise in den Industriegesellschaften verbundene Krankheit. Sie kann die Bewohner des Dschungels oder des Packeises genauso treffen und wird auch von Völkern, die noch nie etwas von Psychiatrie gehört haben, als eine Krankheit anerkannt.[2] Schizophrene gibt es also in allen Ländern der Welt, aber ein größerer Teil von denen, die in Drittweltstaaten leben, scheint langfristig einen günstigeren Krankheitsverlauf zu haben als die aus den entwickelten Ländern. Sie bleiben nicht so lange im Krankenhaus und finden danach auch häufiger wieder Arbeit. Diese besseren Aussichten können unterschiedlichen Faktoren geschuldet sein: Die Familien sind größer, alle arbeiten im Haus oder ganz in der Nähe und können also einander auch besser dabei helfen, sich zu Hause um das erkrankte Familienmitglied zu kümmern. Landwirtschaftliche oder handwerkliche Arbeiten erfordern keine so hohe Qualifikation wie die meisten Berufe in den westlichen Gesellschaften, und ein schizophrener Mensch kann sich leichter an solche Tätigkeiten anpassen, was seine Chancen erhöht, Teil der Gesellschaft zu bleiben. Diese begünstigenden Faktoren können ihre Wirkung noch besser entfalten, wenn der Patient regelmäßig mit Neuroleptika behandelt wird. Auch in Europa gibt es landwirtschaftlich geprägte Gemeinschaften mit einer jahrhundertealten Tradition, geistig Erkrankte aufzunehmen. Die Dorfbewohner integrieren die Patienten in ihre Familie und gestatten ihnen auf diese Weise, am Dorfleben und den typischen Arbeiten auf dem Lande teilzunehmen. Die Kinder werden von Anfang an daran gewöhnt, mit psychiatrischen Patienten zusammenzuleben, und setzen später als Erwachsene jene Tradition der familiären Eingliederung fort. Die berühmtesten dieser Gemeinschaften findet man in Dun-sur-Auron (Frankreich) und Geel (Belgien).[3]

Schizophrenie ist keine Krankheit der modernen Welt. Schon im Jahre 1856 lieferte der französische Psychiater Bénédict Augustin Morel eine präzise Beschreibung des Leidens; ihm folgte 1895 der deutsche Psychiater Emil Kraepelin. Letzterer begann seine Laufbahn als Assistent bei Prof. Bernhard von Gudden, dem unglückseligen Psychiater des Bayernkönigs Ludwigs II. – des berühmtesten Schizophrenen. Gudden, ein Vorkämpfer für No-Restraint-Methoden in der Psychiatrie, begleitete seinen königlichen Patienten auf einem Spaziergang ohne Wachen. Man sah den Psychiater und den König am Ufer des Starnberger Sees im Abendnebel verschwinden. Von diesem Spaziergang kehrten sie nicht zurück. Hat der König versucht, sich umzubringen, und seinen Arzt dabei dem Ertrinken mit ausgeliefert? Handelte es sich um einen Mordanschlag, bei dem Gudden als störender Augenzeuge ebenfalls beseitigt werden musste?

Kraepelin hatte ein weniger tragisches Schicksal. Gestützt auf die Beobachtung Hunderter Kranker, lieferte er zu den verschiedenen Formen von Schizophrenie systematische Beschreibungen, die noch immer aktuell sind.[4]

Da Morel und Kraepelin festgestellt hatten, dass die Krankheit beim jungen Erwachsenen beginnt und seine intellektuellen Fähigkeiten beeinträchtigt, bezeichneten sie sie als *Dementia praecox* (vorzeitige Demenz). Erst der Schweizer Psychiater Eugen Bleuler schuf im Jahre 1911 den Begriff »Schizophrenie«, den Kraepelin in seinen letzten Abhandlungen übernahm.

»Schizo« kommt vom griechischen *schizein* (spalten) und

»phren« von *phrenos* (Seele, Geist). Bleuler hat diese neue Bezeichnung geschaffen, um auf die Spaltung hinzuweisen, von welcher der Geist schizophrener Patienten im Verlauf der Erkrankung betroffen ist: Christians Ideen sind nicht mehr durch logische Beziehungen miteinander verbunden, sondern durch ungewöhnliche Assoziationen. Bleuler hat darauf aufmerksam gemacht, dass sich dieses Phänomen des Auseinanderfallens bei gesunden Individuen im Traum einstellt. Wir alle kennen bizarre Träume, in denen die Ereignisse durch absurde Verbindungen zusammengehalten wurden, die uns im Traum aber logisch zu sein schienen. Manchmal repräsentiert auch ein und dieselbe Traumfigur verschiedene Personen und verwandelt sich – bisweilen in uns selbst –, ohne dass uns so etwas spanisch vorkäme. Ein schönes Beispiel für einen solchen Traum schildert Marcel Proust auf den letzten Seiten von »Eine Liebe von Swann«. Swann träumt, dass er gemeinsam mit Freunden auf einer Steilküste am Meer einen grasbewachsenen Pfad entlangspaziert. Unter den Leuten, die vor ihm gehen, sind Napoleon III. und Odette, die Frau, die Swann liebt. Später bemerkt er, dass Odette mit Napoleon III. verschwunden ist. Ihm wird klar, dass der Kaiser kein anderer ist als Forcheville, sein Nebenbuhler im wirklichen Leben. Und noch später im Traum begegnet er einem jungen Mann, der Odettes Verrat beweint, und plötzlich versteht er, dass dieser junge Mann er selbst ist.

Auch Kafkas Erzählung »Ein Landarzt« scheint auf der Grundlage der Absonderlichkeiten eines Traumes komponiert zu sein, eines Traumes, in welchem die absurdesten Verhaltensweisen dem Erzähler völlig logisch vorkommen. In einer Schneenacht wird ein Arzt zum Hausbesuch gerufen. Er lässt seinen Pferdeschlitten anspannen und fährt zu einem seltsamen Haus, wo man ihn entkleidet und dicht an den Sterbenden legt, während sich die übrigen Hausbewohner sonderbaren Ritualen hingeben, die dem Träumer aber vollkommen natürlich scheinen.

Verständlicherweise verwandelt ein solches Erschlaffen der Wahrnehmung und des vernünftigen Nachdenkens, wenn es sich nicht im Traum, sondern im Wachzustand ereignet, den allerbanalsten Tagesablauf in ein tief verstörendes Erlebnis. Bleuler hielt diese Lockerung der Assoziationen für ein Primärsymptom der Schizophrenie, also für ein Symptom, das von der Krankheit selbst direkt verursacht wird.

Darüber hinaus hat Bleuler sogenannte sekundäre Symptome beschrieben, die der Interaktion des »verrenkten« Geistes des Schizophrenen mit der Außenwelt geschuldet sind.[5] (So wie bei der Osteoporose das Primärsymptom die Entmineralisierung der Knochen wäre, während die Brüche durch Erschütterungen dieser fragil gewordenen Knochen sekundäre Symptome wären.) Die Lockerung der Assoziationen und die übrigen von Bleuler beschriebenen Symptome werden oftmals unter dem Begriff der »vier großen A« zusammengefasst: Assoziation, Affekt, Autismus und Ambivalenz.

Wie wir bereits gesehen haben, sind die *Assoziationen* im Ideengefüge des Patienten gestört oder gelockert. Was er sagt, ist oft zerfahren und unlogisch. Während unserer ersten Zusammenkünfte wechselte Christian manchmal mitten im Satz das Thema, sodass seine Sätze unverständlich wurden. Ein anderer schizophrener Patient schrieb einige Tage nach seiner Einweisung die folgenden Sätze in ein Heft: »Wichtig immer wieder auf dieselbe Idee zurückzukommen die zurückkommt denn in der Wand die Leere ist nicht zurückgekommen auch wenn ich nicht einverstanden bin geben sich jenseits der Welt die Leute aus der Welt immer noch Mühe.«

Die *Affekte*, die Emotionen, sind bei den meisten Patienten abgestumpft oder unangemessen. Ein Patient kann lächeln, wenn man ihm eine schlechte Nachricht überbringt, er kann wegen einer offensichtlichen Bagatelle in Zorn geraten oder allgemein nur geringe Freude oder geringe Traurigkeit empfinden. Nach Bleuler ist diese Störung der Emotionen eine Folge der gelockerten Assoziationen: Wie sollte man auch stabile oder angemessene Emotionen zeigen, wenn man keine kohärente Sicht auf die Außenwelt hat?

Autismus bezeichnet hier die Neigung des Patienten, sich in sich selbst zurückzuziehen und in seiner eigenen Welt zu leben. Während bestimmter Phasen ihrer Krankheit suchen schizophrene Patienten oft die Einsamkeit und möchten nicht gestört werden. So brachte Christian zu Hause immer mehr Zeit allein in seinem Zimmer zu. Im Krankenhaus neigte er dazu, jedem Gespräch auszuweichen und sich zurückzuziehen. Werden die Patienten erst einmal behandelt, können sie die Freude an menschlicher Gesellschaft zurückgewinnen, aber manchmal haben sie Schwierigkeiten beim Kommunizieren. Nach Bleuler ist dieser Autismus für den Patienten ein Mittel, um sich vor dem Kontakt mit der Außenwelt zu schützen. Solche Kontakte verträgt der Kranke nämlich schlecht, weil ihm nur noch gelockerte mentale Assoziationen zur Verfügung stehen, um die Welt zu verstehen und zu meistern. Für den Patienten hat der Autismus dieselbe Funktion wie die Klostermauer für einen Mönch, die Wüste für einen Eremiten, die Versenkung in die Wissenschaft für einen Gelehrten … und das Schreiben von Büchern für einen Psychiater.

Der Begriff *Ambivalenz* schließlich bezeichnet die Tatsache, dass die Patienten häufig widerstreitende Gefühle hegen, beispielsweise Sympathie und Feindseligkeit ein und derselben Person gegenüber, oder dass sie in Wahlsituationen hin- und hergerissen sind (ein Patient kann sich nicht entscheiden, ob er mit der Familie nach draußen gehen soll oder nicht).

Wie weiß man, ob jemand schizophren ist?

Heutzutage beruht die Diagnose »Schizophrenie« auf präzisen Kriterien, auf welche sich die Mehrheit der Psychiater geeinigt hat. Ein Patient, den ich für schizophren halte, wird von meinen Kollegen im In- und Ausland wahrscheinlich dieselbe Diagnose zu hören bekommen. Diese Übereinstimmung ist relativ neu – sie steht am Ende einer langen Geschichte, die in den Universitätskliniken des frühen 20. Jahrhunderts begonnen hat, wo schnauzbärtige Psychiater mit Krawatte ihres Amtes walteten.

Kraepelin hat mit aller Strenge eine präzise Beschreibung und exakte Klassifizierung der Symptome vorgenommen; das machte es möglich, die Schizophrenie von allen anderen Formen von Wahnvorstellungen und Halluzinationen abzugrenzen. Dazu passt, dass sein ausgeprägtes Interesse für Botanik dazu führte, dass er seine Mitarbeiter regelmäßig aufs Land mitnahm, um Pflanzen zu sammeln und Herbarien anzulegen. Bleuler wiederum war von Freud beeinflusst: Er lieferte nicht nur eine perfekte Beschreibung der verschiedenen Krankheitssymptome, sondern versuchte auch, die Mechanismen ihrer Entstehung zu erhellen.

In den Fünfziger- und Sechzigerjahren des 20. Jahrhunderts kamen die meisten US-amerikanischen Psychiater dann aus der psychoanalytischen Schule; sie benutzten die bleulerschen Kriterien, um Schizophrenie zu diagnostizieren. Auf der Grundlage dieser Diagnosen konnte man epidemiologische Untersuchungen durchführen und den prozentualen Anteil der Schizophrenen an der Gesamtbevölkerung messen.

Eine Entdeckung erschütterte damals die Welt der universitären Psychiatrie: Die epidemiologischen Studien zeigten, dass Schizophrenie in den Vereinigten Staaten doppelt so häufig war wie in Großbritannien.[6] Bei einer Krankheit, deren Ursachen man nicht kannte, war diese ungleiche Häufigkeit sehr interessant. Woran mochte sie liegen? Warum wurde man nördlich des Rio Grande leichter schizophren? War es kulturellen, genetischen oder klimatischen Faktoren geschuldet? Man kann sich vorstellen, zu welchen theoretischen Interpretationen man so hätte gelangen können. Malen wir uns einmal aus, wie eine solche Debatte mit Dutzenden Büchern und flammenden Erklärungen im Schlepptau hätte aussehen können:

Marxistische Interpretation: Schizophrenie wird durch den *American way of life* begünstigt, der auf den Erwerb und Konsum materieller Güter gerichtet ist, welche als soziale Statussymbole und einziges Ziel der Existenz dargestellt werden (Variante à la Marcuse).

Demografische Interpretation: Die Schizophrenie ist dem Rassenmix geschuldet, der in den USA viel stärker ausfällt als in Großbritannien (Theorie mit möglichen rassistischen Varianten).

Psycholinguistische Interpretation: In einer Bevölkerung, die zum großen Teil aus frisch Eingewanderten besteht, begünstigen das Erlernen des Englischen und der Verlust der Muttersprache das Auftreten von Schizophrenie.

Interpretation à la Lacan: In den amerikanischen Familien ist die väterliche Autorität schwächer ausgeprägt, denn nach Scheidungen leben die Kinder oft bei alleinerziehenden Müttern, und in einem Land, das viel größer ist als Großbritannien, sind die Väter dann oftmals geografisch weit entfernt. Die Ver-einigten Staaten sind das Land der ent-einigten Menschen, das Gesetz des Vaters verliert sich, die Verwerfung überträgt sich auf die Realität, und so kommt es eben, dass Ihr Sohn schizophren ist.

Zum Glück untersuchten die an diesen Studien beteiligten Psychiater, ehe sie Theorien vorbrachten, erst einmal die Tatsachen (was in der Psychiatrie und den Geisteswissenschaften nicht immer der Fall ist). Sie prüften nach, auf welchem Wege die Kollegen in beiden Ländern zu ihren Diagnosen gelangt waren.[7] Man bat amerikanische und britische Psychiater, für dieselben Patienten Diagnosen zu stellen. Bei dieser Überprüfung konnte man feststellen, dass manche Patienten je nach Nationalität des Psychiaters unterschiedliche Diagnosen erhielten. Die Briten verwendeten Kriterien, die sich eher an Kraepelin anlehnten: Für sie waren das Auftreten von Wahnvorstellungen und Halluzinationen sowie die Entwicklungsdauer der Störung wichtig. Ihre amerikanischen Fachkollegen verließen sich eher auf die weniger spezifischen »vier großen A« nach Bleuler. So stuften sie Personen als schizophren ein, die ihre britischen Kollegen als depressiv oder mit Persönlichkeitsstörungen behaftet ansahen.

Diese Studien zeigten, wie notwendig es war, international akzeptierte Diagnosekriterien zu entwickeln. Diese liegen seit der Erarbeitung der dritten Version des »Diagnostischen und Statistischen Manuals Psychischer Störungen« (DSM III-R) der American Psychiatric Association vor.[8] Sie erlauben heute den Psychiatern aller Länder, einander zu verstehen, wenn sie von »schizophrenen Patienten« sprechen. Auf dieser Grundlage wird auch ein Vergleich der Wirksamkeit verschiedener Medikamente oder Psychotherapien möglich.

Wesentlich dramatischere Vorgänge hat es allerdings in der Sowjetunion gegeben. Im Auftrag des KGB bedienten sich Psychiater des Begriffs der »schleichenden Schizophrenie«, um Personen als schizophren einzustufen, die niemals Wahnideen oder Halluzinationen gehabt hatten, sondern deren Störung hauptsächlich darin bestand, dass sie mit dem Regime nicht einverstanden waren. Seit den Sechzigerjahren und bis 1989 diente diese Diagnose als Vorwand, um Tausende von gesunden Menschen in primitiven Irrenhäusern zu internieren, wo sie mit brutalen und entwürdigenden Mitteln behandelt wurden. Dieser verbrecherische Irrweg der Medizin wurde von Dissidenten, von westlichen Psychiatern und sogar von mutigen sowjetischen Psychiatern wie Semjon Gluzman angeprangert. Die sowjetische Psychiatrie wurde 1983 mit einiger Verspätung aus dem World Psychiatric Organisation ausgeschlossen – eine Maßnahme, die bis 1989 Bestand hatte.[9] Seitdem bessert sich die Lage allmählich, und diese Fortschritte werden durch einen Austausch mit den westlichen Ländern und durch Besuche von Psychiatern, die ausländische Verbände repräsentieren, unterstützt. In den »Psychiatric News« publizierte Aufsätze belegen allerdings, dass diese Entwicklung langsam verläuft: Die vom Wordl Psychiatric Organisation in die Sowjetunion entsandten Mitglieder einer Enquetekommission haben festgestellt, dass die für die Repressalien verantwortlichen Psychiater im Jahre 1991 immer noch auf ihren Posten saßen und nicht gerade großen Eifer zeigten, ihre Diagnose- und Behandlungsmethoden zu ändern.[10] Glücklicherweise beginnen in den Nachfolgestaaten der UdSSR neue Psychiaterverbände zu entstehen, die unabhängig von der politischen Macht sind.

Welche Ursachen hat die Schizophrenie?

Gegenwärtig gibt es noch keinerlei Gewissheiten darüber, was Schizophrenie verursacht. Diese Feststellung darf jedoch nicht dazu führen, dass man alle Forschungen zu diesem Thema in Bausch und Bogen ablehnt, weil sie uns noch keine kohärente Erklärung der Krankheit liefern konnten. Einige Entdeckungen auf bestimmten Gebieten lassen uns nämlich annehmen, dass die Schizophrenie nicht nur eine einzige Ursache hat, sondern – wie auch die Depression – von einem ganzen Bündel interagierender Faktoren abhängt.

Lange hat man gesagt, dass Schizophrenie von der Familie des Patienten verursacht werde. Man verdächtigte die Eltern, bei ihrem Sohn oder ihrer Tochter Schizophrenie hervorzurufen, indem sie mit ihnen seit der Kindheit auf falsche Weise kommunizieren. Manche behaupteten, dass es die typische »Schizophrenen-Mutter« gebe, die gleichzeitig besitzergreifend und aggressiv sei, zu nahe an ihrem Kind und dann doch wieder abweisend. Seit den 1950er-Jahren interessierten sich zahlreiche Wissenschaftler für die Kommunikation in den Familien schizophrener Patienten. Sie alle versuchten, im Verhalten der Familienmitglieder Kommunikationsstörungen aufzuspüren, die für eine Familie mit schizophrenem Kind charakteristisch sein könnten. Einer der berühmtesten Kommunikationsfehler, die man in solchen Familien beobachten konnte, ist das sogenannte *double-bind* (»Doppelbindung«) – ein Begriff, der vom kalifornischen Forscherteam von Palo Alto geprägt wurde.[11] Nach dieser Theorie richtet ein Elternteil wiederholt Botschaften an den Kranken, die scheinbar einfach, in Wahrheit aber sehr komplex sind. Das *double-bind* hat auf mehreren Ebenen Botschaften, die einander widersprechen. Der Patient fühlt sich gezwungen zu gehorchen, kann das aber nicht tun, ohne gleichzeitig einem anderen Teil der Botschaft gegenüber ungehorsam zu sein. Das löst in ihm ein tief gehendes Unbehagen aus. Wenn eine Mutter zu ihrem Sohn sagt: »Sei doch endlich ein bisschen selbstständiger!«, ist das ein einfaches Beispiel für *double-bind*: Gehorcht er der Botschaft, indem er unabhängiger wird, dann gehorcht er gleichzeitig auch nicht, denn es ist nicht gerade ein Beweis für Unabhängigkeit, wenn man das befolgt, was die Mutter einem sagt. Gleiches gilt für die Botschaft einer Ehefrau an ihren Gatten: »Sei doch mal ein Mann!« Die Anhänger der *double-bind*-Theorie vermuten, dass die Jugendlichen schizophren werden, weil sie derart Stress erzeugende Botschaften erhalten.

Die Theorie des *double-bind* lieferte eine brillante und zugleich plausible Erklärung für eine geheimnisvolle Krankheit. Damit war ihr Erfolg garantiert. In den Sechziger- und Siebzigerjahren, einer Zeit der Rebellion gegen Autorität im Allgemeinen und die Familie im Besonderen, erfreute sie sich großer Beliebtheit. Ken Loachs Film »Family Life« ist ein Beispiel für die Sicht vieler Intellektueller auf die Familie und die Psychiatrie jener Zeit. Er zeigt, wie eine wenig verständnisvolle Familie eine junge Frau nach und nach so weit bringt, dass sie in eine psychiatrische Klinik eingeliefert werden muss.

In dieser Epoche bekamen viele Eltern von den behandelnden Teams Schuldgefühle eingeimpft oder wurden ins Abseits geschoben. Dennoch konnte die Theorie vom *double-bind* durch objektive Studien niemals bestätigt werden. Selbst Experten hatten ihre Mühe damit, eine *double-bind*-Kommunikation zu erkennen; es fiel ihnen also schwer, ihre Häufigkeit in den Familien zu messen, um nachzuweisen, dass sie in den Familien schizophrener Patienten häufiger auftrat. Das *double-bind* ist damit einfach ein interessanter Reflexionsgegenstand geblieben, der die Arbeit jedes Familientherapeuten bereichern kann; dass es aber für die Entstehung von Schizophrenie verantwortlich ist, konnte nie bewiesen werden.

Weitere Studien versuchten, noch anderen Anomalien im Verhalten einer Familie die Schuld zu geben, aber sie waren mit dreierlei Schwierigkeiten konfrontiert[12]:

1. Sie wollten zwar die kommunikativen Störungen innerhalb einer Familie aufspüren, aber diese Störungen waren niemals streng genug definiert, um zum Gegenstand ob-

jektiver Untersuchungen werden zu können (vgl. das *double bind*).

2. Es gab die Störungen nicht nur in den Familien von Schizophrenen, sondern auch in Familien mit Kindern, die an schweren Erbkrankheiten litten, beispielsweise am Down-Syndrom. Das war eher ein Hinweis darauf, dass es die schwere Krankheit des Kindes war, welche die Kommunikationsstörungen der Eltern verursachte, und nicht umgekehrt.
3. Sicher stieß man in manchen Familien mit einem schizophrenen Sohn auf Kommunikationsstörungen – so war die Redeweise mancher Eltern häufig vager und unpräziser als die von Eltern mit gesunden Kindern. Aber wie sollte man zeigen, dass diese Redeweise verantwortlich für das Auftreten der Krankheit bei ihrem Sohn war? Ging sie nicht eher auf den Stress zurück, der von dieser Krankheit erst ausgelöst worden war? Bestimmte Wissenschaftler (darunter Gregory Bateson, der Vater des »*double-bind*«) hielten sogar die Ungenauigkeit der Sprache bei manchen Eltern von Schizophrenen selbst für nichts anderes als eine milde Form von Schizophrenie. Die bei den Eltern beobachtete Kommunikationsstörung sollte teilweise genetischen Ursprungs sein, und die vollständige Ausprägung der Störung wäre dann die Schizophrenie, an welcher Sohn oder Tochter erkranken. Wie wir noch sehen werden, geben genetische Forschungen Anlass zur Annahme, dass diese Hypothese für manche Familien womöglich zutrifft.

Diese Studien aus den Fünfziger- und Sechzigerjahren hatten ihre Hypothesen über den Ursprung der Schizophrenie also nicht verifizieren können. Dennoch hatten sie das Verdienst, die Aufmerksamkeit der Forscher und der praktizierenden

Ärzte auf die Familie zu lenken, die von der Krankheit so schwer getroffen wird und die für den Kranken die wichtigste Stütze bildet.

Dank neuerer Forschungen, die besser konzipiert waren als die früheren, konnte man in den Familien subtilere Mechanismen entdecken, die nicht als Ursachen für Schizophrenie betrachtet werden können, aber den Krankheitsverlauf negativ beeinflussen. Englische Psychiater, die in den frühen Sechzigerjahren die weitere Entwicklung ihrer Kranken methodisch untersuchten, stellten verblüfft fest, dass die Patienten, die nach ihrer Entlassung aus dem Krankenhaus wieder in ihre Familien zurückkehrten, eine höhere Rückfallquote hatten als jene, die in Gemeinschaftseinrichtungen untergebracht worden waren. Diese Feststellung führte zu einer Reihe von Studien, die in ihrer methodischen Strenge und ihrer ideologischen Unvoreingenommenheit Musterbeispiele wissenschaftlichen Herangehens sind.[13] Diese Untersuchungen, die hauptsächlich in England und den Vereinigten Staaten, später auch in Indien, durchgeführt wurden, haben gezeigt, dass es eine Beziehung zwischen bestimmten Haltungen eines Familienmitglieds und der Häufigkeit von Rückfällen und Wiedereinweisungen beim Patienten gab. So wurde das Konzept der *expressed emotion*, der »ausgedrückten Emotion«, kurz auch *EE* genannt, entwickelt.

Die *EE* ist ein Indikator für das Verhalten von Familienmitgliedern gegenüber dem Patienten.[14] Man kann sie für jedes Familienmitglied einzeln messen, indem man die Person in einem Vieraugengespräch über den Patienten reden lässt. Der Bewerter notiert bestimmte Bemerkungen und Verhaltensweisen der verwandten Person, während sie über den Patienten und das Leben im gemeinsamen Zuhause spricht. Er erfasst unter anderem die Anzahl und den Typ spontaner kritischer Äußerungen des Verwandten (»Er gibt sich überhaupt keine Mühe!«) und der Bemerkungen, die eine sehr starke emotionale Beteiligung zeigen (»Als ich erfuhr, dass man ihn wieder in die Psychiatrie eingewiesen hat, hätte es mich fast vom Stuhl gehauen!«). Indem man die Worte des Familienmitglieds auf diese Weise analysiert, gelangt man zu einer Gesamtpunktzahl für die *expressed emotion*. Untersuchungen in verschiedenen Ländern haben ergeben, dass ein schizophrener Patient, der zu seiner Familie zurückkehrt, in den neun Monaten danach ein viermal höheres Rückfallrisiko hat, wenn er mehr als 35 Stunden pro Woche Kontakt mit einem Familienmitglied hat, das hohe *EE*-Werte erreicht – selbst dann, wenn er weiterhin sein Neuroleptikum einnimmt. Es gibt noch andere quantitative Methoden zur Bewertung der Kommunikation in der Familie, etwa den *Affektiven Stil* oder *AS*, bei dem man während eines Gesprächs zwischen Eltern und Kind besonders auf Kritik achtet und auf Bemerkungen, die Schuldgefühle auslösen oder zu aufdringlich sind.[15] Wenn man die *AS*-Werte der Eltern eines Jugendlichen untersucht, dessen Störungen darauf hindeuten, dass er eine Schizophrenie entwickeln könnte, stellt man einige Jahre später fest, dass es eine Korrelation zwischen diesen Werten und der Schwere der Störungen des Patienten gibt.

Natürlich werden diese Evaluationsmethoden unter besonders strengen Bedingungen umgesetzt – mit Bewertern, die (meist im Rahmen von Forschungsprogrammen) speziell für diese Aufgabe geschult worden sind. Es ist unmöglich, die ausgedrückten Gefühle durch »bloßes Hingucken« zu messen, indem man etwa feststellt, dass ein gestresster Elternteil eine Kritik vom Stapel lässt, weil die Tochter den lieben langen Tag auf ihrem Zimmer hockt.

Wenn die Mutter Christian ins Wort fällt und sagt: »Das denkt er bloß, weil er noch krank ist, aber bald wird es ihm besser gehen«, äußert sie sich an seiner Stelle über den Inhalt seiner Gedanken (aufdringliche Bemerkung). Ihr Wunsch, dass Christian bald wieder sein Jurastudium aufnehmen möge, ist verständlich, aber es ist eine unrealistische Erwartung. Und dass sie dazu neigt, häufig zu weinen, wenn sie von ihrem Sohn spricht, kann als ein Zeichen für zu große emotionale Verstrickung betrachtet werden. Wie hoch auch ihre tatsächliche Punktzahl in *expressed emotion* sein mag – auf jeden Fall würde ihr und ihrem Sohn eine stressärmere Kommunikationsweise guttun.

Weshalb steigert es aber das Rückfallrisiko der Kinder, wenn die Eltern hohe Werte in den Kategorien *EE* und *AS* haben? Diese Frage beschäftigt viele Wissenschaftler. Es ist wahrscheinlich, dass eine hohe Punktzahl mit der Schwierigkeit verbunden ist, klare und positive Botschaften an den Patienten zu richten und die zu lösenden Probleme mit ihm zu verhandeln. Diese Schwierigkeiten erhöhen den Stresspegel des Patienten und begünstigen damit einen Rückfall. Allerdings ist das erst einmal eine Hypothese. Man könnte sie überprüfen, indem man den Eltern beibringt, ruhig und klar zu kommunizieren und – um den durch die Krankheit verursachten Alltagsschwierigkeiten die Stirn zu bieten – mit ihrem erkrankten Kind Probleme zu verhandeln und zu lösen. Wenn solch ein Training dazu führen würde, die *expressed emotion* und gleichzeitig die Zahl der Rückfälle zu mindern, wäre die Ausgangshypothese bestätigt.

Genauso sind einige Forscherteams auch vorgegangen. Bisher gibt es fünf kontrollierte Studien, die zeigen, dass eine Verhaltenstherapie mit Familienmitgliedern, die besonders auf Kommunikations- und Problemlösungstraining gerichtet ist, die Anzahl der Rückfälle beim Patienten beträchtlich verringert, wenn man zum Vergleich diejenigen Patienten heranzieht, die eine übliche Behandlung ohne Einbeziehung der

Familie erhalten.[16] Die Verhaltenstherapie mit der Familie kann im Rahmen von etwa zehn Sitzungen in wöchentlichem oder vierzehntägigem Rhythmus erfolgen.[17] Nach einer Phase der Anfangsevaluation verläuft die Therapie in drei Etappen: Man informiert die Familie über die Krankheit, schult sie in angemessener Kommunikation und schließlich auch in Problemlösung. Die Informationen über die Krankheit erlauben es der Familie, das Verhalten und die Schwierigkeiten der schizophrenen Person besser zu verstehen und sie damit auch besser zu akzeptieren. Die Eltern werden beispielsweise besser begreifen, dass sich ihr Sohn nicht aus Faulheit oder Egoismus in sein Zimmer zurückzieht, statt am Familienleben teilzunehmen – es liegt einfach daran, dass seine negativen Symptome es ihm gegenwärtig schwer machen, mit anderen zu kommunizieren, oder dass ihn Halluzinationen plagen und seine Behandlung vielleicht verändert werden muss. Das Kommunikationstraining hilft den Familienmitgliedern, klare und positive Botschaften auszusenden, aggressive Bemerkungen zu vermeiden und Fortschritte zu ermutigen. Diese Etappe bildet eine Vorstufe für das Training in Problemverhandlung und -lösung, das anhand von Beispielen durchgeführt wird, die dem Alltagsleben der Familie entnommen sind. Nach den wöchentlichen Sitzungen kommt die Familie in größeren Zeitabständen erneut in die Sprechstunde, um Bilanz zu ziehen oder ein neu aufgetretenes Problem zu erörtern. Verhaltenstherapien mit der Familie haben bei der Mehrheit der Patienten, die mit ihren Angehörigen zusammenleben, ihre Wirksamkeit unter Beweis gestellt. Da es sich um eine flexible Herangehensweise handelt, kann man je nach der zeitlichen Verfügbarkeit der Familien und des behandelnden Teams auch Varianten anbieten: Gruppensitzungen mit Eltern und Kranken, Programme, die sich auf die Information über Schizophrenie beschränken, oder ein Training nur mit dem Patienten oder einem ganz bestimmten Familienmitglied.

Keine einzige Studie hat bisher nachweisen können, dass die Schizophrenie selbst vom Verhalten der Familie ausgelöst wird. Aber es hat sich gezeigt, dass bestimmte Verhaltensweisen in der Familie den Stresspegel des Patienten und die Zahl seiner Rückfälle erhöhen können oder auch bei gefährdeten Jugendlichen die Entwicklung zu schweren Krankheitsformen begünstigen. Deshalb ist es so wichtig, Therapiemethoden einzusetzen, welche die Familie einbeziehen.

Biologische Forschungen

Eine sehr rege Forschungstätigkeit hat die physiologischen Anomalien bei Schizophrenie erkundet[18], und zwar:

- Anomalien der elektrischen Hirntätigkeit, die sich in immer ausgefeilteren Elektroenzephalogrammen registrieren lassen;
- Anomalien bei bestimmten Augenbewegungen. Es geht dabei um die Bewegungen des Auges, wenn der Blick einem sich gleichmäßig bewegenden Objekt folgt. Studien haben gezeigt, dass diese Augenbewegungen bei 50 bis 85 Prozent der schizophrenen Patienten ruckartig sind, aber nur bei 5 bis 8 Prozent der normalen Testpersonen. Und noch eine verwirrende Feststellung hat man gemacht: Bei nahen Verwandten eines schizophrenen Patienten, die selbst nicht unter Schizophrenie leiden, steigt die Rate auf 30 bis 50 Prozent!
- Anomalien des Stoffwechsels verschiedener Moleküle, vor allem des Dopamins, das besonders eingehend untersucht worden ist.[19]

Seit etwa 1980 haben Hirnuntersuchungen mithilfe bildgebender Verfahren ans Licht gebracht, dass es auch in diesem Bereich häufige Anomalien bei Schizophrenen gibt. Der Röntgenscanner hat leichte Anomalien der Gehirnstruktur enthüllt: Die Hirnventrikel schizophrener Patienten sind im Durchschnitt größer als bei normalen Testpersonen. Anfangs dachte man, dass diese Erweiterung durch die Einnahme der Medikamente hervorgerufen wird, aber dann entdeckte man sie auch bei jungen Patienten, die man noch gar nicht behandelt hatte. Man verzeichnet diese Vergrößerung nicht bei allen Patienten, aber sie steht offenbar in einer direkten Beziehung zur Schwere der negativen Symptome und womöglich auch zu Anomalien im Dopamin-Stoffwechsel.

Die Bilder, welche man durch Kernspinresonanzspektroskopie erhielt, haben subtilere Anomalien in der Größe und Dichte bestimmter Gehirnstrukturen ans Licht gebracht – etwa am *Corpus callosum* oder am Temporallappen.

Mit einem Positronen-Emissions-Tomografen kann man Echtzeitbilder des Hirnstoffwechsels erhalten, indem man die Entwicklung eines radioaktiven Moleküls verfolgt. Bei schizophrenen Patienten konnte man verschiedene Anomalien feststellen, besonders eine Umkehr in der Funktionsbeziehung zwischen Kortex und präfrontalem Kortex.[20]

Obgleich diese Anomalien bei Schizophrenen viel häufiger auftreten als bei anderen Kranken, können sie noch nicht als »Marker« für Schizophrenie betrachtet werden, denn keine von ihnen findet man durchgehend bei allen Patienten, die aufgrund ihrer Symptome als schizophren eingestuft wurden. Es könnte also Untertypen der Krankheit geben, die wir noch nicht unterscheiden können.

Dennoch werden die neuen bildgebenden Verfahren wie etwa die Positronen-Emissions-Tomografie (PET-Scans) in den kommenden Jahren zu bedeutenden Fortschritten im

Verständnis der Krankheitsmechanismen führen. Inzwischen ist es möglich, die Aktivität bestimmter Hirnzonen separat zu untersuchen, während der Patient verschiedene Aufgaben ausführt. Die jüngste Entwicklung, der SPECT-Scanner (oder Einzelphotonen-Emissions-Tomograf) erlaubt es, auf den Grundlage natürlicher Isotope des Organismus noch präzisere Informationen über den Stoffwechsel zu erhalten. Nach der Psychopharmaka-Revolution der 1960er-Jahre, als die meisten heute in der Psychiatrie eingesetzten Medikamente auf den Markt kamen, stehen wir vielleicht an der Schwelle einer zweiten Revolution, die von diesen neuen Technologien getragen wird.

Wie bei jeder Krankheit hat man sich auch bei der Schizophrenie die Frage gestellt, ob das Erworbene oder das Angeborene bei ihr überwiegt. Wird man durch seine Chromosomen schizophren oder durch seine Umgebung? Familienzentrierte und epidemiologische Untersuchungen messen dem Umfeld eine gewisse Bedeutung für den weiteren Krankheitsverlauf bei: Wie wir gesehen haben, können günstige Bedingungen Rückfälle vermindern und eine gute soziale Eingliederung der Patienten begünstigen. Wie sieht es nun aber mit den Chromosomen aus?

Um das Angeborene vom Erworbenen zu unterscheiden, greifen die Forscher zu mehreren Hilfsmethoden: Zunächst einmal untersuchen sie die anderen Familienmitglieder, selbst entferntere Verwandte. Wenn eine Krankheit einen genetischen Faktor enthält, ist für die Verwandten des Patienten das Risiko, ebenfalls von ihr betroffen zu sein, höher als für eine nach dem Zufallsprinzip ausgewählte Vergleichsgruppe. Dieses Risiko wäre dann umso höher, je enger man mit dem Patienten verwandt ist. Ein anderer Weg ist die Zwillingsforschung: Wenn es bei einer Krankheit einen genetischen Faktor gibt, müssten eineiige Zwillinge (deren genetisches Material sich sehr, sehr ähnelt) häufiger alle beide betroffen sein als zweieiige Zwillinge, die sich nur wie normale Geschwister ähneln. Eine dritte, noch aussagekräftigere Methode der Forschung ist, Kinder zu untersuchen, die gleich nach ihrer Geburt adoptiert wurden, und dabei auch den weiteren Weg ihrer »richtigen«, das heißt ihrer biologischen Eltern zu verfolgen. Solche Kinder unterliegen nicht mehr dem erzieherischen Einfluss der biologischen Eltern, sondern dem ihrer Adoptiveltern. Wenn die biologischen Eltern eine bestimmte Krankheit haben und diese auch bei den Kindern häufiger auftritt, kann man daraus ebenfalls schlussfolgern, dass bei dieser Krankheit genetische Faktoren wirken.

Diese drei Forschungswege sind in verschiedenen Ländern auch für die Schizophrenie beschritten worden. Sie haben übereinstimmende Resultate erbracht: Bei der Schizophrenie spielen genetische Faktoren eine Rolle.[21] Für die Geschwister eines schizophrenen Patienten liegt das Risiko, irgendwann im Laufe ihres Lebens dieselbe Störung zu entwickeln, je nach Studie bei 5 bis 10 Prozent – ein Wert, der weit höher ist als bei der Normalbevölkerung (1 Prozent). In derselben Größenordnung bewegt sich das Risiko für die Kinder des Patienten oder der Patientin. Das bedeutet allerdings auch, dass Kinder und Geschwister der schizophrenen Person eine Chance von neun zu eins haben, im Laufe ihres Lebens *nicht* an Schizophrenie zu erkranken. Sind die Eltern beide schizophren, steigt das Risiko für das Kind auf fast 50 Prozent, selbst wenn es von gesunden Eltern adoptiert worden ist.

Wenn man die Familien schizophrener Patienten untersucht, stößt man nicht nur auf eine größere Häufigkeit von Verwandten mit derselben Krankheit, sondern auch auf eine gehäufte Zahl von anderen psychischen Störungen, etwa der schizotypischen oder der paranoiden Persönlichkeitsstörung. Die Wissenschaftler nehmen also an, dass vielleicht nicht die

Schizophrenie selbst genetisch übertragen wird, sondern eher ein »gemeinsamer Kern«, der unter dem Einfluss anderer umfeldspezifischer oder biologischer Faktoren eine Schizophrenie oder andere, weniger schlimme Störungen entstehen lässt. In die genetische Weitergabe der Schizophrenie wären also mehrere Gene verwickelt, und das Individuum würde die vollständige Krankheitsform nur ausbilden, wenn es eine genügend große Zahl oder eine bestimmte Kombination dieser Gene aufweist.

Es gibt auch Hypothesen, die einen Virus am Ursprung der Schizophrenie vermuten. Zukünftige Schizophrene werden häufiger im Spätwinter geboren, also in einer Jahreszeit, in der Virusinfektionen bei Müttern und Neugeborenen am häufigsten sind.[22] So könnte ein Virus für winzige Schädigungen verantwortlich sein, die später eine normale Entwicklung bestimmter Hirnkreisläufe hemmen.[23]

Auch die Immunologie leistet ihren Beitrag zur Erforschung der mysteriösen Krankheit: Ein französisches Forscherteam hat bei manchen Patienten Anomalien der Lymphozyten und bestimmter Immunreaktionen aufgezeigt.[24]

Das heute am häufigsten verwendete Erklärungsmodell für die Schizophrenie ist das der erhöhten Stressanfälligkeit. Danach soll die Krankheit aus einem Hin und Her zwischen besonders anfällig machenden, Schutz bietenden und verschlimmernden Faktoren entstehen. Die prädisponierenden biologischen Faktoren sind wohl ererbt oder sehr frühzeitig, schon vor der Geburt, erworben worden. Diese Faktoren modifizieren dann die psychische Entwicklung und machen das Individuum anfälliger, indem sie seine Fähigkeit verringern, bestimmte Arten von Informationen zu verarbeiten. Faktoren, welche die Störung verschlimmern und schneller hervorrufen, sind etwa eine angespannte Atmosphäre in der Familie, eine mangelhafte Kommunikationsbefähigung schon während der Pubertät und das plötzliche Eintreten Stress erzeugender Geschehnisse. Umgekehrt würden Faktoren wirken, die einen Schutz gegen die Erkrankung bieten: kaum Spannungen in der Familie, eine gute Kommunikationsfähigkeit und keine sonstigen Stressquellen. Wenn die prädisponierenden, verschlimmernden und beschleunigenden Faktoren über eventuelle Schutzfaktoren den Sieg davontragen, manifestiert sich die Krankheit in mehr oder minder schwerer Ausprägung. Dieselben Mechanismen wiederholen sich, wenn es zu Rückfällen kommt. Neuroleptika wirken wie ein Schutzfaktor, da sie die physischen Stressreaktionen reduzieren. Weitere Schutzfaktoren können das Trainieren eines gewandten Sozialverhaltens sein oder auch Familientherapien, die den Patienten darin schulen, potentiell Stress erzeugende Alltagssituationen besser zu bewältigen.

Warum Medikamente?

In den 1960er- und 1970er-Jahren begann sich ein Teil der öffentlichen Meinung gegen den Einsatz von Medikamenten in der Psychiatrie auszusprechen. Intellektuelle behaupteten, dass die Neuroleptika ein Mittel zur Unterwerfung der psychisch Kranken seien. Überhaupt seien letztere erst durch den bedrückenden und verderblichen Einfluss von Familie und Gesellschaft krank geworden.[25] Neuroleptika gerieten in den Ruf einer »chemischen Zwangsjacke«, die von den medizinischen und polizeilichen Ordnungskräften angewandt werde, um jene Menschen gefangen zu halten, die von der westlichen Gesellschaft verrückt gemacht worden seien. Nach Ansicht der Vorkämpfer jener Strömung (hier wären vor allem Ronald Laing und David Cooper zu nennen) sollte man den Wahn und die Halluzinationen der Patienten nicht dämpfen, sondern sie bei dieser »Initiationserfahrung«, aus der sie bereichert hervorgehen würden, ganz im Gegenteil »begleiten«. Die Absicht war gut, aber die therapeutischen Erfolge hielten einer Überprüfung nicht stand.

Trotz solcher Exzesse hat diese Bewegung, die oft unter dem Begriff »Antipsychiatrie« zusammengefasst wird, das Interesse für die Lebensbedingungen der psychisch Kranken neu geweckt und zu Herangehensweisen geführt, die sich der Geisteskrankheit über die Familie und die Gesellschaft nähern. Indirekt begünstigte dies auch eine bessere therapeutische Handhabung der Medikamente. Aber manche dieser Psychiatrie-Rebellen hatten vergessen oder nie gewusst, dass viele Patienten, bevor es die Neuroleptika gab, viele Jahre im Gefängnis ihres Wahns und ihrer Halluzinationen zugebracht hatten. Die Mittel, die man damals eingesetzt hatte, um sie zu beruhigen, waren wirklich brutal und entwürdigend gewesen: wegsperren, isolieren, Zwangsjacke (und zwar die richtige). Die meisten dieser Patienten waren gezwungen gewesen, ihr ganzes restliches Leben in Kliniken zu verbringen – unter Bedingungen, die manchmal an ein Gefängnis erinnerten.

Einige dieser Irrenanstalten waren allerdings bemerkenswert gut organisiert, um ihren Patienten ein so normales Leben wie nur möglich zu gestatten. Mit ihren Feldern, Bauernhöfen, Werkstätten, religiösen und künstlerischen Aktivitäten waren diese Krankenhäuser wie eine Gesellschaft im Kleinformat und erlaubten es vielen Patienten, ein menschenwürdiges Leben zu führen und sich beschützt zu fühlen.[26] Aber die am schwersten Erkrankten konnten davon kaum profitieren und wurden unter strengeren Bedingungen eingeschlossen.

Im Jahre 1952 führten die französischen Psychiater Jean Delay und Pierre Deniker die Neuroleptika in die Psychiatrie ein. Dies führte zu bedeutenden Veränderungen im Leben chronisch geisteskranker Menschen. Diese neuen Medikamente schwächten die Symptome der Schizophrenie beträchtlich ab. Die so behandelten Patienten konnten zu Tausenden die Anstalten verlassen und ein Leben außerhalb der Anstalten wagen. Die Behandlung mit Neuroleptika verringerte die Zahl der langen Klinikaufenthalte beträchtlich. Gleichzeitig begann man systematisch damit, die Patienten nach ihrer Entlassung weiter zu betreuen. Solch eine Neuorientierung bei der Behandlung von psychisch Kranken gab es nicht nur in Frankreich, sondern zeitgleich auch in anderen westlichen Ländern. Dank dem Einsatz von Neuroleptika wurden die psychisch Kranken weniger von ihrer Angst und ihren Halluzinationen gequält, und sie konnten sich besser auf die Anforderungen des Lebens »da draußen« einstellen. So konnten die behandelnden Teams sich stärker darauf konzentrieren, die Integration der Patienten in die Gemeinschaft zu fördern.

Christian hat also ein Neuroleptikum verschrieben bekommen; es soll seine Halluzinationen und Wahnvorstellungen abschwächen, und tatsächlich werden sie binnen einigen Wochen ganz verschwinden. Gegenwärtig sind in Frankreich etwa zwanzig verschiedene Neuroleptika erhältlich, und alle von ihnen sind effizient. Der verschreibende Arzt muss allerdings sorgfältig überlegen, welches davon sich für seinen Patienten am besten eignet, und dann die optimale Dosierung bestimmen. Die neuen, sogenannten »atypischen« Neuroleptika erhöhen die Chancen, für jeden Patienten den passenden Wirkstoff zu finden. Wenn das Medikament richtig eingestellt ist und regelmäßig genommen wird, werden viele von ihnen ein beinahe normales Leben führen können, ohne weiter von ihren Halluzinationen gebeutelt zu werden.

Neuroleptika können auch in Form einer intramuskulären Injektion verabreicht werden. Diese erfolgt zweiwöchentlich oder monatlich, was den Patienten und seine Familie von der Sorge um die tägliche Einnahme des Medikaments befreit. Studien haben gezeigt, dass auf diese Weise behandelte Patienten weniger Rückfälle erleiden als solche, die ihr Medikament Tag für Tag einnehmen müssen und damit riskieren, es auch mal zu vergessen.

Aber leider lösen sich durch die Neuroleptika nicht alle Schwierigkeiten in Wohlgefallen auf. Zunächst einmal können sie lästige Nebenwirkungen haben: Zittern, Muskelstarre, Verstopfung, Gewichtszunahme, trockenen Mund (was wiederum Karies begünstigt), Müdigkeit, niedrigen Blutdruck und Schläfrigkeit. Wegen dieser störenden Nebenwirkungen neigen die Kranken dazu, ihre Behandlung zu unterbrechen, was einer der Hauptgründe für Rückfälle ist.

Dennoch lässt sich durch eine Neueinstellung der Dosis, durch ein anderes Neuroleptikum oder zusätzliche Medikamente gegen diese Nebenwirkungen meistens Abhilfe schaffen. Manchmal helfen auch einfache »Tricks«: Um die Speichelbildung zu fördern, kann man beispielsweise zuckerfreien Kaugummi kauen. Wir haben Christian deshalb zu Gruppensitzungen medikamentös behandelter Patienten geschickt – er sollte sich mit den Vorzügen und Nachteilen seiner Behandlung sowie mit den Hilfsmitteln gegen die Nebenwirkungen gut vertraut machen und auch lernen, mit seinem Arzt offen darüber zu sprechen, damit dieser seine Verschreibung nötigenfalls ändern konnte. Solche Gruppensitzungen gibt es immer häufiger. Sie scheinen es den Patienten zu erleichtern, die Therapie zu befolgen, und führen damit zu einem Sinken der Rückfallquote. Dass sich Christians Zustand auch nach der Entlassung nicht wieder verschlechterte, liegt wahrscheinlich auch daran, dass er sein Neuroleptikum regelmäßig einnahm und bereit war, uns zu konsultieren, wenn ihm Nebenwirkungen lästig wurden.

Leider reagieren etwa 10 Prozent aller schizophrenen Patienten auf keines der verfügbaren Neuroleptika mit einer Besserung. Man kann dann – mit wechselndem Erfolg – andere Wirkstoffe einsetzen, beispielsweise Lithium, Carbamazepin oder sogar ganz gewöhnliche Tranquilizer wie Benzodiazepine, um die Angst der Patienten zu dämpfen. Neuere neuroleptische Moleküle wie das Clozapin oder das Risperidon scheinen für die Behandlung jener Schizophrenien, die gegen die üblichen Therapien resistent sind, vielversprechend zu sein.[27]

Neuroleptika haben aber noch andere Grenzen. So wirken sie zwar gut gegen die positiven Symptome (Wahnvorstellungen, Halluzinationen), gegen die negativen jedoch meist kaum. Die Patienten haben dann zwar keine Halluzinationen mehr, aber die anderen Schwierigkeiten bleiben bestehen: Es mangelt ihnen an Energie, sie sind lustlos, können sich schlecht konzentrieren und fühlen sich im Umgang mit anderen Menschen unwohl. In manchen Fällen erlaubt eine Kombination mit Antidepressiva es, die negativen Symptome zu verringern.

Gegen die negativen Symptome der Schizophrenie kann man auch ankämpfen, indem man den Patienten allmählich an Aktivitäten heranführt, die auf ihn zugeschnitten sind. So erspart man es ihm, in Vereinzelung und Untätigkeit zurückzufallen.

Aus diesem Grunde gibt es in den meisten psychiatrischen Einrichtungen und Tageskliniken inzwischen beschäftigungstherapeutische Gruppen. Bei ganz unterschiedlichen Aktivitäten verfolgen sie alle das Ziel, die Patienten dazu zu bringen, sich auf eine Tätigkeit zu konzentrieren und etwas gemeinsam mit anderen zu tun.

In den letzten dreißig Jahren hat man Programme entwickelt, die besonders auf die von der Schizophrenie hervorgerufenen Defizite abgestimmt sind. Ein Bestandteil dieser Programme ist das Training der sozialen Fertigkeiten. Auch wenn sie keine Wahnvorstellungen oder Halluzinationen mehr haben, fällt es vielen schizophrenen Patienten (und vielen psychisch Kranken allgemein) schwer, mit anderen Menschen zu kommunizieren. Als Christian das Krankenhaus wieder verlassen hatte, fühlte er sich unbehaglich, wenn er mit Unbekannten sprechen sollte. Es fiel ihm nicht leicht, sie etwas zu fragen oder seinen Standpunkt und seine Wünsche auszudrücken. Oft äußerte er sich ziemlich unklar und hatte Mühe, einem Gesprächspartner gegenüber entspannt und selbstsicher aufzutreten. All diese Kommunikationsschwierigkeiten behindern die Patienten in Alltagssituationen, sei es beim Einkaufen, bei der Wohnungssuche oder beim Pflegen eines Netzwerks von Bekannten und Freunden. Das führt zu Frustrationen und Vereinsamung, eine typische Ursache für Stress, der wiederum ein begünstigender Faktor für Rückfälle ist. Dies ist einer der Gründe dafür, dass es im Leben vieler junger Patienten immer wieder zu neuen Klinikaufenthalten kommt. Zwar fallen diese dank der besseren Wirksamkeit der Medikamente kürzer aus als früher, aber trotzdem sind sie recht häufig, da die Patienten Mühe haben, sich in einer Gesellschaft zu behaupten, die nicht immer sehr tolerant gegenüber Menschen ist, denen es nicht gut geht.

Das Training sozialer Fertigkeiten verfolgt aber gerade das Ziel, den Patienten bei einer besseren Kommunikation mit anderen Menschen zu helfen. Die Patienten üben, mit klaren Worten zu äußern, was sie wollen, und positive Beziehungen zu ihren Mitmenschen aufrechtzuerhalten. Die Technik ist vom Selbstbehauptungstraining abgeleitet worden, aber man hat sie an die speziellen Anforderungen von chronisch psychisch Kranken angepasst. In einer typischen Sitzung hilft der Therapeut dem Patienten, eine Alltagssituation zu beschreiben, die ihm Schwierigkeiten bereitet.

Christian wusste beispielsweise nicht, was er einem Nachbarn antworten sollte, der ihn nach den Gründen für seinen Krankenhausaufenthalt gefragt hatte. Er fühlte sich unwohl, wenn er bei einer Behörde eine Auskunft einholen musste. Er wagte es nicht, bei der Sprechstundenhilfe darauf zu bestehen, dass er nicht erst in Wochen oder Monaten einen Arzttermin bekam. Auch traute er sich nicht, seine Schwester zu einem Abend unter Freunden zu begleiten, denn er fühlte sich außerstande, mit einem dieser Freunde ein Gespräch zu führen. Als er uns diese für ihn schwierigen Situationen erst einmal beschrieben hatte, konnten wir in Rollenspielen auf sie zurückkommen. Christian verkörperte sich selbst, und sein Gesprächspartner – der Therapeut oder ein anderer Patient – spielte die Rolle des neugierigen Nachbarn oder der widerspenstigen Sprechstundenhilfe. Nach einem ersten Durchlauf gaben wir Christian verschiedene Hinweise. So schaffte er es mit der Psychologin, die die Sprechstundenhilfe spielte, seine Bitte um einen zeitnäheren Termin zu formulieren, aber als sie Nein sagte, wagte er es nicht, auf seinem Anliegen zu beharren. Außerdem hatte er leise gesprochen und war ihrem Blick ausgewichen. Er sollte die Szene also noch einmal durchspielen und sich um Blickkontakt und eine deutlichere Aussprache bemühen; auch sollte er seine Bitte wiederholen. Er begann von Neuem, wagte es tatsächlich, nicht lockerzulassen, und sprach dabei mit festerer Stimme. Sein Blick hingegen wich dem der Psychologin weiterhin aus. Wir gratulierten ihm zu seinen Fortschritten, und er war bereit, das Ganze noch einmal durchzuspielen und darauf zu achten, seine »Sprechstundenhilfe« diesmal richtig anzuschauen. Durch wiederholte Versuche kann man dem Patienten also helfen, wirkungsvoller zu kommunizieren, und dies auf eine Weise, die seinem »natürlichen Stil« so nahe wie möglich kommt. Selbstverständlich müssen die Sitzungen auch dazu führen, dass die im Rollenspiel erlangte Ungezwungenheit nach und nach auf die Außenwelt übertragen wird. Deshalb bekam Christian am Ende der Sitzung den Auftrag, die wirkliche Sprechstundenhilfe um eine Vorverlegung des Termins zu bitten. Beim nächsten Zusammentreffen erzählte er uns, wie es gelaufen war: Beim zweiten Versuch hatte sie seine Bitte akzeptiert.

Man kann in solchen Rollenspielen auch auf Situationen in der Familie eingehen, um Eltern und Kindern dabei zu helfen, besser miteinander zu kommunizieren.

Soziale Kompetenz kann in Einzelsitzungen trainiert werden, aber auch in der Gruppe. Diese Variante bietet eine größere Auswahl an Partnern und Situationen für das Rollenspiel; sie ist auch eine Quelle gegenseitiger Ermutigung und Kameradschaft für die oftmals isolierten Patienten.

Mehrere Studien kamen zu dem Ergebnis, dass das Training sozialer Gewandtheit es (ebenso wie die Verhaltenstherapie, die Christian und seine Familie absolvieren) erlaubt, die Dauer des Krankenhausaufenthalts zu reduzieren und dem Patienten dabei zu helfen, draußen besser klarzukommen. Eine Untersuchung an 103 schizophrenen Patienten hat gezeigt, dass 80 Prozent jener Personen, die in sozialen Fertigkeiten geschult worden waren, ein Jahr nach ihrer Entlassung aus dem Krankenhaus noch keinen Rückfall erlitten hatten – im Gegensatz zu nur 59 Prozent derjenigen, die man auf hergebrachte Weise behandelt hatte.[28] Eine weitere Studie hat noch spektakulärere Resultate zugunsten der Familientherapie erbracht: 66 Prozent der Patienten, die zwei Jahre nach ihrer Entlassung noch ohne Rückfall waren, hatten solch eine Familientherapie durchlaufen, während unter den Patienten mit der traditionellen Behandlung nur 17 Prozent rückfallfrei waren.[29]

Und die anderen Therapien?

Verhaltenstherapien haben im Falle der Schizophrenie eine gewisse Nützlichkeit unter Beweis gestellt: Patienten, welche eine solche Therapie erhalten, haben seltener Rückfälle und benötigen weniger Medikamente. Das soll allerdings nicht heißen, dass andere Techniken – etwa psychoanalytische Herangehensweisen – nicht auch nützlich sein können. Bedingung ist freilich, dass sie an die speziellen Bedürfnisse schizophrener Patienten angepasst werden. Außerdem hängen die Ergebnisse, gleich welche Technik man wählt, auch von der Person des Therapeuten ab. Manche Therapeuten können den Patienten in beträchtlichem Maße helfen, weil sie eine sehr persönliche Herangehensweise haben, die noch von keiner Studie evaluiert worden ist. Egal welche Methode man also praktiziert, wichtig ist das, was einen guten Therapeuten ausmacht: Geduld, Empathie, Aufrichtigkeit, Realitätssinn und ein Interesse an langfristiger Betreuung.

Die Beschreibungen der Schizophrenie zu Beginn des 20. Jahrhunderts klangen ziemlich finster. In ihnen stand, dass sich die Krankheit unweigerlich verschlimmere. Dieser Pessimismus war wohl zwei Faktoren geschuldet: Die Psychiater (von denen es damals erst sehr wenige gab) sahen nur die am schwersten erkrankten Patienten, die man ihnen in die Irrenanstalt brachte, und es gab auch noch keine wirkungsvolle Behandlung, mit der man die Patienten in einen weniger wirren Zustand zurückversetzen konnte. Seither lassen epidemiologische Studien, die man mit aller wissenschaftlichen Strenge in Europa und den Vereinigten Staaten durchgeführt hat und bei denen Patienten über mehr als vierzig Jahre hinweg beobachtet wurden, optimistischere Schlussfolgerungen zu: Nach mehreren Jahren zeigt fast ein Drittel der Kranken praktisch keine Symptome mehr, und eine beträchtliche Zahl der Patienten hat wieder einen Platz in der Gesellschaft gefunden.[30]

Was Christian betraf, so verbesserte sich sein Zustand weiter. Nach sechs Monaten, in denen er regelmäßig die Tagesklinik besuchte, äußerte er den Wunsch nach einer eigenen Unterkunft; er wollte nicht länger im Elternhaus wohnen. Dieses Problem besprach die ganze Familie, die ja während der familientherapeutischen Sitzungen im Verhandeln geschult worden war. Man einigte sich darauf, für Christian nicht allzu weit entfernt von der elterlichen Wohnung ein Zimmer zu mieten. Allerdings bestanden die Eltern darauf, dass Christian jeden Abend zum Abendessen vorbeikam, denn sie fürchteten, er würde sich sonst schlecht ernähren.

Diese Veränderung ging gut vonstatten. Zu Beginn des folgenden Wintersemesters hatten sich Christians Symptome so sehr abgeschwächt, dass er ernsthaft in Erwägung ziehen konnte, wieder an die Universität zu gehen. Allerdings fehlte ihm für ein Jurastudium, das ihm einfach zu lang und zu abstrakt schien, die Motivation. Die Lehrveranstaltungen an dieser Fakultät hatte er noch in schlechter Erinnerung. Nach mehreren Gesprächen mit den Eltern, dem behandelnden Team und einem Arbeitsberater schrieb er sich für eine zweijährige Ausbildung in Rechnungswesen ein, die er halbtags absolvieren konnte. Er kaufte sich einen Computer und spezialisierte sich damit weiter. An dieser Aktivität fand er Gefallen, denn sie ermüdete ihn weniger als der Kontakt zu anderen Menschen und lenkte ihn gleichzeitig von seinen Symptomen ab. Er machte weiterhin Fortschritte. Sein Neuroleptikum, dessen Dosis wir reduziert hatten, nahm er regelmäßig ein, und einmal wöchentlich konsultierte er einen Psychiater in seiner Nachbarschaft. Mit ihm konnte er sich über die Probleme unterhalten, die in seinem Alltagsleben auftraten.

Zweimal kamen seine Halluzinationen wieder zum Vorschein. Aber da Christian nun über seine Krankheit gut informiert war, erhöhte er selbst die Dosis seines Neuroleptikums und bat sofort um einen dringenden Arzttermin. Beide Male konnte eine Einweisung ins Krankenhaus umgangen werden. Die Familie traf sich alle vier Monate mit dem Familientherapeuten, um Bilanz zu ziehen und die guten Kommunikationsgewohnheiten aufrechtzuerhalten. Christians Eltern hatten Kontakt zur Ortsgruppe der UNAFAM aufgenommen. Dieser Verein, der überall in Frankreich Vertreter hat, unterstützt und berät die Familien der Kranken. Christians Familie ging regelmäßig zu den Versammlungen und tauschte dort Tipps mit anderen Eltern aus, die mit ähnlichen Problemen konfrontiert waren. So vermieden sie es, sich sozial zu isolieren, was vielen Eltern passiert, wenn ihr Kind schizophren wird. Madame G. genas von ihrer Depression und begann sich in der Ortsgruppe zu engagieren.

Christian hat seine ganz eigene Geschichte, und man kann sie nicht verallgemeinern. Einige Schizophrene erholen sich schneller und finden zu einem normalen Leben zurück, andere bleiben trotz der Behandlungen ernsthafter und länger beeinträchtigt. Manche haben häufig Rückfälle, andere selten. Ihnen allen aber müssen Familie, Ärzte und Gesellschaft dabei helfen, ihre Selbstständigkeit zurückzuerobern.

Nach zwanzig Jahren

Das Verständnis der Schizophrenie (oder vielmehr der schizophrenen Störungen, denn es gibt ganz unterschiedliche Formen) hat sich vertieft, ohne dass es jedoch einen entscheidenden Fortschritt gegeben hätte. Allerdings hat die Einführung neuer Substanzen – der sogenannten »atypischen Neuroleptika« beziehungsweise »Neuroleptika der zweiten Generation« – das Wohlbefinden vieler Patienten erhöht.

Ursprung und biologische Grundlagen der Krankheit

Dank der Hirnuntersuchungen mit bildgebenden Verfahren haben wir immer präzisere Landkarten von den unauffälligen Anomalien erhalten, die man im Gehirn unbehandelter Patienten vorfindet. Heute interessiert man sich mehr und mehr für Probleme an den Verbindungsstellen verschiedener Hirnzonen und versucht, diese Unregelmäßigkeiten in eine Beziehung zu den positiven und negativen Krankheitssymptomen zu bringen. Auch richtet sich das Interesse stärker auf Anomalien der weißen Hirnsubstanz, die aus Myelin besteht – einem Stoff, der die Neuronen ummantelt und eine entscheidende Rolle bei der Erregungsleitung spielt.[31]

Was den Ursprung der Störung angeht, so haben neuere Forschungen jene Risikofaktoren bestätigt, von denen man bereits vermutet hatte, dass sie mit der Krankheitsentstehung etwas zu tun haben: ein genetisches Risiko in der Familie, Virusinfektionen während der Schwangerschaft und sogar Unterernährung. Genetische Untersuchungen haben gezeigt, dass Varianten bestimmter Gene, welche die Rezeptoren der Neuronen codieren, bei schizophrenen Patienten häufiger anzutreffen sind.[32] Aber das ist wiederum nicht bei allen der

Fall, sodass die positiven und negativen Symptome, die wir unter dem Begriff Schizophrenie vereinen, wahrscheinlich die Folgen verschiedener Krankheiten während der Gehirnentwicklung sind.

Als Beispiel dafür, wie komplex die Ursachen der Störung sind, sei eine aktuelle Studie an 10 000 schwangeren Frauen genannt: Sie hat nachgewiesen, dass bei Frauen, die wegen eines oberen Harnweginfekts behandelt wurden, das Risiko, ein schizophrenes Kind zur Welt zu bringen, im Vergleich zu einer Gruppe gesunder Frauen nicht erhöht ist, *außer wenn* es in der Familie bereits eine andere von Schizophrenie betroffene Person gibt.[33] Es sieht ganz danach aus, als würde der durch die Infektion beziehungsweise ihre Behandlung ausgelöste Stress nur in *Synergie* mit dem genetischen Risiko wirken.

Behandlung

Eine neue Generation von Neuroleptika, die man als »atypisch« bezeichnet, hat das Leben zahlreicher Patienten verbessert. Diese neuen Medikamente wirken wie ihre Vorgänger auf die positiven Symptome (Wahnvorstellungen, Halluzinationen), führen jedoch nicht zu größerer Schläfrigkeit oder zu einem Anwachsen der negativen Symptome (Aufmerksamkeitsdefizite, Konzentrationsschwierigkeiten, Probleme mit der Gedankenführung, Absinken des Energiepegels). Diese Nebenwirkungen waren bei den herkömmlichen Neuroleptika ein häufiger Missstand, der die soziale Wiedereingliederung der Patienten oftmals behinderte.

Nach dem Clozapin, dem ersten Wirkstoff aus jener Familie der atypischen Neuroleptika, sind ein Dutzend weitere eingeführt worden (Risperidon, Olanzapin etc.). Jedes von ihnen zielt auf ganz bestimmte Neuronenrezeptoren, die für andere Moleküle als das Dopamin zuständig sind. Anders als ihre Vorgänger setzen die atypischen Neuroleptika die Patienten nur in sehr geringem Maße der Gefahr einer Spätdyskinesie aus, aber auch sie haben mögliche Nebenwirkungen, die eine regelmäßige Überwachung erforderlich machen. So kann Clozapin die Blutzusammensetzung verändern, und Olanzapin kann zu einer Gewichtszunahme führen. Diese neuen Medikamente brachten auch eine Lösung für die prozentual bedeutende Gruppe von Patienten, deren Zustand sich durch traditionelle Neuroleptika wie Haloperidol oder Fluphenazin nicht gebessert hatte (sogenannte therapieresistente Schizophrenien).

Die Entscheidung, von einem herkömmlichen Neuroleptikum zu einem der neuen Generation überzugehen, muss von einem Spezialisten getroffen werden, ebenso wie die Auswahl des passenden Wirkstoffs. Natürlich wird der Psychiater dabei berücksichtigen, welche Wirkungen sein Patient ihm schildert, wie groß dessen Toleranz gegenüber eventuellen Nebenwirkungen ist und inwieweit es möglich ist, diese Nebenwirkungen regelmäßig zu überprüfen.

Über diese handfesten und wichtigen Fortschritte bei der medikamentösen Behandlung hinaus haben sich auch Methoden der psychologischen Betreuung, deren Effizienz bereits vor zwanzig Jahren bewiesen wurde, weiter verbreitet – das schon beschriebene Training sozialer Kompetenzen und die Aufklärung der Familien, denen dabei geholfen werden sollte, den erkrankten Angehörigen zu unterstützen und das Rückfallrisiko zu verringern.[34]

Eine neue Anwendung der kognitiven Therapien hat interessante Resultate erbracht, wenn es darum ging, dem Patienten bei der Beherrschung seiner der Situation unangemessenen Gedanken zu helfen – die *kognitive Remediation* soll den

Patienten dabei unterstützen, seine Konzentrationsschwierigkeiten in den Griff zu bekommen, die Gedanken besser zu strukturieren und die Fähigkeit zur logischen Gedankenführung zu verbessern.

Dennoch sind all diese Herangehensweisen nur bei Patienten wirkungsvoll, deren Zustand durch eine wohldosierte medikamentöse Behandlung stabilisiert wurde. Vergessen wir nicht, dass 80 Prozent aller Patienten, die ihre Neuroleptika-Therapie abbrechen, innerhalb der nächsten zwölf Monate einen Rückfall erleiden!

Auch wenn die Schizophrenie eine Krankheit bleibt, die wir nur teilweise begreifen und deren Behandlung schwierig ist, haben die Fortschritte der letzten zwanzig Jahre doch die Lebensqualität vieler Patienten und ihrer Familien verbessert.

Selig sind die Sanftmütigen

Sylvie war 24 Jahre alt und arbeitete als Sekretärin in einem Ministerium. Weil ihr Gehalt nicht reichte, um in Paris eine anständige Wohnung zu mieten, lebte sie in einem Vorort in einer Zweizimmerwohnung und war jeden Tag mehr als zwei Stunden in öffentlichen Verkehrsmitteln unterwegs. Ihr Chef war ein großer, magerer Typ von geisterhafter Blässe, der älter wirkte, als er war. Es verbitterte ihn, dass er nur Vizedirektor geworden war. Weil der Ruhestand immer näher rückte, ohne dass die erhoffte Beförderung zum Direktor kam, verschlechterte sich seine Laune von Jahr zu Jahr. Seine schneidende Kälte und seine Wutanfälle waren bei Sylvie und ihren Kollegen gefürchtet. Sie hatte schon mehrmals ihre Versetzung in ein anderes Referat beantragt, aber weil sie ledig war und weder viele Dienstjahre noch einflussreiche Fürsprecher hatte, waren alle ihre Bitten erfolglos geblieben. Ihre Arbeit bestand hauptsächlich darin, jede Menge Briefe und Notizen zu tippen, die sie ihrem Chef danach zur Unterschrift vorlegen musste. Ihr Herz pochte vor Furcht, sobald sie sich mit der Mappe in der Hand der Tür seines Büros näherte. Sie blieb neben ihm stehen, während er die Briefe mit strengem Blick überflog. Sie spürte, wie sie zu zittern begann, vor ihren Augen verschwamm alles, und sie sah nur noch den kahlen Schädel, der einen Geruch nach Haarwasser verströmte.

Wenn der Chef sie harsch auf einen ihrer Tippfehler hinwies, war sie derart durcheinander, dass sie keinen Ton mehr herausbrachte. Er ergänzte seine Kritik stets durch demütigende Kommentare zu Sylvies Intelligenz oder zur Gewissenhaftigkeit ihrer Arbeit.

Abwechselnd mit den anderen Sekretärinnen musste sie auch den telefonischen Bereitschaftsdienst der Abteilung übernehmen. Die Arbeit langweilte sie. Sie hatte Abitur gemacht und dann einen Fachschulabschluss als Sekretärin. Gern hätte sie länger studiert, aber um sich an einer Universität einzuschreiben, hätte sie ihre kleine Heimatstadt verlassen müssen. Außerdem hatten ihre Eltern ihr gesagt, dass sie nicht die finanziellen Mittel hätten, um ihr ein längeres Studium zu ermöglichen. Weil sie schnell unabhängig sein wollte, hatte sie ein staatliches Auswahlverfahren im Bereich Verwaltungswesen absolviert und war dann nach Paris gegangen, um ihre Stelle beim Ministerium anzutreten.

Durch diesen Umzug hatte sie zu den meisten Schulfreundinnen den Kontakt verloren. In Paris kannte sie außer ihren Bürokolleginnen fast niemanden. Sie hatte sich mit einer älteren, geschiedenen Kollegin angefreundet und ging mit ihr von Zeit zu Zeit in einem kleinen Bistro unweit des Ministeriums Mittag essen. Manchmal trafen sie sich auch am Wochenende, um ins Kino zu gehen oder einen Spaziergang durch Paris zu machen.

Ungefähr einmal pro Monat fuhr Sylvie ihre Eltern besuchen, aber sie hatte kein besonders herzliches Verhältnis zu ihnen. Ihr Vater, ein Arbeiter, der inzwischen in Rente war, hatte früher Alkoholprobleme gehabt; mit den Jahren war er immer schweigsamer geworden und richtete kaum je das Wort an Sylvie. Er brachte seine Tage mit Fernsehen zu oder kümmerte sich um seinen kleinen Garten. Ihre Mutter hingegen bestürmte sie mit Fragen über ihr Leben in Paris, tadelte ihre Art, sich anzuziehen und sich zu ernähren, und äußerte oft ihr Bedauern darüber, dass Sylvie in ihrem Alter noch nicht verheiratet war. Nach einem solchen Wochenende bei den Eltern fuhr Sylvie mit einer Mischung aus Traurigkeit und Erleichterung nach Paris zurück.

Ihr Liebesleben war auch nicht viel glücklicher. Auf dem Gymnasium hatte sie mehrere Jahre lang denselben Freund gehabt, aber der Junge hatte während seines Militärdiensts mit ihr Schluss gemacht: Er hatte an seinem Standort eine neue Freundin gefunden. Danach hatte Sylvie drei andere Beziehungen gehabt, die aber von kurzer Dauer gewesen waren. Diese jungen Männer hatte sie im Urlaub kennengelernt, bei Segelkursen oder auf Wanderungen, aber sie hatten keine Anstalten gemacht, sich danach in Paris weiterhin mit ihr zu treffen.

Im vergangenen Jahr hatte sie ein Verhältnis mit einem verheirateten Mann gehabt, der in einer anderen Abteilung des Ministeriums arbeitete. Sie war sehr verliebt in ihn gewesen. Eins hatte dieser freundliche und witzige Mann allerdings gleich zu Anfang klargemacht: Seine Frau würde er niemals verlassen, und Sylvie stand es frei, die Beziehung zu beenden, sobald sie sie nicht mehr erträglich fand. Sie konnten sich nur am späten Nachmittag im Einzimmerapartment eines seiner Freunde sehen, und manchmal trafen sie sich auch am Samstag, wenn er seine Frau unter dem Vorwand zu Hause ließ, er müsse zum Baumarkt fahren, um Werkzeug für seine Heimwerkerarbeiten zu kaufen. Sylvie hatte sich immer leidenschaftlicher verliebt und war immer unglücklicher geworden. Als er aus dem Sommerurlaub zurückgekommen war, hatte er ihr klargemacht, dass sie sich nicht weiter treffen konnten, denn er wollte sie nicht noch tiefer in diese ausweglose Lage hineinziehen. Sie hatte diese Entscheidung akzeptiert, aber das ganze folgende Jahr ständig an ihn gedacht. Im Winter hatte sie eine besonders schwierige Phase durchgemacht: Sie hatte nicht mehr schlafen und sich nicht auf ihre Arbeit konzentrieren können, wodurch ihr Tippfehler unterlaufen waren, für die sie von ihrem Chef mit noch mehr ätzenden Bemerkungen als sonst bedacht worden war. Genau in dieser Zeit hatte sie sich mit der geschiedenen Kollegin angefreundet, der sie nun ihr Herz ausschütten konnte.

Sylvie hatte ein kleines, recht hübsches Gesicht, aus dem Sanftmut und Bescheidenheit sprachen. Ihre großen braunen Augen schauten einen erwartungsvoll und traurig an, als würde sie schon damit rechnen, enttäuscht zu werden. Sie war klein, aber zierlich und gut gebaut, mit weiblichen Formen, die kaum einen Mann gleichgültig lassen würden. Aber sie trug schlabberige, weite Sachen in tristen Farben; sie schienen eher dazu bestimmt, ihren Körper zu verbergen, als ihn ins rechte Licht zu rücken. Während sie sprach, hielt sie die Hände um die Handtasche verkrampft – Hände mit kleinen, weißen, schmalen Fingern, die etwas Kindliches, Eifriges hatten –, jene Hände, deren Zittern sie nur mit Mühe unterdrücken konnte, wenn sie ihrem Chef die Mappe mit der Post reichte.

Als ich ihre Geschichte hörte, begann ich zu ahnen, dass sie in meine Sprechstunde gekommen war, weil sie sich deprimiert fühlte. Die Probleme, die sie letzten Winter gehabt hatte – Schlafstörungen, Konzentrationsschwierigkeiten, Antriebsschwäche –, ließen an eine nicht behandelte depressive Episode denken, und weil sich ihre Lebensumstände seither kaum gebessert hatten, war es wahrscheinlich, dass es ihr zwar nicht mehr so schlecht wie damals ging, aber dass sie einige depressive Symptome zurückbehalten hatte.

Eine solche Depression durfte nicht nur rein medikamentös behandelt werden. Sylvies Leben war wie das von Hunderttausenden alleinstehenden Frauen in der Großstadt: gefangen in den Zwängen einer wenig befriedigenden Arbeit und eines kleinen Portemonnaies, verbrachten sie ihre Freizeit in U-Bahnen und Bussen und warteten auf das Wochenende, an dem sie dann ihre Vereinsamung umso stärker empfanden und das Dahinfließen der Jahre, die ihnen nichts anderes brachten als noch größere Einsamkeit. Unter diesen Bedingungen kann das beste Antidepressivum der Welt keine Wunder wirken. Allerdings kann es einem Menschen zu der Energie verhelfen, die er braucht, um diese deprimierenden Lebensbedingungen zu verändern. Dieselbe Gesellschaft, die Stress erzeugende Situationen schafft, für die wir genetisch nicht eingerichtet sind (zu starke Arbeitsteilung, einsames Leben, Single-Dasein, anonyme Menschenmengen), bringt gleichzeitig die Mittel hervor, die diese Übel notdürftig beheben sollen (gut geschulte Psychotherapeuten, Anxiolytika und Antidepressiva, Lohnfortzahlung bei Krankschreibung).

Als ich Sylvie bat, mir zu sagen, aus welchem Grund sie in unsere Klinik gekommen war, antwortete sie mir, dass sie den Termin vereinbart habe, nachdem sie auf einen Artikel in einer Frauenzeitschrift gestoßen sei.

»Auf einen Artikel über Depressionen?«

Sie richtete ihre großen braunen Augen auf mich und machte sich schon Sorgen, dass sie womöglich an die falsche Tür geklopft hatte.

»Nein … Es war ein Beitrag über Bulimie.«

»Bulimie? Glauben Sie, dass Sie Bulimieattacken haben?«

»O ja. Seit ich diesen Beitrag gelesen habe, bin ich ganz sicher.«

»Beschreiben Sie mir ein wenig, was da passiert.«

»Es … es fällt mir schwer, darüber zu sprechen. Ich schäme

mich dafür. Außer meiner Kollegin weiß niemand etwas davon.«

»Machen Sie sich keine Sorgen. Hier sind wir es gewohnt, dass uns die Menschen von ihrer Bulimie berichten. Ich werde Ihnen helfen, indem ich Ihnen ein paar Fragen stelle.«

Seit nun schon geraumer Zeit erweckt das Thema Bulimie großes Interesse. Davon zeugen zahlreiche Aufsätze sowohl in medizinischen Fachzeitschriften als auch in Frauenmagazinen.

Während diese Störung immer häufiger beschrieben und die Öffentlichkeit besser informiert wurde, stieg gleichzeitig die Zahl junger Frauen, die wegen einer Bulimie den Psychiater aufsuchten, beträchtlich an. Es ist wahrscheinlich, dass die Störung nicht gerade erst entstanden ist, sondern dass sich die meisten Patientinnen früher für ihr Ernährungsverhalten geschämt hatten und über die Behandlungsmöglichkeiten kaum informiert gewesen waren. So hatten sie keine Hilfe gesucht und ihr Geheimnis für sich behalten.

Wie häufig Bulimie auftritt, ist ziemlich schwer zu schätzen. Nicht alle Untersuchungen verwenden dieselben Methoden der Datenerfassung; manche nutzen Fragebögen, die von der Patientin selbst ausgefüllt werden, andere greifen zu Gesprächen unter vier Augen. Außerdem können die Diagnosekriterien strenger oder weiter gefasst sein: Ab welcher Nahrungsmenge oder wie vielen Essanfällen pro Woche gilt man als bulimisch? Für die Bulimie bei Normalgewichtigen, wie sie vom DSM-III[1] definiert wird, müssen es zwei Anfälle pro Woche über mindestens drei Monate hinweg sein. In der Gesamtbevölkerung schwankt der Anteil der Frauen, die zum Zeitpunkt der Erhebung gerade an Bulimie leiden, je nach Studie zwischen 2 und 10 Prozent. Aber bestimmte unter Studentinnen durchgeführte Untersuchungen kommen zu höheren Zahlen – von 10 bis 20 Prozent –, womit jede fünfte bis zehnte junge Frau zeitweise die Kontrolle über ihr Ernährungsverhalten verlieren würde.[2] Bei Männern tritt Bulimie viel seltener auf, nur etwa in der Größenordnung von 0,5 Prozent; häufiger scheint sie allerdings bei Spitzensportlern zu sein, die einem strengen Ernährungsplan unterworfen sind.[3]

»Meistens passiert es, wenn ich nach Hause komme.«

»Jeden Abend?«

»Nein, nicht jeden, aber so ziemlich. Vielleicht vier- oder fünfmal pro Woche.«

»Und was geschieht dann genau?«

»Na ja, ich gehe in die Küche und esse.«

»Was essen Sie?«

»Oh, das kommt ganz drauf an. Oft beginnt es mit Brotscheiben, auf die ich Butter und Marmelade schmiere. Ich esse dann das ganze Baguette auf, das geht ganz schnell. Und hinterher mache ich mit Fruchtjoghurt weiter oder mit Pudding aus dem Plastikbecher. Da esse ich fünf hintereinander.«

»Und noch andere Dinge?«

»Brot mit Schokolade. Ein oder zwei Tafeln. Wenn ich keine Schokolade habe, kann ich mehrere Schachteln Kekse hintereinander leer futtern.«

»Abgesehen von den Nahrungsmitteln, die Sie gerade genannt haben – gibt es noch andere, die Sie während Ihrer Essanfälle regelmäßig verzehren?«

»Ähm ... nein. Es gibt Sachen, die ich sehr mag, und manchmal esse ich zu viel davon, aber das ist nicht so wie bei meinen Krisen.«

»Was ist dann anders?«

»Na ja, es ist Teil einer normalen Mahlzeit. Ich nehme mir noch einen zweiten Becher Schokoladenpudding, obwohl ich das nicht sollte ... aber ich esse ihn in normalem Tempo.«

»Können Sie mir sagen, welche Mengen Sie während einer durchschnittlichen Krise verzehren?«

»Ja. Also ... ein Baguette mit Butter und Marmelade, ein

Sechserpack Joghurt, eine Schachtel Kekse, dann noch ein, zwei Becher Joghurt und schließlich eine Tafel Schokolade, vielleicht auch zwei.«

»Und in welcher Zeit?«

»Kommt drauf an. Manchmal schaffe ich es, aus der Küche zu verschwinden und mit dem Essen aufzuhören, doch dann kehre ich eine Viertelstunde später zurück und mache weiter. Aber wenn ich alles auf einmal esse, dauert es ungefähr eine halbe Stunde.«

»Also essen Sie schnell.«

»Ah, ja, es ist schrecklich. Ich fresse! Wenn … wenn man mich dabei sehen würde …«

Sylvie schniefte. Ihre Augen begannen feucht zu glänzen.

»Es ist normal, dass Sie das traurig macht. Alle Patientinnen fühlen sich deprimiert, wenn sie an ihre Bulimie denken.«

»Ja, das glaube ich gern.«

»Sprechen wir ein wenig über Ihr Gewicht. Wie groß sind Sie, und wie viel wiegen Sie?«

»Fünfzig Kilo. Und ich bin eins 1,62 Meter groß. Ich finde mich zu dick.«

»Zu dick? Sie haben doch sicher schon irgendwo nachgeschaut und gesehen, dass fünfzig Kilo für eine junge Frau von 1,62 Meter ganz normal sind.«

»Ja, in den Gewichtstabellen. Aber bei mir ist es nicht dasselbe, ich bin sehr zart gebaut, schauen Sie mal meine Handgelenke an …«

»Aber wie kommen Sie darauf, dass Sie zu dick sind?«

»Um die Hüften herum … da bin ich pummelig.«

Sylvie hatte tatsächlich rundliche Hüften und eine hervortretende Brust, aber beides harmonierte mit einer eher schlanken Silhouette, die von den meisten Männern sicher als attraktiv wahrgenommen wurde. Sie mochte genau das nicht, was an ihr weiblich aussah – ein Fakt, der sicher nicht ohne tiefere Bedeutung war.

»Gut. Ich stelle fest, dass Sie es trotz Ihrer Bulimie schaffen, ein normales Gewicht zu halten. Wie machen Sie das?«

»Na ja … Wenn ich eine Heißhungerattacke hinter mir habe, esse ich am nächsten Tag so gut wie nichts. Mittags einen grünen Salat, das ist alles. Ich treibe auch viel Sport. Jeden Tag gehe ich ins Fitnesscenter.«

»Und das reicht, damit Ihr Gewicht im Normalbereich bleibt? Etwas anderes machen Sie nicht?«

»Doch … Aber nicht immer. Manchmal, nach einer großen Krise, bringe ich mich auch zum Erbrechen.«

»Oft?«

»Nein, nicht besonders oft. Jedes zweite oder dritte Mal.«

»Und seit wann machen Sie das schon so?«

»Oh, seit zwei Monaten. Eines Tages hatte ich nach einer Essattacke einen so vollen Bauch, es tat richtig weh, und da habe ich mir gesagt, dass es mir guttun würde, wenn ich mich übergebe.«

»Und hat es Ihnen gutgetan?«

»Einerseits erleichtert es mich, aber mir graust auch vor dem Erbrechen, ich finde das eklig!«

»Es ist gut, dass Sie sich nicht häufiger übergeben. Meistens verschlimmert das Erbrechen die Bulimie, und es macht die Behandlung schwieriger. Versuchen Sie bitte, sich so selten wie möglich absichtlich zu übergeben. So vermeiden Sie, dass wir noch ein Problem mehr bekommen.«

»Und wenn ich starke Bauchschmerzen habe?«

»Wir werden sehen, was sich da machen lässt. Wissen Sie, was ein Mehrspaltentagebuch ist?«

Sylvie leidet an einer Störung mit allen typischen Merkmalen der Bulimie: wiederholte Heißhungeranfälle, bei denen sie in kurzer Zeit große Mengen Nahrung aufnimmt und dabei den Eindruck hat, gar nicht anders zu können, die Kontrolle über ihr Essverhalten verloren zu haben.

Noch zwei andere Merkmale findet man häufig bei bulimischen Patientinnen wieder: willentliches Erbrechen nach den Essattacken und eine übertriebene Sorge um das eigene Gewicht und die Körperformen. Sylvie leidet unter einer mittelschweren Bulimie: Sie hat nicht täglich einen Essanfall und niemals mehrere pro Tag, sie erbricht sich nicht einmal bei jeder zweiten Krise, und ihre Bulimieattacken dauern nicht länger als eine halbe Stunde. Da mehr als drei Krisen pro Woche auftreten, kann man nach DSM-III-R trotzdem die Diagnose »Bulimie« stellen.

Andere Patientinnen leiden an viel schwereren Formen: täglich mehrere Bulimiekrisen, die von Erbrechen begleitet sind, sodass manche Betroffenen ihre Tage nur noch mit Essen und Erbrechen zubringen. Diese schweren Formen führen schnell zu beträchtlichen Störungen: Das wiederholte Erbrechen ruft Geschwüre in der Speiseröhre hervor und schädigt den Zahnschmelz, wodurch an vielen Stellen Karies entsteht. Außerdem verliert man beim Erbrechen viel Kalium, bis schließlich der Kaliumspiegel im Blut sinkt, was zu Herzrhythmusstörungen führen kann. Diese Störungen des hydroelektrolytischen Gleichgewichts werden oft noch dadurch verschlimmert, dass die Kranken in der Hoffnung, Gewicht zu verlieren, zusätzlich harntreibende oder abführende Medikamente einnehmen, was ohne ärztliche Kontrolle aber sehr gefährlich ist. Solche schweren Störungen machen es verständlich, dass für manche Patientinnen die Behandlung der Bulimie mit einer Einweisung ins Krankenhaus beginnen muss.

Bei Sylvie hingegen ergab unsere weitere Unterhaltung, dass sie weder Appetitzügler noch harntreibende oder abführende Mittel nahm, und ihre Angaben wurden ein paar Tage später durch die Laborergebnisse der körperlichen Untersuchung (die es bei Verdacht auf Bulimie immer durchzuführen gilt) bestätigt. Ein weiteres gutes Zeichen war ihr normaler Menstruationszyklus.

Sylvie ist sichtlich besorgt um ihr Gewicht. Allerdings findet sie, dass sie nur ein paar Kilo zu viel wiegt, und versucht nicht, ein unvernünftig niedriges Gewicht zu erreichen, wie es bei Magersucht oder Anorexie der Fall wäre.

Bei der letztgenannten Krankheit haben die jungen Frauen eine sehr verzerrte Körperwahrnehmung. Sie finden sich zu dick und versuchen um jeden Preis, das Gewicht zu erreichen, bei dem sie sich gut fühlen – so sehr, dass sie manchmal einem Menschen ähneln, der gerade aus dem Konzentrationslager heimgekehrt ist. Obwohl ihre Angehörigen und Bekannten besorgt sind, halten sie selbst diese Magerkeit für normal und führen ihre Diät- (oder vielmehr Hunger-)Anstrengungen fort, um ja nicht wieder zuzunehmen. Sie erschöpfen sich auch bei intensivem und ausdauerndem Sport, der ihnen ebenfalls helfen soll, alles überflüssige Fett loszuwerden. Ungefähr 50 Prozent der magersüchtigen Patientinnen haben auch Bulimiekrisen. Unter den magersüchtigen Berühmtheiten kann man Elisabeth von Österreich (Sissy) und die Philosophin Simone Weil erwähnen; Letztere starb schließlich an der strengen Diät, die sie sich über Jahre hinweg auferlegt hatte.[4] Die Magersucht oder *Anorexia nervosa* ist ein sehr komplexes und noch ziemlich geheimnisvolles Thema, und diese wenigen Zeilen können nur einen summarischen Einblick liefern.

Wir sollten festhalten, dass Sylvie die Symptome der Anorexie und der Bulimie wie in einem skizzenhaften Zustand aufweist: Sie sorgt sich übertrieben um ihre Körperformen, wahrt außerhalb der Krisen einen restriktiven Ernährungsplan und betreibt intensiv Gymnastik mit dem Hauptziel, dadurch abzunehmen. Zum Glück sind diese Anzeichen nicht sehr stark ausgeprägt: Die Vorstellung, die sie von ihrem Idealgewicht oder ihrer idealen Figur hat, weicht nur um zwei oder drei Kilo von dem ab, was das Umfeld und die Ärzte normal finden würden. Bei einer magersüchtigen Patientin ist dieser Unterschied viel größer. Eine anorektische junge Frau von 1,60 Meter Körpergröße könnte beispielsweise finden, dass sie ihre Idealfigur bei 35 Kilo erreicht hat, wenn nicht gar bei noch weniger.

Die Störung des Ernährungsverhaltens, an der Sylvie leidet, ist also noch im Anfangsstadium, was die Erfolgsaussichten für die Behandlung erhöht. Glücklicherweise hat sie ärztlichen Rat gesucht, denn ohne Behandlung würde sie riskieren, dass sich die Bulimie bei ihr zu einer schweren Form auswächst (das Auftauchen des absichtlichen Erbrechens lässt schon einiges befürchten), und solche Formen sind schwieriger zu behandeln.

Es war die Lektüre eines Artikels über Bulimie, die Sylvie dazu bewog, wegen einer Störung, die sie bisher geheim gehalten hatte, professionelle Hilfe zu suchen. Zweifellos bringen die Frauenmagazine, indem sie ihren Leserinnen die Schuldgefühle nehmen und ausgewogene Informationen über die Behandlungsmöglichkeiten verbreiten, zahlreiche junge Frauen dazu, einen Arzt zu konsultieren, und tragen damit auch indirekt dazu bei, bei den Gesundheitsexperten ein größeres Interesse für diese Störung zu wecken.

Wie bei der Depression sind auch hier sehr viele Theorien vorgebracht worden, um die Störungen im Ernährungsverhalten zu erklären, aber keine von ihnen ist bislang ausreichend bestätigt worden.

Dieser Wunsch, schlank zu sein, ist ein Phänomen, das typisch für unsere Gesellschaft ist: Man hat in Studien untersucht, wie sich die Models in den Frauenzeitschriften und die Abbildungen der *playmates* in Erotikmagazinen während der letzten zwanzig Jahre verändert haben. Mit der gebührenden methodischen Strenge werteten die Forscher die Proportionen der von den 1960er-Jahren bis heute fotografierten Frauen ganz genau aus. Dabei stellten sie fest, dass die Modelle im Laufe der Jahre immer dünner geworden sind. Andere Studien zeigten, dass Schlankheit in den westlichen Ländern mit einem privilegierten sozialen Status und mit Selbstkontrolle assoziiert wird.[5] Dieses Streben nach idealer Schlankheit kann für all jene Frauen sehr anstrengend werden, die wie Sylvie von Natur aus ausgeprägte weibliche Formen haben und deren Figur noch vor einigen Jahrzehnten als ideal gegolten hätte.

Wie bei vielen Störungen hat man auch für die Entstehung der Bulimie Erziehungsfaktoren verantwortlich gemacht. Die Theorien sind zahlreich, denn es ist verlockend, diese Ernährungsstörung mit einer Störung der Beziehung zur nährenden Mutter in der ganz frühen Kindheit in Verbindung zu bringen. Aber die Ergebnisse sind enttäuschend. Kontrollierte Studien, in denen Familiengeschichten und innerfamiliäre Beziehungen von Familien bulimischer Patientinnen mit denen von »normalen« Familien verglichen wurden, erlaubten es kaum, einen bestimmten Beziehungsstil oder einen bestimmten Elterntyp herauszustellen, die eine Bulimie begünstigen würden. Und die bereits erwähnte neueste Studie findet in der Mutter-Kind-Beziehung keine Unterschiede, wenngleich vielleicht bei jungen bulimischen Frauen eine mangelnde Aufmerksamkeit seitens des Vaters häufiger festzustellen ist.[6]

Es gibt außerdem bestimmte Indizien, die für körperliche Ursachen sprechen: Untersuchungen haben unauffällige Hormonanomalien aufgedeckt, vor allem bei Stimulationstests, aber diese Anomalien treten nicht immer auf.[7] Andere Forscher interessieren sich für eventuelle Stoffwechselstörungen, etwa ein Absinken des Energieverbrauchs im Ruhezustand, das eine unkontrollierte Nahrungsaufnahme begünstigen soll.[8] Das Interesse richtet sich auch immer stärker auf all jene Neurotransmitter im Gehirn, die den Appetit und das Ernährungsverhalten steuern – Serotonin, Noradrenalin, Cholecystokinin, Endorphine ...[9]

Eine aktuelle epidemiologische Studie, die an 2000 Zwillingen durchgeführt wurde, hat eine Reihe von Risikofaktoren für Bulimie ans Licht gebracht, beispielsweise ein Geburtsjahr nach 1960, starke Gewichtsschwankungen im Vorfeld der Störung und eine Idealvorstellung vom eigenen Körper, nach der dieser besonders schlank sein soll.[10]

Wie man sieht, ähnelt die Suche nach der einen und alleinigen Ursache für Bulimie immer mehr einem verlorenen Unterfangen. Wie viele andere Störungen tritt auch Bulimie wahrscheinlich unter dem Einfluss zahlreicher Faktoren auf, die sich gegenseitig bedingen.

In Sylvies Fall wie bei den meisten bulimischen Patientinnen kann man verschiedene Therapien nutzen – sowohl medikamentöse als auch psychotherapeutische –, und die Behandlung kann je nach den erzielten Resultaten neu ausgerichtet werden. Die Vielgestaltigkeit der eingesetzten Therapieformen bringt es oftmals mit sich, dass die Patientin von mehr als einer Person betreut wird. Die Notwendigkeit, ein behandelndes Team mit auf die Mitglieder verteilten Kernkompetenzen zur Verfügung zu haben, hat zur Schaffung von Zentren geführt, die sich ganz auf die Behandlung von Essstörungen spezialisiert haben. Zunächst tauchten sie in Nordamerika in Gestalt von *eating disorder clinics* auf, und inzwischen werden sie auch in Europa immer zahlreicher. Bei einer

Bulimie bessert sich der Zustand mancher Patientinnen durch eine Behandlung mit Antidepressiva (Desipramin, Fluoxetin) beträchtlich. Die Psychiater neigen immer häufiger dazu, es zunächst einmal systematisch mit diesen Medikamenten zu versuchen. Seit 1980 haben dreizehn Studien die Wirksamkeit von Antidepressiva bei Bulimie getestet, und elf von ihnen haben herausgefunden, dass ein Antidepressivum bessere Ergebnisse brachte als ein Placebo[18], ohne jedoch schon für sich allein eine wirkungsvolle Therapie darzustellen.

Die Beziehungen zwischen Bulimie und Depression sind sehr komplex. Manche Wissenschaftler glauben, dass die Depression durch bulimische Verhaltensweisen ausgelöst wird. Andere denken, dass uns dieselben Dinge für beide Störungen anfällig machen. Aus einigen Studien geht hervor, dass es in den Familien bulimischer Patientinnen eine überdurchschnittliche Häufigkeit von Depressionen gibt, was für eine genetische Beziehung zwischen beiden Störungen spräche. Die Resultate dieser Studien sind noch schwer zu interpretieren, und es werden weitere Forschungen nötig sein, um die Verbindungen zwischen Bulimie und Depression zu erhellen.[11] Der Zustand mancher bulimischer Patientinnen kann sich sehr bessern, wenn sie Stimmungsregulatoren wie Lithium oder Carbamazepin[12] einnehmen, die man sonst gewöhnlich bei einer manisch-depressiven Erkrankung verschreibt. Allerdings sind diese Medikamente bei Bulimie längst nicht immer wirkungsvoll.

Ich schlug Sylvie vor, dass sie bis zur nächsten Sitzung regelmäßig ein Mehrspaltentagebuch führen sollte. Über den einzelnen Spalten stand: Zeit / Ort / Nahrungsmittel / Emotion / I. / Erbr. / Innerer Diskurs.

Dieses Tagebuch sollte bei mehreren Anlässen geführt werden. Jedes Mal, wenn Sylvie Nahrung zu sich nahm – sei es bei einer normalen Mahlzeit oder bei einer Bulimieattacke –, sollte sie etwas in jene Spalten eintragen.

»Zeit« und »Ort« hielten fest, wann und wo sie sich befand, wenn sie etwas aß. In der Spalte »Nahrungsmittel« sollte sie ganz genau notieren, was sie bei dieser Gelegenheit gegessen hatte. Unter »Emotion« sollte sie aufschreiben, wie ihre Stimmung dabei gewesen war: Angst, Traurigkeit, Zorn, Fröhlichkeit oder Neutralzustand. Die Spalte »3.« bewertete die Intensität dieses emotionalen Zustands mit einem bis vier Sternchen. Unter »Erbr.« sollte sie jedes Mal, wenn sie sich erbrach, ein Kreuz machen. In der Spalte »Innerer Diskurs« schließlich würde sich in wenigen Worten das wiederfinden, was sie sich selbst vor, bei und nach ihren Bulimieattacken sagte beziehungsweise in Augenblicken großer Traurigkeit oder Angst.

Sie sollte also bei dreierlei Anlässen Eintragungen in ihr Heft machen: nach ihren Bulimieanfällen, während der Augenblicke, in denen sie starke Emotionen verspürte, und nach ihren gewöhnlichen Mahlzeiten. Das Heft musste sie stets bei sich tragen, damit sie ihre Notizen machen konnte, wenn das Geschehen noch frisch war. So würden ihre Aufzeichnungen genauer die Emotionen widerspiegeln, die sie in einer bestimmten Situation verspürt hatte.

»Durch dieses Heft können wir erkennen, ob es Verbindungen zwischen bestimmten Situationen, bestimmten Emotionen und Ihrem Ernährungsverhalten gibt. Verstehen Sie, was ich meine?«

»Ja. Man kann zum Beispiel sehen, ob ich an Abenden, wo ich traurig bin, häufiger als sonst Bulimieattacken habe.«

»Genau.«

»Und danach, was kann man da noch machen?«

»Dann werden wir sehen, wie Sie manche dieser Situationen oder Emotionen, die Ihre Krisen hervorrufen, verändern können. Man bezeichnet sie übrigens als ›Auslösesituationen‹ oder ›Auslöseemotionen‹.«

»Das muss aber schwierig sein.«

»Es ist nicht immer leicht, das stimmt. Aber schauen wir mal.«

Während der nächsten beiden Wochen führte Sylvie ihr Tagebuch ziemlich regelmäßig. Es konnte passieren, dass sie einen oder zwei Tage übersprang, an denen sie keine Bulimieattacke und keine besonders unangenehmen Emotionen hatte.

»Komisch, aber ich habe den Eindruck, dass ich die letzten vierzehn Tage weniger Bulimieanfälle hatte als sonst.«

»Ihrem Tagebuch nach zu urteilen, waren es acht.«

»Ja, ich glaube, das ist etwas seltener als üblich.«

»Bravo. Oft genügt die simple Tatsache, dass man ein Verhalten protokolliert, um es einzuschränken. Das ist nicht nur bei Bulimie so. Wenn man in einem Tagebuch alles notiert, was man isst, wird man am Ende weniger essen, und wenn Raucher ihre konsumierten Zigaretten zählen, werden sie weniger rauchen. Ist Ihnen durch das Tagebuch noch etwas anderes bewusst geworden?«

»Ja. Mir sind bestimmte Auslösesituationen aufgefallen.«

»Welche waren das?«

»Sehen Sie selbst – ich habe die unterstrichen, die mehrmals auftauchen.«

Im Heft fanden sich mehrmals Eintragungen wie die folgende:

»Büro. Sechzehn Uhr. Ich lege dem Chef die Briefe vor. Er macht mich auf Fehler aufmerksam und sagt, eigentlich müsste ich noch mal zur Schule gehen. Schamgefühle. Zorn ***. Ich werde es niemals schaffen, dass man mich respektiert. Ich bin eine Niete.«

Solche Situationen, in denen der Chef sie mit demütigenden

Worten zurechtwies, waren viermal aufgetreten, und in drei Fällen hatte sie noch am selben Abend eine Bulimiekrise gehabt. Die andere typische Auslösesituation war die folgende:

»Zu Hause. Zwanzig Uhr. Schon wieder sitze ich hier allein. Traurigkeit ***. Bulimie: ein halbes Baguette, Marmelade, eine Packung Schokoladenkekse, sechs Becher Joghurt, eine halbe Tafel Schokolade. Ich hocke hier rum wie eine arme Kranke und stopfe mich voll. Und immer allein. Ich werde niemals einen Mann finden, der bei mir bleibt.«

Sylvie wurde sich also der Tatsache bewusst, dass ihre Bulimiekrisen mit zwei Arten von Situationen und Emotionen verknüpft waren und womöglich von ihnen ausgelöst wurden: von dem Gefühl der Herabsetzung, das sie bis zum Abend quälte, wenn der Chef sie kritisiert und sie nichts darauf geantwortet hatte; vom Gefühl der Angst und Wertlosigkeit, das sie beschlich, wenn sie abends allein zu Hause saß und daran dachte, dass sie nie im Leben einen Mann für längere Zeit an sich binden könnte.

Schließlich begünstigte noch ein anderer Umstand das Auftreten von Bulimieattacken: In ihrer Küche gab es Nahrungsmittel, die man sofort und ohne Zubereitung verzehren konnte – Brot, Butter, Marmelade, Kuchen und Schokolade.

Ich schlug Sylvie also vor, ihr dabei zu helfen, die beiden Auslösesituationen zu verändern. Dann wollten wir sehen, ob unsere Hypothese sich bestätigte: Würde die Häufigkeit der Essattacken in gleichem Maße zurückgehen?

Die kritischen Bemerkungen ihres Chefs konnte man auf zweierlei Weise angehen: Zunächst einmal, indem man Sylvie für Kritik desensibilisierte, und dann, indem man ihr half, das Verhalten ihres Chefs so zu modifizieren, dass er sie seltener oder auf weniger verletzende Weise tadelte.

»Also, wie soll das denn gehen?«

»Wir werden ja sehen. Beginnen wir doch damit, Sie an

Kritik zu gewöhnen. Sie haben, glaube ich, immer empfindlich auf Kritik reagiert …«

»Oh, ja. Ich denke, das kommt von meiner Mutter. Sie hat mich ständig kritisiert – und oft vor allen Leuten.«

»Gut möglich. Sie haben diese Empfindlichkeit gegenüber Kritik bestimmt in der Kindheit erlernt. Aber heute interessiert uns nicht nur, *warum* Sie so empfindlich auf Kritik reagieren, sondern vor allem, *wie* diese Empfindlichkeit weiterhin so stark in Ihnen fortlebt und *wie* wir es schaffen können, diese Reaktion abzuwandeln.«

Daraufhin erklärte ich Sylvie, dass uns eine gefürchtete Situation, der wir uns wiederholt und für längere Zeit aussetzen, am Ende immer weniger Furcht bereitet. Schon wieder die gute alte Exposition, deren Wirkungen auf andere Patienten in diesem Buch Sie ja bereits miterlebt haben …

»Sie wollen also, dass ich mich der Kritik meines Chefs noch häufiger aussetze.«

»Theoretisch wäre das keine schlechte Idee. Das Problem ist nur: Sie müssten dazu absichtlich mehr Fehler machen, und das könnte Ihnen am Ende schaden.«

»Aber wie bekommt man es sonst hin?«

»Statt mit so einer Situation in der Wirklichkeit konfrontiert zu werden, können Sie sie auch einfach mit Ihrer Vorstellungskraft erleben; das reicht aus, um Ihr Nervensystem daran zu gewöhnen …«

Ich bat Sylvie, die Augen zu schließen und sich vorzustellen, dass sie sich gerade ins Büro ihres Chefs begibt. Sie sollte mir beschreiben, was sie dabei sah.

»Er sitzt hinter seinem Schreibtisch und sieht mich kommen. Er macht ein strenges Gesicht.«

»Und dann?«

»Er liest die Briefe aus der Mappe. Ich sehe schräg von oben auf seinen Schädel herab. Ich zittere.«

Ich beobachtete Sylvie. Sie saß stocksteif auf ihrem Stuhl, hielt die Augen geschlossen und zitterte tatsächlich ein wenig.

»Und was passiert dann?«

»Er hebt den Kopf, blickt mich an und sagt … und sagt zu mir …«

Sylvies Oberlippe begann zu zittern.

»Was sagt er zu Ihnen?«

»Er sagt: ›Ich frage mich … Ich frage mich, ob Sie wirklich so blöd sind oder ob Ihnen Ihre Arbeit einfach nur scheißegal ist!‹«

Und dabei kamen Sylvie die Tränen.

Als sie sich wieder beruhigt hatte, bat ich sie, sich diese Szene von Neuem in allen Einzelheiten vor Augen zu führen und mir das Gesehene zu beschreiben. Sie schaffte es wieder, aber diesmal ohne Tränen. Dann sollte sie sich das Ganze ein drittes Mal vorstellen, aber schweigend.

»Haben Sie es geschafft?«

»Oh, ja, es steht mir ganz lebhaft vor Augen.«

»Gut, und nun möchte ich, dass Sie sich diese Szene noch mehrere Male vorstellen.«

Am Ende der Sitzung konnte sich Sylvie in allen Details ausmalen, wie ihr Chef seine übelste Kritik losließ, aber es brachte sie längst nicht mehr so aus der Fassung wie beim ersten Versuch. Ich bat sie, diese Anstrengung der Imagination im Laufe des Tages noch mehrmals zu wiederholen. Bei der nächsten Sitzung verkündete sie mir wie erhofft: »Er hat mich wie üblich kritisiert, aber diesmal hat es mich viel weniger mitgenommen!«

Die bei Sylvie eingesetzte Technik ist eine Facette einer der grundlegenden Techniken der Verhaltenstherapie – der Exposition.[13] Wenn man einen Menschen lange genug einer Situation aussetzt, die er fürchtet, wird seine Angst nach einer von Fall zu Fall unterschiedlichen Zeit zurückgehen. Leider ist die Exposition kein natürliches Verhalten: Wir neigen im Gegenteil dazu, die gefürchtete Situation zu vermeiden oder ihr so rasch wie möglich zu entfliehen. Diese Fluchtreaktion wäre aber nur in einer wirklich gefährlichen Lage angemessen. Wir setzen uns der Situation also nicht lange genug aus, um den Augenblick zu erreichen, an dem unsere Angst zurückzugehen beginnt. Die Exposition kann in realen Situationen stattfinden (wie im Fall der jungen Frau mit den Handschuhen) oder, wie hier, in der Vorstellungskraft. Man kann auch Realität und Imagination verbinden, wie wir es bei der völlig zurückgezogen lebenden Cellistin gesehen haben. Wichtig ist nur, die Exposition zu wiederholen und so lange weiterzuführen, bis das Gefühl des Patienten schließlich an Stärke abnimmt. Wie im Fall der Cellistin kann die gedankliche Exposition mit Entspannungstechniken verbunden werden, was manchen Patientinnen sehr hilft.

Parallel dazu begann Sylvie, mithilfe der Diätberaterin unserer Klinik ihr Ernährungsverhalten zu verändern: Sie gewöhnte sich daran, zu ihrem mittäglichen Salat mageres Fleisch oder Fisch sowie Käse zu essen und gegen sechzehn Uhr einen Tee zu trinken und ein paar Vollkornkekse zu knabbern. Diese Wiederherstellung des Gleichgewichts bei der Nahrungsaufnahme führte dazu, dass sie abends weniger Hunger hatte, was ihr dabei helfen konnte, ihren bulimischen Drang besser unter Kontrolle zu bekommen – allerdings nur teilweise, denn Bulimiekrisen sind nicht nur »gewöhnlichem« Hunger geschuldet. Im Übrigen begann sie anders einzukaufen und versuchte, so wenig wie möglich Nahrungsmittel, die man sofort und ohne Zubereitung essen konnte, im Haus zu haben. Das erschwerte die Essanfälle oder hielt sie zumindest in Grenzen.

Schließlich trainierte die Diätberaterin sie in einer Technik, die »Exposition mit Reaktionsverhinderung« genannt wird. Während der Sitzungen begann Sylvie etwas zu essen, das sie sonst oft im Übermaß konsumierte, zum Beispiel Kekse (Exposition in die gefährliche Situation), dann stoppte sie, ohne die Packung geleert zu haben (Verhinderung der gewöhnlichen Reaktion, welche darin bestanden hätte, die Packung bis auf den letzten Keks leer zu essen). So lernte sie, ihr Ernährungsverhalten bewusst zu steuern, statt so lange weiterzumachen, bis nichts Essbares mehr im Haus war. Nach den ersten vier Wochen der Behandlung, in denen sie sich ein- bis zweimal wöchentlich mit der Diätberaterin oder mit mir traf, brachte sie sich nicht mehr zum Erbrechen, und die Bulimieattacken begannen seltener zu werden.

Sylvie führte weiterhin Tagebuch. Wenn der Chef sie kritisierte, bewertete sie ihre emotionale Reaktion mit einem einzigen Sternchen, und oft hatte sie später am Abend keine Heißhungerattacke.

»Es geht schon besser, aber die Situation bedrückt mich trotzdem sehr. Ich bin jetzt ruhiger, wenn ich ihm gegenüberstehe, aber ich weiß nicht, was ich ihm antworten soll, und das deprimiert mich.«

»Was könnten Sie ihm zum Beispiel erwidern?«

»Etwas erwidern? Ihm? Aber ich will nicht, dass er wütend wird, er ist schließlich mein Chef!«

»Das Ziel sollte auch nicht sein, ihn wütend zu machen, sondern Ihnen zu ermöglichen, dass Sie sich freier äußern. Das wird Ihnen guttun, und mit ein bisschen Glück werden wir auch sein Verhalten ändern. Was für ein Verhalten würden Sie sich eigentlich von ihm wünschen?«

Sylvie musste einräumen, dass sie es gerechtfertigt fand, wenn ihr Chef sie auf Fehler aufmerksam machte, aber sie konnte es nur schwer ertragen, wenn er dabei persönlich wurde, indem er ihr vorwarf, dämlich, schreibunkundig oder faul zu sein. Außerdem hätte sie auch gern einmal Lob aus seinem Munde gehört, wenn sie ihm einen untadelig formulierten und fehlerlosen langen Bericht vorlegte, was ihr hin und wieder tatsächlich gelang.

»Sehr gut. Und warum sagen Sie ihm das nicht?«

»Was denn?«

»Na, das, was Sie mir gerade gesagt haben: Dass Sie es richtig finden, wenn er Sie auf Ihre Fehler hinweist, aber dass Sie erniedrigende Bemerkungen nicht mögen. Und dass Sie sich freuen würden, auch einmal gelobt zu werden.«

»Aber das geht doch nicht!«

»Was riskieren Sie dabei?«

»Dass er wütend wird.«

»Und dann?«

»Eine schlechte Beurteilung.«

»Dass er Ihnen eine schlechte Beurteilung schreibt?«

»Ja.«

»Und hätte das einen Einfluss auf Ihre Karriere oder die Art, wie man Sie künftig behandeln würde?«

»Nein, praktisch keinen.«

»Überlegen Sie bitte einmal, was schlimmstenfalls und was bestenfalls passieren kann, wenn Sie ihm diese Dinge sagen.«

Nachdem wir kurz darüber gesprochen hatten, gelangte Sylvie zu folgendem Schluss: Schlimmstenfalls konnte der Chef ärgerlich werden, sie weiterhin schlecht behandeln und ihr eine miese Beurteilung schreiben. Bestenfalls würde er sich künftig anders verhalten. Selbst im schlimmsten Fall würde Sylvie die Folgen verkraften können, und wenn sie es schaffte, ihm etwas zu erwidern, würde sie sich auf jeden Fall besser fühlen.

»Gut, wir werden das jetzt einmal in einem Rollenspiel üben.«

In dieser und der nächsten Sitzung verkörperte ich Sylvies Chef. Sie näherte sich meinem Schreibtisch, während ich so tat, als würde ich die Ausgangspost lesen. Dann hob ich den Blick, schaute sie zornig an und sagte: »Ich frage mich wirklich, ob Ihnen Ihre Arbeit vollkommen schnurz ist oder ob Sie schlicht und einfach zu blöd sind!«

Nach einigen Runden gelang es ihr, mir zu antworten: »Ich verstehe, dass Sie mich auf meine Fehler aufmerksam machen, aber es verletzt mich, wenn Sie mir sagen, dass ich dumm bin oder meine Arbeit mir egal ist.«

»Ist es vielleicht meine Schuld, wenn Sie solche blöden Fehler machen?«

»Ich sage noch einmal, dass ich es verstehen kann, wenn Sie mich auf meine Fehler hinweisen, aber wenn Sie mir sagen, dass ich blöd bin, hilft mir das nicht dabei, künftig weniger Fehler zu machen.«

»Das ist doch Ihre eigene Schuld – *Sie* machen schließlich die Fehler!«

»Ja, die Fehler gehen auf mein Konto, und es ist normal, wenn Sie mich darauf aufmerksam machen, aber wenn man mir sagt, dass ich dumm bin oder auf meine Arbeit pfeife, hilft mir das nicht dabei, mich zu verbessern, und außerdem fühle ich mich sehr schlecht, wenn ich so etwas zu hören bekomme.«

Wir übten dieses Rollenspiel so lange, bis alle aggressiven Bemerkungen des Chefs, die wir uns nur ausdenken konnten, Sylvie nicht länger die Sprache verschlugen. Bei ihren Antworten konnte sie die Form variieren, aber sie sollte immer auf drei wichtige Punkte achten: den Standpunkt des Chefs anerkennen (sie war für die Tippfehler selbst verantwortlich und fand es richtig, dass er sie darauf hinwies); den eigenen Standpunkt klar ausdrücken (Kritik an der Person demütigte sie und half ihr nicht dabei, weniger Fehler zu machen); nicht die *Person* des Chefs kritisieren (indem man ihm etwa sagen würde, er sei ein Diktator, ein schlechter Chef, ein engstirniger und verbitterter Mann), sondern vielmehr sein *Verhalten* (indem Sylvie ihm die Art und Weise vorwirft, in der er sie kritisiert).

»Na gut, ich glaube, Sie sind jetzt reif für einen Versuch.«

»Ich glaube, ich werde es wagen …«

Und Sylvie wagte es wirklich. Ihr Chef schaute sie völlig verblüfft an. Einen Augenblick lang glaubte sie, dass er wütend werden würde. Er stammelte etwas, senkte den Blick und unterschrieb die übrigen Briefe, ohne noch ein Wort zu sagen. Sylvie nahm die Mappe und entschwand. An der Tür angelangt, erwartete sie noch, dass er sie mit zorniger Stimme zurückrufen würde. Aber nichts unterbrach die Stille. Als sie wieder in ihrem Büro stand, überkam sie ein Gefühl, das eine Mischung aus Staunen und Triumph war und sie für den Rest des Tages in großartige Stimmung versetzte. An den folgenden Tagen achtete sie peinlich genau darauf, fehlerlose Briefe abzugeben, und wenn ihr Chef sie doch auf einen Tippfehler hinwies, akzeptierte sie das kommentarlos. Er aber enthielt sich bei seinen Bemerkungen aller Beleidigungen.

Als sie ihm ein paar Wochen später einen perfekt getippten langen Bericht vorlegte, sagte er schließlich: »Exzellent.« Schwer zu sagen, ob er den Bericht meinte (den er selbst verfasst hatte) oder die Art und Weise, in der er getippt worden war, aber Sylvie nutzte die Gelegenheit und sagte: »Danke, Monsieur.« Von diesem Tag an machte der Chef ihr gegenüber keine einzige unfreundliche Bemerkung mehr. Der Mann war vermutlich weder ein Sadist noch ein Perverser, sondern einfach nur ein Gewohnheitstier, dessen Vorstellung von Autorität veraltet und dessen Laune chronisch miserabel war, weil man ihn irgendwann nicht mehr befördert hatte. Einem Sadisten oder Perversen gegenüber reicht Selbstbehauptung nicht aus. Bei einem solchen Menschen braucht man Verbündete, und vor allem die Fähigkeit, anderen Menschen zu schaden – wobei man mit dieser Fähigkeit möglichst nur drohen, sie aber nicht anwenden sollte.

Um Sylvie darauf vorzubereiten, ihrem Chef die Stirn zu bieten, nutzten wir die Methode des verhaltenstherapeutischen Rollenspiels im Rahmen eines Selbstbehauptungstrainings.[14] Zunächst hilft man dem Patienten, das zu definieren, was er seinem Gesprächspartner eigentlich sagen möchte, dann – im Rollenspiel – schult man ihn darin, es auszusprechen, und berücksichtigt dabei ein paar Grundregeln der guten Kommunikation: »ich« sagen, die eigenen Gefühle ausdrücken, insistieren, Blickkontakt wahren, sich kurz fassen, den Standpunkt des anderen akzeptieren. Fühlt sich der Patient im Rollenspiel sicher, kann er versuchen, die wirkliche Situation anzugehen. Dabei achtet man darauf, Situationen von wachsendem Schwierigkeitsgrad auszuwählen, die (wie bei Sylvie) im Falle des Scheiterns keine katastrophalen Folgen haben würden.

Das Selbstbehauptungstraining ist schon eingesetzt worden, um den unterschiedlichsten Patienten zu helfen – depressiven, schizophrenen, phobischen und schüchternen. Die darüber veröffentlichten Studien berichten von zufriedenstellenden Resultaten.[15] Oft wird ein solches Training auch Patientinnen mit Bulimie oder Anorexie vorgeschlagen, denn bestimmte Theorien und die klinische Beobachtung zeigen, dass es bei manchen von ihnen, die an der Oberfläche ganz ruhig wirken, »heruntergeschluckte« Zorn- oder Wutgefühle gibt, und dies oft schon seit ihrer Jugend.

Sylvies Bulimieattacken wurden immer seltener: Im Durchschnitt traten sie einmal wöchentlich auf, meist am Freitagabend.

»Ich glaube, am Freitagabend fühle ich mich am einsamsten.«

»Warum?«

»Das ganze Wochenende liegt vor mir … Da wird mir am deutlichsten bewusst, dass ich niemanden habe.«

»Und was bedeutet das Ihrer Meinung nach?«

»Dass ich für niemanden interessant bin.«

»Und weshalb nicht?«

»Weil ich nicht groß wer bin.«

Ich hatte gerade zwei »automatische Gedanken« von Sylvie ans Tageslicht geholt – Gedanken, die sie schon mehrmals in ihrem Tagebuch festgehalten hatte. Die falsche Schlussfolgerung lautete: »Ich bin allein, also interessiere ich niemanden.« Wie Monsieur B. war Sylvie mit einer objektiven Tatsache konfrontiert (sie lebte allein) und zog aus ihr selbstentwertende Schlüsse (»Ich interessiere niemanden«).

Mit der Technik der kognitiven Therapie[16] half ich Sylvie, auch einmal über andere Hypothesen nachzudenken, die ihr gegenwärtiges Alleinsein erklären konnten. Schließlich fand sie zwei mögliche Erklärungen und notierte sie in ihrem Tagebuch.

»Soll ich sie Ihnen vorlesen?«

»Natürlich.«

»Also: Im Moment lebe ich allein, weil ich keine Gelegenheit habe, neue Leute und insbesondere neue Männer kennenzulernen. Wenn sich zufällig ein Mann für mich interessiert, habe ich Angst, dass er nur Sex will, und richte es so ein, dass ich ihn entmutige.«

Was diesen Teil der Therapie anging, so schickte ich Sylvie lieber zu Florence, einer Kollegin, die für sie ein gutes Identifikationsmodell und gleichzeitig eine gute kognitive Therapeutin sein konnte. In wenigen Sitzungen half sie Sylvie, die Vorstellung, dass sich eine Beziehung nur als flüchtiges Abenteuer entpuppen könnte, zu entdramatisieren. Natürlich konnte sie das Risiko nicht ausschalten, dass ein Mann sie nach einigen gemeinsamen Nächten verließ, aber »das kommt schon mal vor«, wie Florence ihr sagte. Andererseits brachte die Therapeutin Sylvie zum Nachdenken, was ihr eigenes Verhalten den Männern gegenüber betraf. Sie half ihr dabei, besser einzuschätzen, wie interessant sie für sie waren, wenn sie sich ihr näherten.

Damit Sylvie die Absichten dieser Männer besser erkennen konnte, war es vernünftig, wenn sie sie besser kennenlernte, ehe sie bereit war, mit ihnen zu schlafen. Meine Kollegin machte ihr bewusst, dass ihre Kritikunfähigkeit einer der Gründe für die Schwierigkeiten in früheren Beziehungen gewesen war. In der Vergangenheit hatte sie sich den Männern hingegeben, ehe sie selbst wirklich Lust darauf gehabt hatte, denn sie hatte befürchtet, man würde sie für eine »Scharfmacherin« ohne ernsthafte Absichten oder im Gegenteil für »verklemmt« halten, wenn sie den Sex verweigerte oder sich noch Zeit lassen wollte. Weil diese Erfahrungen enttäuschend ausgefallen waren und die Männer sich, nachdem sie ihr sexuelles Begehren rasch befriedigt hatten, nicht besonders anhänglich gezeigt hatten, hatte Sylvie allmählich die umgekehrte Haltung angenommen: Sie entmutigte jeden Mann, der sich für sie interessierte, von vornherein.

Meine Kollegin schulte Sylvie darin, den Männern gegenüber selbstbewusst aufzutreten. Sie regte sie dazu an, ganz ruhig zu sagen, was sie wollte und was sie nicht wollte (vor allem wollte sie keine allzu schnellen sexuellen Kontakte). Mit dieser neuen Selbstsicherheit gewappnet, versuchte Sylvie, die Gelegenheiten zu Begegnungen zu vermehren, indem sie einer Umweltschutzgruppe beitrat. Sie entmutigte die Männer, die sich für sie interessierten, nun nicht mehr im Voraus, fühlte sich aber auch nicht verpflichtet, mit ihnen ins Bett zu gehen, sobald sie das wollten.

Während des Urlaubs lernte Sylvie in einem Umweltcamp einen jungen Mann kennen. Zwei Monate nach ihrer Rückkehr nach Paris zog sie mit ihm zusammen. Ihre Bulimieattacken verschwanden.

Sylvies Geschichte liefert ein gutes Beispiel für eine kognitive Verhaltenstherapie. Anders als viele Leute denken, beschränkt sich eine Verhaltenstherapie nicht auf den Versuch, die Symptome (hier die Bulimieanfälle) zu reduzieren, ohne sich um das Übrige zu kümmern. Eine Verhaltenstherapie ist nur sinnvoll, wenn man zuvor eine funktionelle Analyse vorgenommen hat, mit der man die Ereignisse und Gedanken, die das Auftreten des Symptoms auslösen oder begünstigen, aber auch die daraus entstehenden Folgen offenlegt.[17] In Sylvies Fall war das Mehrspaltentagebuch ein wertvolles Hilfsmittel für die funktionelle Analyse.

Nachdem erst einmal der Zusammenhang zwischen ihren Gefühlen der Wertlosigkeit und der Bulimie – dem Symptom, das sie in meine Sprechstunde geführt hatte – aufgedeckt worden war, konnte ich mich für das interessieren, was diese Gefühle der Wertlosigkeit hervorrief, und Sylvies Problem als Mangel an Selbstbehauptungskraft, als Neigung zu kognitiven Fehlinterpretationen oder als ungenügende soziale Aktivität definieren. So wurde es möglich, die Techniken der kognitiven Verhaltenstherapie »zielgerichtet« einzusetzen. Da diese Techniken Wirkung zeigten, darf man annehmen, dass die funktionelle Analyse zutreffend gewesen war. Keine kognitive Verhaltenstherapie kommt ohne eine gute funktionelle Analyse aus.

Bei der Behandlung von Bulimie werden kognitive Verhaltenstherapien immer häufiger eingesetzt, denn mehrere kontrollierte Studien haben gezeigt, dass sie von hoher Effizienz sind[18–20]. Man nutzt diese Therapien häufig bei Gruppen bulimischer Patientinnen, wodurch ein Therapeut mehr Personen betreuen kann. Die Gruppentherapie hat jedoch auch spezifische Vorteile für die Patientinnen, denn so fühlen sie sich durch ihre Störung weniger ausgegrenzt; es macht das Kommunikationstraining einfacher und abwechslungsreicher. Die Gruppe begünstigt den Wandel von Einstellungen und bietet den oftmals mutlosen Patientinnen zudem einen starken Rückhalt. Aber auch bei der Bulimie ist eine Gruppentherapie nicht für jeden das Richtige, und man darf sie erst nach einer gründlichen Situationsanalyse beginnen.

Wie im Falle der einsiedlerisch lebenden Cellistin könnte man auch hier einwenden, dass wir uns bei Sylvies Therapie nur darum gekümmert haben, »an den Symptomen herumzudoktern«, während ihre »Persönlichkeit« oder ihre »tief liegenden Probleme« dieselben geblieben sind. Aber Sylvie ist schließlich nicht zum Arzt gegangen, um eine Veränderung ihrer unbewussten Mechanismen zu erreichen – sie wollte sich vielmehr ihre Bulimie vom Halse schaffen und ein glücklicheres Leben führen. Das ist ihr letztendlich auch gelungen. Außerdem ist eine dauerhafte Veränderung des Verhaltens nicht ohne Folgen für die Persönlichkeit.

Natürlich können andere Patientinnen auch durch eine psychoanalytisch geprägte Therapie geheilt werden. Übrigens findet man in den Zentren, die sich auf die Behandlung von Essstörungen spezialisiert haben, meist Therapeuten verschiedener Schulen – Verhaltenstherapeuten, Psychoanalytiker, Familientherapeuten. Sie können gemeinsam eingreifen oder einander je nach Entwicklungsstadium der Störung abwechseln.

Sylvies Geschichte ist aus mehreren Gründen gut ausgegangen. Sylvie hat die Scham überwunden und früh genug

Hilfe gesucht, bevor ihre Störung schlimmer oder chronisch geworden wäre. Außerdem war sie in der Lage, ihren Therapeuten zu vertrauen – ein wesentlicher Schritt, der jedoch für zahllose Patientinnen mit Essstörungen alles andere als selbstverständlich ist. Meistens ist es für den Arzt ein langer, mühseliger Weg, eine Beziehung zu ihnen aufzubauen. Sylvie jedoch hat die Vorgehensweise der ihr vorgeschlagenen Therapie verstanden und angenommen, und auch das ist nicht unbedingt typisch für Bulimikerinnen oder Anorektikerinnen. Aber ich wollte diese Geschichte mit Happy End ganz bewusst erzählen: Die öffentliche Debatte wird beherrscht von den häufig sehr viel schwierigeren, oft sogar tragischen Fällen von Essstörung, aber es gibt auch eine Menge Sylvies, die ihre Krankheit durch eine Therapie in den Griff bekommen und überwinden.

Nach zwanzig Jahren

Sylvies Geschichte könnte noch genauso erzählt werden, außer dass die junge Frau heute, um einen Partner zu finden, auch im Internet suchen könnte.

Was die Symptome angeht, so unterscheidet die aktuelle Klassifikation DSM-IV-TR zwei große Typen von Bulimie, und zwar je nach dem Kompensationsverhalten, mit dem die Betroffenen ihr Gewicht kontrollieren wollen. Beim *purging-type* kompensiert die Person ihre Exzesse bei der Nahrungsaufnahme durch Erbrechen, Missbrauch von Diuretika oder Klistiere, mit denen Durchfall ausgelöst werden soll. Beim *non-purging-type* versucht man, das Gewicht durch Sport und Fasten zwischen den Essanfällen unter Kontrolle zu halten. (Sylvie greift zu beiden Methoden der Gewichtskontrolle.)

Schließlich gibt es eine sehr häufige Störung, die sogenannte *binge-eating-disorder*, die durch dieselben Essanfälle gekennzeichnet ist wie die Bulimie (Aufnahme unnormal großer Nahrungsmengen gepaart mit einem emotionalen Notzustand und dem Eindruck des Kontrollverlusts). Diese Attacken treten allerdings nicht so häufig auf, dass sie den Diagnosekriterien für Bulimie entsprechen würden, und werden auch nicht von Kompensationsverhalten begleitet.[21] Diese Störung wird offenbar bei 20 bis 50 Prozent aller Menschen mit Übergewicht diagnostiziert.

Was die Ursachen für Bulimie betrifft, so sind die Forschungen weitergegangen, ohne dass es bisher zu einem entscheidenden Fortschritt mit therapeutischen Konsequenzen gekommen wäre. In zahlreichen Studien sind weitere Anomalien bei der Regulierung von bestimmten Neurotransmittern (zum Beispiel Serotonin), von Neuropeptiden im Gehirn und von Hormonen des Verdauungstraktes wie etwa dem Cholecystokinin aufgedeckt worden. Untersuchungen an Zwillingen haben nachgewiesen, dass es wie bei vielen psychischen Störungen auch hier eine teilweise genetisch bedingte Anfälligkeit geben könnte.[22]

Aus psychologischem Blickwinkel haben andere Studien gezeigt, dass Verbindungen zwischen Bulimie und Trennungsangst, Misshandlung in der Kindheit, sexuellem Missbrauch, gestörter Kommunikation in der Familie, Alkoholismus oder Depression eines Elternteils, Perfektionsdrang, gesunkener Selbstachtung, negativen Kommentaren des Umfeldes zum Thema Gewicht und Ernährung sowie unangemessenen Essgewohnheiten existieren. Es handelt sich hierbei aber eher um Risikofaktoren für die Ausbildung einer Essstörung und weniger um Ursachen für Bulimie, denn keiner jener Faktoren ist für sich genommen in der Mehrzahl der Fälle präsent, und außerdem findet man sie auch bei anderen psychischen Störungen wieder.[23]

Es konnte bestätigt werden, dass bei Personen, die besonders auf ihr Gewicht achten müssen, ein erhöhtes Risiko besteht – etwa bei Balletttänzerinnen, Jockeys und Leichtathleten.

In den entwickelten Ländern haben auch soziokulturelle Faktoren ihre Bedeutung. Hier wird nachdrücklich das Ideal der Schlankheit verfochten, während uns die Werbung gleichzeitig von Kindesbeinen an eine unendlich breite Palette kalorienreiches *junk food* schmackhaft macht.

Die Behandlung

Neue Untersuchungen haben die Wirksamkeit von kognitiven Verhaltenstherapien bestätigt. Heute werden sie bei Bulimie immer häufiger empfohlen. Die weniger verbreitete interpersonelle Psychotherapie scheint ebenfalls effizient zu sein.[24]

Selektive Serotonin-Wiederaufnahmehemmer (von denen das Fluoxetin am bekanntesten ist) haben bessere Ergebnisse als Placebos erbracht, selbst wenn die Bulimie nicht mit einer Depression einherging. Es gibt allerdings noch keine Empfehlungen für den Einsatz von Antidepressiva bei Bulimie.[25]

Die Entscheidung für eine Behandlung mit Antidepressiva und für einen ganz bestimmten Wirkstoff aus dieser Klasse hängt von mehreren Faktoren ab: Vorhandensein von depressiven oder Zwangsstörungen, Schlafprobleme, dem Body-Mass-Index, Körperschemastörungen, Resistenz gegenüber Psychotherapien etc. Die Wahl ist Sache eines Experten.

Es sind weitere Untersuchungen nötig, um die Behandlung noch besser an die spezifischen Bedürfnisse jeder Patientin anzupassen.[26]

Resümierend kann man sagen, dass es immer mehr Ärzte-

und Psychologenteams gibt, die für die Behandlung von Bulimie geschult sind. Die Patientinnen wiederum sind heute besser informiert und haben größere Chancen, Hilfe zu finden.

Panik im Ring

Jeden Freitag setzten wir uns zusammen und werteten die Krankenakten aus. Das ganze Team traf sich in der Bibliothek und diskutierte über die neuen Patienten der jeweiligen Woche. Manche wurden von mehreren Kollegen betreut. Jene junge Frau beispielsweise, eine alleinstehende Mutter, die vor Kurzem ihre Arbeit verloren und einen depressiven Rückfall auf dem Fundament einer dependenten Persönlichkeitsstörung erlitten hatte. Wir kümmerten uns zu dritt um sie: Ein Arzt behandelte sie mit Antidepressiva, eine Psychologin traf sich zweimal wöchentlich mit ihr zu einer Psychotherapie, und die Sozialarbeiterin achtete darauf, dass sie jede nur mögliche Hilfe im Alltag bekam. Wenn wir unsere Aktionen gut koordinierten, konnten wir es vielleicht vermeiden, dass diese Patientin stationär behandelt werden musste, denn das hätte Probleme bei der Betreuung ihres kleinen Sohnes verursacht.

Die Beratung erlaubte es uns auch, unsere Ansichten über besonders komplexe oder verwirrende Fälle auszutauschen. Was sollte man von dem alten Herrn halten, der sich selbst mit dem Antidepressivum behandelte, das man über Jahre hinweg seiner Mutter verschrieben hatte? Beinahe hundertjährig, war sie vor zwei Jahren verstorben, und ihr Sohn war nur in die Sprechstunde gekommen, weil er ihre Medikamentenvorräte aufgebraucht hatte und der Apotheker die alten Rezepte nicht mehr annehmen wollte.

Während wir diese neuen Krankenakten eine nach der anderen abarbeiteten und das Leben, das sich hinter so einer Akte verbarg, zu begreifen versuchten, fand sich am Empfangsschalter ein etwa dreißigjähriger Mann ein, der am ganzen Leibe zitterte. Er war ohne Termin gekommen, wollte aber sofort einen Psychiater sprechen und wirkte sehr verängstigt. Die Empfangsschwester führte ihn in ein Zimmer und bat ihn, sich auf ein Bett zu legen; dann fragte sie ihn behutsam nach seinem Namen, seiner Adresse und dem Grund seines Kommens. Nach und nach beruhigte er sich ein wenig.

Später ging ich mit dem diensthabenden Assistenzarzt zu ihm. Sobald er uns eintreten sah, erhob er sich. Dunkelhaarig, schlank, quecksilbrig – er hätte Torero sein können oder Schauspieler. Sein Blick wirkte fiebrig vor Angst, und er zitterte, als hätte er hohe Temperatur oder große Angst vor dem, was gleich kommen würde. Als wir ihn fragten, weshalb er in die Notfallaufnahme gekommen war, erklärte er in tragischem Tonfall, er fürchte, gerade verrückt zu werden.

»Und wie kommen Sie zu dieser Annahme, Monsieur H.?«

»Es hat mich wieder gepackt, auf der Straße …«

»Was hat Sie dort gepackt?«

»Ich habe gedacht, dass ich gleich wahnsinnig werde. Dann habe ich gesehen, dass das Krankenhaus ganz in der Nähe war, und da bin ich hergekommen.«

»Aber was genau ist denn passiert?«

Während er sprach, versuchte ich – wie jeder Arzt, der einem neuen Patienten gegenübersteht – möglichst beruhigend zu wirken und überlegte mir dabei mögliche Diagnosen.

Pierre H. erzählte und antwortete auf kohärente Weise; er vertraute sich mir bereitwillig an. Es war also wenig wahrscheinlich, dass er an Wahnvorstellungen oder Halluzinationen litt. Seine starke Angst und sein Zittern konnten der Einnahme von Kokain oder einer anderen Droge geschuldet sein, aber in diesem Fall wäre er eher zur Notaufnahme eines normalen Krankenhauses gegangen als in eine psychiatrische Klinik. Im Übrigen schien er bei guter Gesundheit zu sein; er war ziemlich athletisch und achtete auf sein Äußeres, wovon seine schwarze, teuer wirkende Kleidung zeugte.

»Was ist Ihnen also auf der Straße passiert?«

»Ich hatte einen Anfall. Es war nicht der erste.«

»Erzählen Sie bitte, was im Einzelnen geschehen ist.«

»Ich habe einen Buchladen betreten. Dort bin ich ins Untergeschoss gegangen, weil ich ein Buch über Rechnungswesen suchte.«

»Sind Sie Buchhalter?«

»Nein, ich habe ein Restaurant.«

»Und dort im Untergeschoss?«

»Alles ist ganz komisch geworden. Ich habe mich komisch gefühlt.«

»Komisch?«

»Ja, als wenn ich nicht wirklich ich selbst wäre. Ich habe große Angst bekommen. Ich wusste, dass es wieder losging. Es war wie bei den früheren Anfällen. Mein Herz hat ganz wild zu pochen angefangen. Ich hatte das Gefühl, ich würde gleich umkippen. Also bin ich so schnell wie möglich raus aus der Buchhandlung.«

»Und dann?«

»Auf der Straße ist es auch nicht besser geworden. Mein Herz wummerte immer noch. Ich dachte, ich würde sterben. Und da bin ich ins Krankenhaus gerannt.«

»Hat es sich denn beruhigt, seit Sie hier sind?«

»Ja. Wenn ich mit jemandem reden kann, lässt es nach.«

»Und haben Sie solche Anfälle oft?«

»So stark wie diesmal selten. Den letzten hatte ich vor einer

Woche, als ich allein im Keller des Restaurants war. Aber fast jeden Tag habe ich einen kleinen, so was wie einen beginnenden Anfall.«

»Und wie lange dauert das dann?«

»Manchmal versaut es mir den ganzen Tag. Schon beim Aufstehen habe ich das Gefühl, dass ich einen Anfall kriegen werde, und dann fühle ich mich bis zum Abend mies.«

»Haben Sie schon einmal mit einem Arzt darüber gesprochen?«

»Ja. Ich bin zu einem Kardiologen gegangen, und der hat ein paar Untersuchungen gemacht. Alles war normal. Übrigens war mir das schon vorher klar – ich habe eine Menge Sport getrieben, und mein Herz ist immer in Ordnung gewesen.«

Er fügte mit schüchternem Stolz hinzu: »Ich war Amateurboxer, Regionalmeister der Île-de-France.«

Monsieur H. wollte uns klarmachen, dass er nicht immer dieses verängstigte und zitternde Individuum gewesen war, als das wir ihn heute kennenlernten.

»Gut, ich werde Ihnen eine Liste mit Symptomen zeigen und Sie fragen, ob Sie darunter welche erkennen, die Sie während Ihrer Anfälle schon verspürt haben. Hier – kreuzen Sie einfach alle Symptome an, die Sie selbst schon hatten.«

Monsieur H. nahm einen Bleistift und begann mit dem Gesichtsausdruck eines eifrigen Schulkinds zu lesen.

Die Liste sah so aus:

- Atembeschwerden, das Gefühl, außer Puste zu sein oder zu ersticken;
- starkes Herzklopfen oder beschleunigter Puls;
- Schmerzen im Brustkorb oder Beklemmung;
- Engegefühl;
- Schwindel oder das Gefühl, nicht fest auf den Beinen zu stehen;

- Übelkeit oder Unterleibsbeschwerden;
- Gefühl von Unwirklichkeit oder Entpersönlichung;
- Prickeln, Kribbeln, Taubheitsgefühl;
- Hitzewallungen oder Kälteempfindungen;
- Schweißausbrüche;
- Gefühl, in Ohnmacht zu fallen;
- Zittern oder Muskelzuckungen;
- Todesangst;
- Angst, verrückt zu werden oder eine unkontrollierte Handlung zu begehen.

Als Monsieur H. diese Aufzählung durchsah, wurde sein Erstaunen immer größer. Wie zahlreiche Patienten dachte auch er, dass die seltsamen Symptome, die er hatte, sehr selten wären und dass er sich uns nur schwer verständlich machen könnte. Als er aber feststellte, dass diese Symptome schon von anderen Menschen ganz klar beschrieben und sogar zu einer Liste zusammengefasst worden waren, die der Arzt ihm zum Ankreuzen geben konnte, als wäre es die allerbanalste Sache der Welt, war er so überrascht wie beruhigt.

Nachdem er die Liste durchgelesen hatte, bestätigte er uns, dass er während seiner Anfälle acht der erwähnten Symptome verspürt hatte. Am schwersten konnte er das Herzpochen ertragen und die Angst, gleich zu sterben oder eine unkontrollierte Handlung zu begehen, sich etwa vor ein Auto zu werfen oder aus dem Fenster zu springen.

»Aber wie heißt die Krankheit, die das alles hervorruft?«, fragte Monsieur H. beunruhigt.

Er merkte, dass wir schon wussten, woran er litt, fürchtete jetzt aber, dass er gleich zu hören bekäme, diese Krankheit würde ihn wahnsinnig machen oder dauerhaft beeinträchtigen.

»Sie brauchen nichts zu befürchten. Was Sie erlebt haben,

ist zwar sehr unangenehm, aber richtig schlimm ist es nicht. Es macht einen nicht verrückt. Man nennt es eine Panikattacke.«

Pierre H. konnten wir damit beruhigen, dass wir ihn baten, auf der Liste nach seinen Symptomen zu suchen – uns selbst half diese Liste gleichzeitig, die Diagnose »Panikattacken« zu stellen. Pierre wies dafür nämlich mehr als vier der zwölf Symptome auf, welche die Liste des DSM-III-R[1], der amerikanischen Klassifizierung psychischer Störungen, enthält. Weil er keine körperliche Erkrankung zu haben schien, die dieselben Störungen hätte hervorrufen können, konnte man also von Panikattacken sprechen.

Das war eine eher gute Nachricht: Panikattacken sind zwar äußerst unangenehm für den, der sie durchmacht, aber »verrückt« haben sie noch nie jemanden gemacht. Dennoch muss man die an ihnen leidenden Menschen mit aller Sorgfalt behandeln – andernfalls riskieren sie, eine schwere Depression zu bekommen oder Alkohol beziehungsweise Beruhigungsmittel zu missbrauchen, um auf diese Weise zu versuchen, ihre Symptome zu dämpfen. Es kann auch geschehen, dass sie es nicht mehr wagen, aus dem Haus zu gehen oder irgendwohin zu fahren, und so agoraphobisch werden wie Marie-Hélène, die einsiedlerische Cellistin. Aber Pierre leidet nicht an derselben Krankheit wie Marie-Hélène: Er hat viel häufiger Panikattacken, und offenbar suchen sie ihn aus heiterem Himmel heim. Die Psychiater haben also für Pierres Erkrankung eine neue Diagnose geschaffen – die Panikstörung, das heißt das Auftreten von mehr als drei spontanen Panikattacken innerhalb von drei Wochen.

Eine Panikattacke entspricht dem, was man landläufig als

»Angstanfall« bezeichnet. Sie ist kein seltenes Phänomen: Bei einer Befragung unter jungen Erwachsenen stellte sich heraus, dass ein Drittel von ihnen, in der Mehrzahl junge Frauen, im Laufe des vergangenen Jahres mindestens eine solche Panikattacke erlitten hatte.[2] Pierres Panikstörung – eine häufige Wiederholung von Panikattacken – ist auch nicht so selten: Verschiedene epidemiologische Studien haben ergeben, dass die Störung bei 1 Prozent aller Personen einer Testgruppe auftrat, die man über sechs Monate hinweg beobachtet hatte. Dementsprechend hätten immerhin 600 000 Franzosen oder 800 000 Deutsche im letzten halben Jahr an dieser Störung gelitten. Die meisten Patienten sind junge Erwachsene, Frauen trifft es doppelt so häufig wie Männer.

Der erste Anfall tritt oft völlig unvorhergesehen ein. Sie gehen einer ganz normalen Tätigkeit nach, fahren etwa Auto, sitzen im Restaurant oder machen einen Spaziergang auf dem Lande, und plötzlich verspüren Sie einen großen Schrecken. Das Gefühl einer unmittelbar bevorstehenden Katastrophe überwältigt Sie – der Eindruck, Sie müssten gleich ohnmächtig werden, dem Wahnsinn verfallen oder sogar sterben. Ihr Körper spielt verrückt: starkes Herzklopfen, hektische Atmung, Schweißausbrüche, Gefühl des Erstickens. Dieser Angstgipfel währt im Allgemeinen nur wenige Minuten, aber die Furcht, dass sich die Krise wiederholen könnte, wird Sie nicht mehr verlassen. Ihr Tag ist verdorben, und die folgenden Tage sind es auch.

Von dieser katastrophalen Erfahrung geprägt, werden Sie nämlich immer fürchten, sich in einer ähnlichen Situation wiederzufinden wie bei Ihrem ersten Anfall. Wenn sich die erste Panikattacke in einem proppenvollen Restaurant ereignet hat, werden Sie sich künftig vor allen geschlossenen, überfüllten Räumen hüten – Restaurants, Läden, Flugzeuge, Kinos, öffentliche Verkehrsmittel. Ihr Alltagsuniversum wird

Ihnen allmählich immer mehr wie ein Minenfeld vorkommen, auf dem Ihnen jederzeit ohne Vorwarnung etwas um die Ohren fliegen könnte. Außerdem werden Sie beginnen, auf alle Reaktionen Ihres Körpers genau zu achten. Sobald Sie eine Empfindung wahrnehmen, die dem Beginn einer Attacke ähnelt (beschleunigter Puls, leichte Atemlosigkeit, zugeschnürte Kehle), werden Sie fürchten, diese kleinen Zeichen seien Vorboten einer Katastrophe, und genau diese Angst wird dann die Panikattacke auslösen. Da Sie sich derart verletzlich fühlen, haben Sie auch Angst vor dem Alleinsein; es ist Ihnen eine entsetzliche Vorstellung, so eine Attacke zu bekommen, wenn keine Person Ihres Vertrauens in der Nähe ist, um Ihnen zu Hilfe zu eilen. Sie richten also alle Ihre Aktivitäten derart ein, dass Sie sich so oft wie möglich in Gesellschaft von Bekannten befinden. So hatte Pierre am Ende seine Freundin gebeten, ihn auf allen seinen Wegen zu begleiten.

Auf Menschen, die an Panikstörungen leiden, lauert aber nicht nur die Agoraphobie, sondern auch die Depression. Fast jeder zweite Patient ist depressiv. Meistens ist es schwer zu sagen, ob sich dabei die Depression durch Panikstörungen verkompliziert oder ob es die Panikstörung ist, die zur Depression geführt hat. Bei der Befragung von Pierre wurde uns schnell klar, dass er nicht depressiv war: Es machte ihm noch immer Spaß, seine Freunde zu sehen, er hatte Pläne, schlief und aß ganz normal und bewahrte ein ziemlich positives Selbstbild.

Noch eine andere große Gefahr droht Patienten, die an Panikstörungen leiden: Beim Versuch, ihre Symptome zu lindern und ihre Angst zu verringern, können sie im Übermaß zu Alkohol greifen, was ihren Zustand aber leider nicht besser macht, sondern die Störung sogar noch verschlimmern oder das Auftreten einer Depression begünstigen kann.

Glücklicherweise gibt es für diese schwer erträgliche Erkrankung heute wirkungsvolle Behandlungsmöglichkeiten.

Pierre war nach unseren Erläuterungen zu den Panikattacken und der Art und Weise ihres Auftretens sehr beruhigt: Wir hatten ihm gesagt, dass er nicht verrückt werden würde und dass die Krankheit, an der er litt, ziemlich verbreitet war.

»Aber woher kommt so was? Und weshalb passiert es gerade mir?«

»Es gibt verschiedene Theorien zu den Ursachen von Panikattacken. Häufig passiert es in einer Phase, die auf ein Ereignis folgt, das uns in Unruhe versetzt hat. Hatten Sie kürzlich einen Trauerfall oder eine Trennung? Oder gab es andere Ursachen für Stress?«

»Ah, ja. Aber es liegt schon ein Weilchen zurück. Sechs Monate ist es jetzt her. Jede Menge Veränderungen.«

Vor einigen Monaten hatte Pierre in einem Viertel, das gerade in Mode kam, gemeinsam mit Freunden ein Restaurant eröffnet. Die Geschäfte liefen gut. Er war nicht verheiratet, lebte aber mit einer jüngeren Frau zusammen, mit der er sich sehr gut verstand und die bereit war, ihn überallhin zu begleiten.

»Sind Ihre Panikattacken unvorhersehbar, oder gibt es besondere Umstände, unter denen sie häufiger auftreten?«

»Mal so, mal so. Sie kommen einfach so aus dem Blauen heraus, aber vor allem, wenn ich allein bin.«

»Erinnern Sie sich an die erste?«

»Ja, natürlich. Es war vor drei Monaten. Ich habe die Autobahn genommen, um nach Rungis zu fahren, wo ich etwas für das Restaurant einkaufen wollte. Es war ganz früh am Morgen, noch vor den Staus. Schon beim Aufstehen hatte ich mich nicht besonders gefühlt. Und später dann, auf der Autobahn, spürte ich, dass es losging, und ich hatte einen schrecklichen Anfall.«

»Und was haben Sie da gemacht?«

»Ich habe auf dem Seitenstreifen angehalten, in der Nähe eines Telefons.«

»Haben Sie jemanden angerufen?«

»Nein, es hat sich wieder beruhigt.«

»Und dann?«

»Bin ich weitergefahren.«

»Und benutzen Sie weiterhin die Autobahn?«

»Das hängt ganz vom Tag ab. Wenn es wirklich nicht geht, begleitet mich meine Freundin. Ich habe jetzt jedes Mal Angst. Aber ich versuche trotzdem, die Autobahn nicht zu meiden, denn ich glaube, wenn ich erst mal aufhöre, werde ich nie wieder auf einer Autobahn fahren können.«

Ganz besonders fürchtete er eine Panikattacke, wenn er am späten Nachmittag allein im Restaurant war, weil die Köche und Kellner noch nicht wieder angefangen hatten, oder wenn er allein mit dem Auto aus Paris herausfuhr oder aber wenn er im Flugzeug saß. Seit dem Beginn seiner Störungen war er nicht mehr geflogen; er ahnte aber, dass es den allerschlimmsten Anfall auslösen würde, wenn er in einem Flugzeugrumpf eingesperrt wäre. Die Krisen konnten auch an geschlossenen, vor Menschen wimmelnden Orten eintreten, in einem Nachtklub etwa. Wenn er sich gut fühlte, ging er, nachdem er das Restaurant abgeschlossen hatte, mit Freunden manchmal noch in eine Disco. In der ersten Etage gab es eine Bar, in der man noch ein wenig durchatmen konnte, aber der Keller, wo getanzt wurde, war gewöhnlich rammelvoll. Er wagte es nicht mehr, die Stufen hinabzusteigen, und an manchen Abenden fürchtete er sogar in der Bar, einen Anfall zu bekommen.

Trotz seiner Ängste gelang es Pierre, ein einigermaßen normales Leben zu führen; er arbeitete und ging weiterhin aus, richtete es allerdings so ein, dass er so selten wie möglich allein sein musste. Er hatte schon versucht, seine Störung mit einem

Beruhigungsmittel zu lindern, das seine Freundin von Zeit zu Zeit nahm, aber es hatte nicht besonders gut funktioniert. Das Medikament hatte den Anfall nicht verhindert, und wenn er eine stärkere Dosis nahm, machte es ihn schläfrig.

»Damit klappt es nicht. Und überhaupt möchte ich keine Medikamente schlucken.«

»Trotzdem könnten andere Medikamente Ihnen vielleicht helfen. Bestimmte Tranquilizer, aber auch Antidepressiva.«

»Aber ich bin nicht depressiv.«

»Das stimmt, aber manche Antidepressiva wirken nicht nur bei Depressionen. Sie hemmen auch das Eintreten einer Panikattacke.«

»Wollen Sie damit sagen, dass es den Anfall blockiert, wenn ich mal so eine Tablette gegen Depressionen nehme?«

»Nein, das funktioniert nur im Rahmen einer längerfristigen Behandlung. Sie verhindern den Ausbruch einer Krise nur, wenn man ständig mit ihnen behandelt wird. Es ist eine Vorbeugungsmaßnahme.«

»Also muss man die Medikamente jeden Tag nehmen?«

»Ja.«

»Und wie lange?«

»Mehrere Monate lang.«

»Und wenn man mittendrin aufhört?«

»Manchmal ist man geheilt, manchmal kommen die Anfälle wieder.«

»Und wenn sie wiederkommen?«

»Dann nimmt man die Behandlung wieder auf und lässt sie ein wenig länger laufen.«

»Gibt es außer den Antidepressiva keine Mittel, um die Anfälle in den Griff zu bekommen?«

»Doch, manche Beruhigungsmittel helfen auch, wenn man sie richtig dosiert.«

»Aber gibt es keine Therapie ohne Medikamente?«

»Doch. Mit manchen Methoden kann man lernen, seine Krisen selbst zu kontrollieren.«

»Und dauert es lange, so etwas zu lernen?«

»Es sind dafür ein paar Sitzungen nötig, aber besonders wichtig ist es, zwischen den Sitzungen zu trainieren.«

»Also ein bisschen wie das Training beim Sport?«

»In gewisser Weise schon.«

»Und das funktioniert?«

»Bei manchen Patienten richtig gut. Bei anderen funktioniert es besser, wenn sie außerdem noch Medikamente nehmen.«

»Ich würde die Sache lieber ohne Tabletten loswerden.«

»Einverstanden. Sie werden lernen, Ihre Attacken in den Griff zu bekommen, wir werden beobachten, mit welchem Ergebnis, und Medikamente werden wir nur einsetzen, wenn es unbedingt notwendig ist.«

Drei Gründe sprachen dafür, es Pierre ohne Medikamente versuchen zu lassen. Zunächst einmal widerstrebte ihm diese Art der Behandlung, und bei seinem unabhängigen Charakter bestand die Gefahr, dass er die Tabletten irgendwann nur noch unregelmäßig oder gar nicht mehr einnehmen würde. Außerdem hatte ihn seine Vergangenheit als Spitzensportler mit dem Prinzip des Trainings und der Kontrolle seiner körperlichen Reaktionen vertraut gemacht. Man durfte also annehmen, dass er für eine Therapie, die einem Training ähnelte, empfänglich sein würde. Und schließlich waren seine Panikattacken nicht mit einer Depression verbunden; ansonsten wäre es unverzichtbar gewesen, ihm ein Antidepressivum zu verschreiben.

Wir überwiesen Pierre an Caroline, eine Psychiaterin, die mit unserem Team zusammenarbeitete. Sie hatte Erfahrung mit kognitiven Verhaltenstherapien bei Panikattacken, und dazu kam, dass sich ihre Praxis in der Nähe von Pierres Wohnung befand, was es ihm – besonders in der ersten Phase der Therapie – leichter machen würde, zu den Sitzungen zu gehen.

Im Falle von Panikattacken bedeutet »kognitive« Therapie vor allem, dass der Therapeut dem Patienten hilft, die Gedanken, die der Panikattacke vorausgehen oder sie begleiten, zu analysieren und abzuwandeln. Von »Verhaltenstherapie« spricht man, weil sich der Therapeut auch für das Verhalten des Patienten während der Panikattacken interessiert und ihm hilft, neue Wege zu finden, um diese Attacken zu kontrollieren.[3]

Caroline bat Pierre, ihr seine Geschichte zu erzählen, und entdeckte dabei, dass er in den Monaten vor dem Einsetzen der Panikstörung mit zahlreichen Stress auslösenden Ereignissen konfrontiert gewesen war. Das wichtigste war wohl der Tod seines Vaters gewesen. Dieser war nach einem Herzinfarkt ins Krankenhaus eingeliefert worden. Nach einigen Wochen bereitete er sich auf die Entlassung vor. Pierre sollte ihn am Nachmittag vom Krankenhaus abholen, aber kurz vorher erhielt er einen Anruf aus der kardiologischen Abteilung: Sein Vater war nach einem neuen Infarkt unerwartet verstorben. Es hatte Pierre sehr schockiert, wie plötzlich alles gekommen war. Vater und Sohn hatten sich immer sehr nahegestanden: Pierres Vater war selbst einmal Amateurboxer gewesen und hatte den Jungen in seinem sportlichen Ehrgeiz ermutigt. Er war Buchhalter bei der Bahn gewesen und gerade erst in Rente gegangen, als er starb. Es war immer sein Wunsch gewesen, dass sein Sohn in den öffentlichen Dienst ging, und er hatte es nicht gutgeheißen, dass Pierre sich in das Abenteuer stürzte, ein eigenes Restaurant aufzumachen. Das hatte zu Auseinandersetzungen zwischen ihnen geführt. Noch am Vorabend seines Todes hatten sie sich deswegen am Telefon gestritten. Pierre hatte gehofft, am nächsten Tag, wenn er seinen Vater mit dem Auto aus der Klinik abholte, ein ruhigeres Gespräch über diese Probleme führen zu können – aber da informierte man ihn vom plötzlichen Tod des Vaters.

Kurz nach diesem traurigen Ereignis entdeckte Pierre, dass seine damalige Freundin ihn betrog. Sie war eine sehr stille Frau, die Ruhe und Sicherheit ausstrahlte, während er sich selbst eher als unruhigen und ungeduldigen Menschen beschrieb. Sie waren zusammen, seit er achtzehn war, und sie hatte immer zu ihm gestanden, als er in seinen jungen Jahren eine Reihe von schulischen und beruflichen Misserfolgen hatte einstecken müssen. Als er erfuhr, dass sie ein Verhältnis mit einem seiner Freunde hatte, war er wie vom Donner gerührt gewesen. Nach einigen heftigen Auseinandersetzungen hatten sie sich getrennt.

Fast zur selben Zeit war die Eröffnung des Restaurants zu einer Quelle von intensivem Stress unterschiedlicher Natur geworden. Zunächst einmal waren da finanzielle Sorgen, denn man hatte bei der Bank einen hohen Kredit aufnehmen müssen. Dann gab es den Stress des Anfängers, denn Pierre hatte in diesem Beruf weniger Erfahrung als seine beiden Teilhaber, und so hatte er sich angesichts der permanenten Überarbeitung und des Schlafmangels häufig überlastet gefühlt.

Dennoch hatte er all diesen Herausforderungen die Stirn geboten und dabei normal funktioniert. Die erste Attacke war zwei Monate nach Eröffnung des Restaurants aufgetreten – kurz bevor mit seiner jetzigen Freundin wieder Stabilität in sein Gefühlsleben eingezogen war.

Caroline nutzte in Pierres Fall drei Ebenen der Analyse: die physiologische, die kognitiv-verhaltenstherapeutische und später, wie wir noch sehen werden, auch die psychoanalytische.

Sie erklärte Pierre, dass sein gegenwärtiger körperlicher Zustand die Panikattacken häufiger und heftiger machen konnte. Das hatte er selbst schon bemerkt: Vor allem war ihm aufgefallen, dass seine Angst vor einem neuen Anfall stärker war, wenn er am Vorabend zu viel getrunken oder in der Nacht zu wenig geschlafen hatte. Caroline half ihm dabei, einen Stufenplan zu erarbeiten, mit dem er seine gute körperliche Form zurückgewinnen konnte. Dazu musste er den Alkohol- und Kaffeekonsum einschränken, länger schlafen und mehr Sport treiben. Er begann damit, wieder regelmäßig zu joggen.

Dann schulte Caroline Pierre in den kognitiv-verhaltenstherapeutischen Techniken zur Meisterung von Panikattacken.[3–5] Diese Therapie läuft über etwa fünfzehn Sitzungen und setzt einen aktiven Patienten voraus, der Übungen absolviert und Notizen macht. Zunächst stellte ihm Caroline Fragen zu seinem jüngsten Anfall.

»Gut, ich möchte, dass Sie jetzt die Augen schließen und sich vorstellen, wie es war, als Sie in jene Buchhandlung kamen. Bitte erinnern Sie sich an alles, was geschehen ist – so, als würden Sie das Geschäft von Neuem betreten. Sind Sie so weit?«

»Ja, ich befinde mich schon wieder im Untergeschoss.«

»Woran haben Sie damals gedacht?«

»Im Grunde hat es mich schon ein bisschen unruhig gemacht, die Treppe hinunterzugehen. Ich hatte schon einmal eine Attacke, als ich allein im Keller des Restaurants war, und ich sagte mir, dass es vielleicht wieder passieren könnte, wenn dort im Untergeschoss niemand sonst wäre.«

Pierre beschrieb damit perfekt, was die Psychiater »Erwartungsangst« oder »antizipatorische Angst« nennen: die Angst vor dem, was passieren könnte.

»Gut, und was haben Sie dann getan?«

»Ich habe das Regal mit den Büchern über Rechnungswesen gefunden und in diesem und jenem geblättert.«

»Was dachten Sie in diesem Augenblick?«

»Ich versuchte herauszufinden, welches mir am meisten nützt.«

»Ist das alles? An die Attacken haben Sie nicht mehr gedacht?«

»Na ja, eigentlich doch. Ich dachte, ich würde keinen Anfall bekommen, wenn ich mich auf die Bücher konzentriere.«

»Also fürchteten Sie noch immer, eine Attacke zu erleiden?«

»Eigentlich ja.«

»Und was spürten Sie dabei?«

»Ich fühlte, wie mein Herz heftig zu pochen begann.«

»Und was dachten Sie?«

»Ich versuchte mich auf diese verdammten Bücher zu konzentrieren, um die Krise noch abzuwenden.«

»Was haben Sie dann getan?«

»Ich habe ein anderes Buch gesucht.«

»In dem ersten haben Sie also nicht weitergelesen?«

»Nein. Na ja, und plötzlich ging es mir sehr schlecht. Mein Herz hat wild zu hämmern angefangen. Ich fühlte mich ganz seltsam.«

»Und was dachten Sie dabei?«

»Ich habe gedacht, dass ich gleich einen Anfall kriege.«

»Und was fühlten Sie?«

»Alles ist immer schlimmer geworden, mein Herz hat verrückt gespielt, ich war kurz davor, in Ohnmacht zu fallen.«

»Und was haben Sie dann gemacht?«

»Ich habe das verfluchte Buch hingelegt und bin wie der Blitz die Treppe hochgeschossen und raus ins Freie.«

»Und auf der Straße, wie haben Sie sich da gefühlt?«

»Schlecht. Mein Herz pochte noch stärker.«

»Und was dachten Sie?«

»Dass ich gleich umkippe oder dass ich über die Straße renne, ohne auf den Verkehr zu achten, und dass mich jemand überfährt.«

»Und was haben Sie dann getan?«

»In diesem Augenblick habe ich gesehen, dass das Krankenhaus ganz in der Nähe war.«

»Und was haben Sie gespürt?«

»Es hat ein bisschen nachgelassen.«

»In Ordnung. Wenn ich Sie richtig verstanden habe, sind Sie ins Untergeschoss gegangen und haben gedacht, dass Sie dort eine Panikattacke bekommen könnten; Ihr Herz hat schneller zu schlagen begonnen, und Sie haben gedacht, es könnte die Attacke aufhalten, wenn Sie in den Büchern lesen. Als Sie mit der Lektüre aufgehört haben, hat sich Ihr Puls noch einmal beschleunigt. Sie haben gedacht: ›Das ist ein Anfall‹, haben sich noch schlechter gefühlt und sind nach draußen gerannt. Sie haben gedacht, Sie würden ohnmächtig werden, und Ihr Herz hat noch stärker gepocht, aber als Sie das Krankenhaus gesehen haben, haben Sie gedacht, dass Sie dort Hilfe finden, und es hat sich ein wenig beruhigt. War es so?«

»Ja, so ist es gewesen. Ich glaube, ich verstehe, was Sie damit sagen wollen. Es ist so etwas wie ein Teufelskreis!«

Pierre hatte gerade blitzschnell eine ganze Etappe zurückgelegt: Er hatte begriffen, dass es eine Beziehung gab zwischen seinen Gedanken zu Beginn der Attacke, seinen Verhaltensweisen, mit denen er diese Attacke abwenden wollte, und seinen körperlichen Paniksymptomen. Die Angst vor dem Anfall führte – wie jede Angst – zur Beschleunigung des Herzrhythmus. Das fiel Pierre natürlich auf, und es ließ ihn den Anfall noch mehr fürchten. Diese Angst wiederum verschlimmerte sein Herzklopfen und die übrigen Symptome, und so schaukelte es sich immer weiter hoch. Mithilfe seiner Therapeutin war ihm dieser Teufelskreis, die sogenannte »kognitiv-sensorische Spirale«, gerade bewusst geworden. Um zu diesem Ergebnis zu gelangen, hatte Caroline abwechselnd immer nur drei Fragen gestellt: »Was haben Sie gespürt?«, »Was haben Sie gedacht?« und »Was haben Sie getan?«

Um weiter voranzukommen, bat sie Pierre, ein Verzeichnis seiner Empfindungen, Gedanken und Verhaltensweisen in den Situationen zu erstellen, in denen er einen Anfall befürchtete. Sie empfahl ihm, diese Notizen in ein nur dafür bestimmtes Heft zu schreiben. Aber der ehemalige »schlechte Schüler« Pierre fand diese »schriftlichen Hausaufgaben« zu mühselig. Er wollte seine Beobachtungen lieber per Diktiergerät aufzeichnen. Dann merkte er, dass es seine Angst beruhigte, wenn er auf das Diktiergerät sprach, und sobald er allein war und die Bedrohung einer Panikattacke in sich aufkeimen fühlte, nahm er nun seine Gedanken und die Symptome, die er dabei hatte, in »Echtzeit« auf. So gelang es ihm, sich der Beziehungen zwischen seinen Gedanken, Symptomen und Verhaltensweisen noch besser bewusst zu werden. Parallel dazu zeigte ihm Caroline, wie das Verhalten, das er bisher im Fall einer Panikattacke angenommen hatte, in Wahrheit seine Symptome noch verschärfte: Wenn man aus Angst vor dem Ersticken schneller atmet, bekommt man den Eindruck, dass die Atmung blockiert ist, und wenn man davonrennt, um der beängstigenden Situation zu entfliehen, beschleunigt sich der Herzrhythmus. Wer jedoch langsam und ruhig atmet, kann damit Angstsymptome lindern. Sie zeigte Pierre auch, wie eine langsame und tiefe Bauchatmung funktioniert, und riet ihm, zu Hause jeden Tag mindestens zwanzig Minuten zu üben. Pierre stellte fest, dass er tatsächlich ruhiger und entspannter wurde, wenn er eine Weile auf diese Weise geatmet hatte. Dann empfahl ihm Caroline, diese Atemtechnik auch tagsüber anzuwenden – in Augenblicken der Ruhe, sei es am Arbeitsplatz oder im Auto. Nachdem er noch eifriger trainiert hatte, fühlte er sich imstande, diese Art der Atmung einzusetzen, wenn die Angstsymptome ihn überkamen. Er konstatierte, dass er auf diese Weise die Paniksymptome bekämpfen und den Ausbruch einer Krise verhindern konnte.

Weil ihr Patient die langsame Bauchatmung schon gut beherrschte und in der Analyse der Beziehungen zwischen Gedanken, Verhaltensweisen und Symptomen gut vorangekommen war, begann ihn Caroline in der fünften Sitzung zu ermutigen, sich allmählich den Situationen zu stellen, in denen die Gefahr einer Panikattacke für ihn gewöhnlich am größten war. Vor allem sollte er ein paar Erledigungen machen, ohne dass seine Freundin dabei war.

»Und wenn ich einen Anfall kriege?«

»Jetzt wissen Sie, wie Sie ihn in den Griff bekommen.«

»Ja, aber wenn ich ihn nicht völlig abwehren kann?«

»Nun, dann wehren Sie ihn eben teilweise ab.«

»Und was wird dann mit mir passieren?«

»Was könnte denn im schlimmsten Fall geschehen?«

»Ich würde mich ziemlich elend fühlen.«

»Ja, und dann?«

»Am Ende würde ich mich beruhigen.«

»Sehen Sie. Könnte noch etwas Schlimmeres passieren?«

»Nein, Sie haben recht, etwas Schlimmeres nicht.«

Damit Pierre die Panikattacken besser beherrschen konnte, zeigte ihm Caroline in einer Therapiesitzung, wie man selbst Anzeichen einer Attacke provoziert, um sie dann bewusst zu kontrollieren. Um solche »gezielten« Attacken auszulösen, wurden verschiedene Mittel angewendet.

Am wirkungsvollsten war die Hyperventilation. Pierre zwang sich dazu, sehr schnell und tief zu atmen. Nachdem er dies zwei Minuten lang getan hatte, verspürte er das vertraute

Unwohlsein, das die Panikattacke ankündigte. Sobald diese Empfindung auftrat, begann er sie durch langsame Bauchatmung zu kontrollieren. Diese Übung wurde in mehreren Sitzungen wiederholt.[6]

Bestärkt von seiner Fähigkeit, die Panikattacken in den Griff zu bekommen, machte sich Pierre nun daran, bewusst die Situationen anzugehen, die er bisher als riskant betrachtet hatte. Er fuhr wieder allein Auto, zwang sich dazu, ins Menschengewimmel einzutauchen, und begann auch wieder in Keller und Untergeschosse zu gehen. Dabei verspürte er den Beginn von Panikattacken, konnte sie aber immer besser kontrollieren, was sein Selbstvertrauen wachsen ließ. Nach ungefähr fünfzehn Therapiesitzungen fand er, dass es ihm inzwischen so gut ging, dass er seine Therapeutin nur noch einmal monatlich zu sehen brauchte. Er hatte auf eine Verhaltenstherapie seiner Panikstörung gut angesprochen – wie übrigens die meisten Patienten, die eine Intensivbehandlung durchlaufen können. Er schaffte es, zu einer gesünderen Lebensweise zurückzufinden, trieb wieder regelmäßig Sport und fühlte sich in seinem neuen Beruf immer wohler. Bei den monatlichen Sitzungen sprach er nun kaum noch über seine Angstsymptome, sondern eher über seine Zukunft und das, was er vom Leben erwartete. Caroline wechselte nun zu einer traditionelleren Therapeutenrolle. Sie wählte eine andere, eher psychoanalytisch geprägte Herangehensweise – vor allem, wenn Pierre das Bedürfnis verspürte, über seinen Vater zu sprechen.

Man durfte annehmen, dass der Tod des Vaters zu einem Zeitpunkt, als sie gerade Streit miteinander hatten, bei Pierre starke Schuldgefühle ausgelöst hatte. Ein solches Gefühl kann uns alle treffen, wenn wir einen geliebten Menschen verlieren, gegen den wir im Moment seines Todes mehr oder weniger bewusst aggressive Emotionen hegen. Einige Monate später war es möglicherweise gerade der Erfolg des Restaurants – ein Projekt, das Pierre gegen den Willen seines Vaters durchgezogen hatte –, der in ihm komplexe unbewusste Konflikte hatte wiederaufleben lassen (Schuldgefühle, Angst vor Bestrafung, Aggressivität gegenüber dem Vater). Diese Konflikte mochten sich in der spektakulären Form von Panikattacken manifestiert haben.

Im Laufe der Gespräche half Caroline ihrem Patienten dabei, freier über seinen Vater und die diffusen Schuldgefühle ihm gegenüber zu reden. In den ersten Therapiesitzungen hatte sie dieses Thema bewusst vermieden. Ihre Erfahrung hatte sie gelehrt, dass eine psychoanalytische Herangehensweise allein nicht ausreicht, um die Panikstörung zu behandeln, selbst wenn sie es dem Patienten ermöglicht, sich manche seiner Schwierigkeiten besser bewusst zu machen.

Seit Pierre keine Panikattacken mehr hatte, fühlte er sich viel unabhängiger. Seine Freundin, die es seit dem Beginn ihrer Beziehung gewohnt gewesen war, ihn auf allen seinen Wegen zu begleiten, litt nun darunter, dass er ohne sie Sport trieb oder sich mit Freunden traf. Einige Monate später verließ sie ihn. Dieser Bruch führte zu neuerlichen Panikattacken. Pierre begann wieder, sie mit den erlernten Methoden zu kontrollieren, aber es gelang ihm nur sehr unvollständig. Immerhin schaffte er es dank seiner kognitiv-verhaltenstherapeutischen Schulung, die Krisen nicht bis zum Gipfelpunkt weiterlaufen zu lassen; er bemühte sich auch, riskante Situationen nicht zu vermeiden.

Weil Caroline in den Urlaub fahren wollte, empfahl sie Pierre, wieder zu mir in die Sprechstunde zu gehen. Ich stellte fest, dass er außer der Panikstörung jetzt auch mäßig ausgeprägte Anzeichen einer Depression aufwies: Er fühlte sich ungewöhnlich müde, hatte morgens eine besonders gedrückte Stimmung, hatte weniger Vergnügen daran, seine Freunde zu sehen, und blickte sehr pessimistisch in die Zukunft. Als Ergänzung zu unseren Gesprächen verschrieb ich ihm ein Antidepressivum. Dabei entschied ich mich für Clomipramin, ein Medikament, das sowohl gegen Depressionen als auch gegen die Panikstörung wirkt. Allerdings würde diese Therapie erst nach einigen Wochen die Panikattacken blockieren können. Ich schrieb also noch Alprazolam mit aufs Rezept, einen Tranquilizer, der Pierre sofort schützen würde und der so lange eingesetzt werden sollte, bis das Antidepressivum zu wirken begann. Viele Untersuchungen haben die Wirksamkeit von Clomipramin bei Panikstörungen bestätigt, und auch andere Antidepressiva dieser Familie scheinen zu helfen, ebenso wie ein neueres Antidepressivum, das Fluoxetin. Eine Behandlung mit Tranquilizern kann schon für sich allein die Panikattacken blockieren, aber dazu sind gewöhnlich hohe Dosierungen vonnöten, was bei manchen Patienten zu Schläfrigkeit führt. In jedem Fall muss die Behandlung über mehrere Monate fortgeführt werden. Um Rückfälle zu vermeiden, darf man die Dosis nur allmählich verringern.

Bei Pierre habe ich mich eher für Clomipramin als für eine Behandlung allein mit Tranquilizern entschieden, weil er auch Symptome einer Depression aufwies. Andere Patienten vertragen es besser, wenn man sie nur mit Alprazolam behandelt. Die Wahl zwischen einem Antidepressivum und Alprazolam wird unter Experten rege diskutiert: Beide Behandlungsformen haben ihre Vorzüge und ihre Nachteile, und die Entscheidung hängt vor allem davon ab, wie gut der Patient das Medikament verträgt und welche Nebenwirkungen auftreten.[7] Trotz der Effizienz von Medikamenten bei der Panikstörung ist es nützlich, den Patienten in den kognitiv-verhaltenstherapeutischen Techniken der Kontrolle von Attacken zu schulen, denn dadurch ist das Rückfallrisiko geringer, wenn man die Medikamentendosis reduziert und schließlich auf null zurückfährt. Vier Wochen nachdem wir die Behandlung mit dem Antidepressivum begonnen hatten, wurden die Krisen für Pierre wieder beherrschbar, und schließlich verschwanden sie völlig, während Pierre gleichzeitig seine Lebensfreude zurückgewann. Parallel dazu hatte er sein Training zur verhaltenstherapeutischen Kontrolle der Panikattacken wiederaufgenommen. Die Dosierung des Medikaments wurde über ein Jahr hinweg ganz allmählich gesenkt, und danach traten keine Probleme mehr auf.

Wie viele andere Geschichten könnte auch diese auf unterschiedliche Weise interpretiert werden. Es gibt nämlich mehrere Theorien zu Panikattacken.

Freud

Freud selbst hat im Laufe der Zeit verschiedene Theorien zu Angststörungen (Phobien, Angstkrisen etc.) entwickelt. Zwei haben wir schon im Kapitel über Marie-Hélène, die zurückgezogen lebende Cellistin, erwähnt. Er hat aber noch komplexere Theorien unterbreitet.[8] So solle es sich bei der »neurotischen« Angst um eine Reproduktion »primärer« Angstsituationen handeln, die jeder Mensch in seiner Kindheit durchlebt. Dazu rechnet Freud insbesondere die angeborene Angstsituation des kleinen Kindes, wenn es von seiner Mutter getrennt ist. Dieses fundamentale Angstgefühl soll später als eine Art Alarmsignal fortbestehen und in jeder Situation auftreten, die an Verlust oder Trennung erinnert. Beim Erwachsenen aber seien diese Verlustsituationen nicht mehr real, sondern lägen im Unbewussten: Es wären dann »peinliche« Wünsche und

Emotionen, deren Verwirklichung gefährlich oder inakzeptabel für unser bewusstes Ich wäre. Diese inakzeptablen unbewussten Konflikte, diese »inneren« Gefahren, sollen eine Signalangst auslösen, die sich in ähnlichen Symptomen äußert wie die Angst vor einer wirklichen äußeren Gefahr. Der Patient verbinde also dieses Angstempfinden mit bestimmten Situationen in der Außenwelt, während er tatsächlich durch eine innere Gefahr bedroht werde – nämlich durch die unbewussten Konflikte, die in Wahrheit für seine Angst verantwortlich seien. Als echter Wissenschaftler war Freud selbst nicht gänzlich zufrieden mit seinen Theorien. Er hat sie unaufhörlich abgewandelt, je nachdem, ob er seine Aufmerksamkeit gerade auf Patienten mit frei flottierender Angst, Angstkrisen oder Phobien richtete. Freuds Theorien sind nicht ohne Berührungspunkte mit denen der Ethologen. Wie sie misst er der Trennung von der Mutter große Bedeutung bei; er betrachtet sie als allerfrüheste Angstsituation, aus der sich alle folgenden Ängste entwickeln werden. Auch mit den Theorien der Verhaltenspsychologen haben Freuds Ansichten gewisse Gemeinsamkeiten: So beschreibt Freud ein Erlernen durch Assoziation, das heißt eine Konditionierung, die zwischen der ursprünglichen inneren Angst und der äußeren Situation eine Verbindung aufbaut.[9]

Ethologie

Andere Theorien, die von der Ethologie inspiriert sind, nehmen an, dass die Panikattacken mit einem allzu plötzlichen oder allzu schlimmen Verlust unserer »Sicherheitssignale« verbunden sind. Bei diesen handelt es sich um stabile Orientierungsmarken in unserem Umfeld, wie sie jedes Lebewesen braucht, um sich geborgen zu fühlen. Wie bei den Tieren bestehen auch unsere Aktivitäten teils in der Aufrechterhaltung von Anzeichen für Sicherheit (Obdach, Gruppe von Artgenossen, zugängliche Nahrung, vertraute Gegenstände), teils in der Suche nach Neuem und nach Stimulation (Erkundung eines neuen Territoriums, Erprobung eines neuen Spiels, Suche nach neuen Partnern). Pierre hatte in den vergangenen Monaten zahlreiche Dinge, die ihm Sicherheit signalisierten, verloren. Sein Vater war gestorben, er hatte sich von seiner Freundin getrennt, und er hatte einen sicheren Job (Pächter einer Betriebskantine) aufgegeben, um sich in das riskante Abenteuer einer eigenen Firma zu stürzen.

Das wichtigste »Sicherheitssignal« für das kleine Kind ist die Mutter, und manche Forscher glauben, dass die Panikattacke eine Reaktivierung der ursprünglichen Angst des von seiner Mutter getrennten Kleinen ist. Die Tatsache, dass das Antidepressivum Clomipramin in beiden Fällen wirksam ist, stützt diese Hypothese: Eine Clomipramin-Behandlung verhindert das Ausbrechen von Panikattacken beim Erwachsenen und mildert die Protest- und Verzweiflungsreaktion, die man beim von der Mutter getrennten kleinen Kind beobachtet.[10] Dass der von Panikattacken heimgesuchte Patient so empfindlich auf den Verlust von »Sicherheitssignalen« reagiert, erklärt vielleicht auch, weshalb die Panikstörung oft in den Wochen nach einem Trauerfall, einer Trennung oder einem anderen abrupten Wechsel der Lebensbedingungen zum Vorschein kommt, wie man aus epidemiologischen Studien weiß.[11]

Biologie

Auch zu den biochemischen Mechanismen der Panikstörung werden immer mehr Entdeckungen gemacht.[10] Man kann beispielsweise Panikattacken hervorrufen, indem man Patienten, die zu dieser Störung neigen, intravenöse Infusionen von Natriumlaktat verabreicht oder indem man sie Kohlendioxid inhalieren lässt, was bei gesunden Testpersonen keinerlei Attacke auslöst. Aber weshalb reagieren diese Patienten so empfindlich auf dieses Laktat oder das Kohlendioxid? Normalerweise gibt es in unserem Organismus Rezeptoren, die auf das im Blut gelöste Kohlendioxid ansprechen. Wenn der Kohlendioxidspiegel ansteigt, lösen diese Rezeptoren eine Beschleunigung der Atmung und des Herzrhythmus aus. Dies hat zum Ziel, den Ausstoß des Kohlendioxids durch die Atmung zu fördern. Dieser Mechanismus erklärt auch, weshalb wir uns außer Puste fühlen, wenn wir gerannt sind – wir bleiben es so lange, bis unsere Rezeptoren eine Rückkehr zur normalen CO_2-Konzentration festgestellt haben. Die unter Panikattacken leidenden Patienten hingegen sollen allzu empfindliche Kohlendioxidrezeptoren haben. Sobald der CO_2-Gehalt einen bestimmten Wert überschreitet – einen Wert, der bei einem anderen Individuum höchstens zu etwas tieferer Atmung führen würde –, lösen die Rezeptoren des Patienten eine regelrechte Alarmreaktion aus, die zu beschleunigter Atmung und Herzrasen führt, ganz als wäre er vom Erstickungstod bedroht. Natriumlaktat soll auf ähnliche, wenn auch komplexere Weise wirken.

Ein weiteres Argument zugunsten dieser Theorie ist, dass manche Patienten schon im Ruhezustand schneller atmen als gesunde Vergleichspersonen und dass sie ihren Kohlendioxidspiegel immer unter den Normalwerten halten.[12] Behandelt man diese Patienten jedoch mit dem Antidepressivum Clomipramin oder mit Beruhigungsmitteln wie Alprazolam, ruft die Natriumlaktatinfusion oder das Inhalieren von Kohlendioxid bei ihnen keine Attacke mehr hervor. Diese Patienten könnten also unter einer vorübergehenden Regulierungsstörung ihres »Thermostats« leiden, die mit Schwankungen des Gas- oder Säuregehalts im Blut einhergeht.

So gesehen, hatte Pierre seinen »Thermostat« in den Monaten vor der Attacke harten Belastungen ausgesetzt. Bis dahin hatte er das regelmäßige Leben eines guten Sportlers geführt, war wöchentlich mindestens zehn Stunden gejoggt, hatte nicht geraucht, maßvoll getrunken und ausreichend lange geschlafen. Seit Eröffnung des Restaurants trieb er überhaupt keinen Sport mehr, trank viel mehr Alkohol als früher, stand ständig in verqualmten Räumen und ging selten vor zwei Uhr morgens ins Bett; sein Schlafmangel vergrößerte sich von Tag zu Tag. Um sich wach zu halten, trank er täglich fünf bis sechs Tassen Kaffee. Angststörungen werden durch Kaffee jedoch verschlimmert.[13] All diese physiologischen Stressfaktoren hatten vielleicht dazu beigetragen, ihn für den Ausbruch von Panikattacken anfälliger zu machen. Manche Patienten haben auch schon erlebt, dass ihre Störung nach der Einnahme von Kokain ausbrach – einer Droge, die Angststörungen auslösen oder verschlimmern kann.

Andere Forschungsergebnisse geben Anlass zu der Annahme, dass diese Patienten ein etwas zu »reizbares« vegetatives Nervensystem haben. Das vegetative Nervensystem wirkt auf die nicht bewusst gesteuerten Aktivitäten des Organismus: den Stoffwechsel, den Herzrhythmus, den Blutdruck, das Aufwachen und den Schlaf. Man unterscheidet es vom somatischen Nervensystem, das wir beim Denken oder bei der Fortbewegung einsetzen. Als man Patienten mit einem PET-Scanner untersuchte, verzeichnete man bei ihnen eine Steigerung des Blutflusses im Gehirn und ein Anwachsen des Sauerstoffverbrauchs in bestimmten zentralen Hirnregionen *(Gyrus parahippocampalis)*.[14]

Diese ersten Resultate belegen, dass die Panikstörung durchaus eine körperliche Grundlage hat, die – wie bei jeder psychischen Störung – von psychischen Phänomenen begleitet wird, die der Patient oder der Therapeut wahrnehmen kann.

Genetik

Übrigens haben Untersuchungen auch gezeigt, dass Panikattacken »in der Familie liegen«. Eine der Studien hat enthüllt, dass etwa 25 Prozent der Verwandten ersten Grades des Patienten (Eltern, Geschwister, Kinder) selbst eine Panikstörung haben. Andere Arbeiten haben diese Ergebnisse untermauert und manchmal noch höhere Prozentzahlen festgestellt. Wie bei den meisten Krankheiten gibt es auch bei den Panikattacken eine gewisse Prädisposition, die bisweilen von einer Generation zur nächsten übertragen wird.

Die kognitiv-verhaltenstherapeutische Analyse der Panikstörung

Egal wo die Ursachen für die ersten Panikattacken auch liegen mögen – die kognitiv-verhaltenstherapeutischen Therapien versuchen zu erklären, weshalb sie bei einem einmal betroffenen Patienten immer häufiger werden.[3] Der dem Phänomen zugrunde liegende Mechanismus ist nach dieser Theorie eine Konditionierung. Bei Monsieur H. ist die erste Krise aufgetreten, als er allein am Lenkrad saß. Sie hat zwei konditionierte Ängste geschaffen: eine vor allen ähnlichen Situationen, bei denen er allein in einem geschlossenen Raum steckt (äußere Stimuli), und eine vor allen körperlichen Anzeichen, die eine Attacke ankündigen können, etwa das Gefühl des Unwohlseins, eine gewisse Kurzatmigkeit oder eine Beschleunigung der Pulsfrequenz (innere Stimuli). Diese flüchtigen kleinen Zeichen, die bei uns allen häufig auftreten und die er früher gar nicht bemerkt hat, werden für ihn jetzt zu Alarmsignalen, die ihm Angst und Schrecken einjagen und mit der Schnelligkeit eines Reflexes eine vollständige Panikattacke auslösen können.

Pierre hat diese Konditionierung, die weitere Attacken auslöst, also sehr rasch »erlernt«, während das bei einer anderen Person vielleicht nicht so einfach gelaufen wäre. Man hat herausgefunden, dass nicht alle Menschen und Tiere gleichermaßen empfänglich für Konditionierung sind. Pierre hat womöglich eine größere angeborene Empfindlichkeit als jemand, der nur wenige, zeitlich auseinanderliegende Attacken erlitten hätte.

Die Angst vor dem nächsten Ausbruch einer solchen Attacke bezeichnet man als »Erwartungsangst« – sie ist es, die den Patienten den ganzen Tag über quält. Kognitive Verhaltenstherapien wie jene von Pierre schulen den Patienten genau darin, die Mechanismen zu verstehen, die zu seinen Panikattacken führen. Dann desensibilisieren sie ihn für die Ereignisse oder Gedanken, die eine auslösende Wirkung haben.

Pierres erste Panikattacke ist das sichtbare Ergebnis einer Interaktion zwischen zahlreichen prädisponierenden und auslösenden Faktoren: seinem Erbmaterial, Stress erzeugenden Umwälzungen in seinem Umfeld, vielleicht auch vergessenen Trennungserfahrungen in der frühen Kindheit, einer Neigung, sich leicht zu konditionieren, und – warum nicht – bestimmten unbewussten Konflikten.

Die Panikstörung ist ein bemerkenswertes Beispiel dafür, mit welchen Fragen die moderne Psychiatrie konfrontiert ist. Wir haben hier eine Störung vor uns, bei der man biochemische Anomalien aufgedeckt hat, und doch können manche Patienten ganz ohne Medikamente gesund werden – allein durch eine Psychotherapie, die gleichzeitig die biochemischen Auffälligkeiten verschwinden lässt. Es ist eine Störung, die in die

Gruppe der Angststörungen eingeordnet wird, und doch sind ausgerechnet Antidepressiva die wirksamsten Medikamente zu ihrer Behandlung. Weder die Trennungsängste noch die Stoffwechselprozesse, welche die Attacken auslösen, kann man ignorieren. Deshalb versuchen die neuesten Hypothesen auch all diese Tatsachen zu berücksichtigen.

Der künftigen Forschung bietet sich also ein reiches Betätigungsfeld, denn: *Es gibt mehr Ding' im Himmel und auf Erden, als Eure Schulweisheit sich träumt, Horatio.* (Hamlet, I, 5)

Nach zwanzig Jahren

Wie Marie-Hélène würde auch Pierre heute alles in allem die gleiche Behandlung erhalten: Aufklären über die Störung, kognitive Verhaltenstherapie, mindestens ein Jahr lang Einnahme von Antidepressiva.

Da aber die Panikstörung so häufig auftritt und nicht genügend Therapeuten zur Verfügung stehen, kann die Therapie auch in einer Gruppe erfolgen[15] oder sogar in einer Videokonferenz[16] beziehungsweise per Internet mit einem Selbsthilfeprogramm und dem Kontakt zum Therapeuten.[17] Studien bestätigten die Wirksamkeit dieser Methoden, durch die dem Patienten leichter ärztliche Hilfe zuteilwird. Auch solche Methoden der virtuellen Exposition, wie wir sie am Ende des ersten Kapitels beschrieben haben, kommen zum Einsatz.

Ein weiterer Fortschritt: Die Zahl der Antidepressiva, mit denen man eine Panikstörung behandeln kann, ist beträchtlich gestiegen, und heute wäre Clomipramin (obwohl es noch immer sehr effizient ist) aufgrund seiner möglichen Nebenwirkungen nicht mehr das Antidepressivum, mit dem man den ersten Versuch machen würde.[18] Bei einer neuen Klasse von Antidepressiva – den selektiven Serotonin-Wiederaufnahmehemmern, deren Aushängeschild das Fluoxetin war – ist das Verhältnis von Wirksamkeit und Verträglichkeit einfach besser. Paroxetin, Sertralin und Escitalopram werden bei der Panikstörung am häufigsten eingesetzt.

Übrigens hat sich in den letzten zwanzig Jahren in den Therapieempfehlungen die Tendenz abgezeichnet, bei einer Panikstörung eher Antidepressiva als Tranquilizer zu verwenden, selbst wenn es keine Anzeichen für eine Depression gibt. Antidepressiva haben nämlich eine starke angstlösende Wirkung. Dennoch ist es zu Beginn der Behandlung oftmals nötig, auch noch ein Beruhigungsmittel zu verschreiben, bis das Antidepressivum nach einer Frist von vierzehn Tagen bis einem Monat seine Wirksamkeit entfaltet. Wenn dies erreicht ist, kann das Beruhigungsmittel schrittweise abgesetzt werden.

Zwanzig Jahre nachdem dieses Buch erstmals erschienen ist, kann man nur wiederholen, dass die Panikstörung eine häufige Erkrankung ist, die den Patienten, wenn sie schlecht oder überhaupt nicht behandelt wird, dauerhaft behindern kann und für Depressionen anfälliger macht. Dies muss unbedingt vermieden werden, denn schließlich gibt es effiziente und gut verträgliche Therapien!

Der Mann, der es eilig hatte

Die Torheit verfolgt uns zu allen Zeiten des Lebens. Wenn jemand weise scheint, liegt es daran, dass seine Torheiten seinem Alter und seiner Lebenslage angemessen sind.

La Rochefoucauld

Monsieur A., 43 Jahre alt, betrachtete sein Leben als einen Kampf gegen die Stoppuhr. Er wollte immer schneller voran, immer weiter, immer höher hinaus. Allerdings hatte er den Eindruck, durch die Inkompetenz oder Nachlässigkeit der Menschen in seiner Umgebung ständig gebremst zu werden. Er war stellvertretender Generaldirektor der Pariser Filiale eines großen Industriekonzerns.

»Verstehen Sie mich richtig – durch all diese Beratungen verlieren wir eine Menge Zeit. Wir bringen eine Stunde damit zu, über Dinge zu diskutieren, die man in fünf Minuten beschließen könnte. Das geht mir unglaublich auf die Nerven, vor allem, wenn ich an die viele Arbeit denke, die noch auf mich wartet. Na ja, es stimmt schon, dass ich dann ein bisschen schroff sein kann und dazu neige, den anderen ins Wort zu fallen, wenn ich finde, dass sie nie zur Sache kommen. Ich spüre durchaus, dass manche Leute mich nicht ausstehen können, weil ich sie schon einige Male unterbrochen habe – normalerweise, um ihnen zu widersprechen. Aber es muss doch schließlich vorangehen mit der Arbeit; ich bin für diese Abteilung zuständig, und wir müssen unsere Ziele erreichen!«

»Das verstehe ich. Man könnte also sagen, dass Sie sich häufig unter Zeitdruck fühlen.«

»Ja, das kann man wohl so sagen.«

»Wie viel Zeit nehmen Sie sich gewöhnlich zum Mittagessen, Monsieur A.?«

»Oh, das geht sehr schnell. Normalerweise brauche ich dazu höchstens fünfzehn oder zwanzig Minuten. Ich nehme nur ein Hauptgericht und ein Dessert. Bei einem Geschäftsessen dauert es natürlich länger.«

»Und neigen Sie bei solchen Geschäftsessen auch dazu, die Leute zu unterbrechen?«

»Ja, manchmal passiert mir das, aber wenn es wichtige Kunden oder Leute aus der Vorstandsetage sind, versuche ich mich zu beherrschen. Auf diesem Niveau sitzen ja normalerweise auch keine Knallchargen, und meistens läuft das Gespräch sowieso schnell genug für meinen Geschmack!«

Monsieur A. drückte sich sehr lebhaft aus und fixierte mich dabei mit seinem energischen Blick, als wollte er mich daran hindern, ihm zu widersprechen. Er war ein breitschultriger, kräftiger Mann mit einem massiven Hals und starken Kiefern. Trotz seines Anzugs sah er aus wie ein ehemaliger Ringkämpfer. Unter den buschigen Brauen und der stets ein wenig gerunzelten Stirn schienen seine kleinen blauen Augen immer in Alarmbereitschaft zu sein, als lauerte er nur darauf, seinen Gesprächspartner bei einem Fehler zu ertappen und ihn mit einem Überraschungsangriff auf die Bretter zu legen. Er beschrieb sein Leben mit aggressivem Humor und entblößte dabei gern seine großen Zähne zu einem Lächeln – nicht, weil er auf mich liebenswürdig wirken wollte, sondern um mich an seiner ironischen Sicht aufs Dasein teilhaben zu lassen.

Das Gespräch dauerte jetzt schon eine halbe Stunde, was ihm sicher zu lang vorkam, denn er winkelte immer wieder ungeduldig seine Beine an und streckte sie dann wieder aus, und manchmal beugte er sich nach vorn, als würde er gleich aufstehen und mir die Hand reichen, um mir zu verstehen zu geben, dass unsere Unterhaltung beendet sei.

Wir hatten gerade seine wöchentliche Arbeitszeit überschlagen: Wenn wir dabei berücksichtigten, wie viel Zeit er mit dem Studium von Akten verbrachte, die er am Abend oder übers Wochenende mit nach Hause nahm, kamen wir auf eine Gesamtsumme von sechzig bis siebzig Wochenstunden. Angesichts seines herausgehobenen Postens und seiner Verantwortlichkeiten fand er diese Arbeitsdauer normal.

Zu mir geschickt worden war er von seinem Hausarzt, den er in den vergangenen Monaten mehrmals aufgesucht hatte. Monsieur A. hatte über Schlafstörungen und hartnäckige Kopfschmerzen geklagt. Verschiedene Medikamente waren ohne großen Erfolg ausprobiert worden.

Monsieur A. wollte nicht regelmäßig zu Schlaftabletten greifen, denn er hatte bemerkt, dass er sich binnen wenigen Wochen an sie gewöhnte und dann gezwungen war, die Dosis zu erhöhen oder das Medikament zu wechseln. Außerdem konnte er sich darauf verlassen, dass er, wenn er einige Tage lang regelmäßig Schlafmittel eingenommen hatte und dann eines Abends darauf verzichtete, in der kommenden Nacht garantiert kein Auge zutat. Er nahm die Tabletten also nur noch ein- bis zweimal die Woche, wenn sein Schlafdefizit sich seit Tagen angestaut hatte. Aber das löste das Problem für die übrigen Nächte nicht: Meist gelang es ihm, recht schnell einzuschlafen, aber oft wachte er schon um drei Uhr auf. Dann flossen mehrere quälende Stunden träge dahin: In der Hoffnung, doch wieder einschlafen zu können, lag Monsieur A. reglos und mit zugekniffenen Augen da und konnte nicht anders, als all die Aufgaben, die im Büro in den kommenden Tagen vor ihm lagen, unablässig wiederzukäuen. Und so zogen vor seinem inneren Auge dringende Briefe vorüber, die getippt werden mussten, die Beratung am folgenden Tag, das Projekt, das er verteidigen musste, der zu bereinigende Konflikt mit einem Mitarbeiter, das nächste Treffen mit dem Generaldirektor, ganz zu schweigen davon, dass eine Fahrt in die Provinz zu organisieren war … Am Ende stieg er aus dem Bett, nahm einen Roman und setzte sich damit im Wohnzimmer in einen Sessel. Die Lektüre in der nächtlichen Stille war für ihn vollkommen entspannend. Später legte er sich dann noch mal ins Bett, und ungefähr jedes zweite Mal konnte er wieder einschlafen. Aber wie dem auch sein mochte, er schlief zu wenig – deutlich unter den sieben Stunden, die er eigentlich gebraucht hätte. Gegen sein Kopfweh hatte er schon fast alle Schmerz- und Migränemittel durchprobiert, aber ohne großen Erfolg. Er hatte bemerkt, dass die Kopfschmerzen im Urlaub so gut wie verschwanden, während sie in Phasen der Überarbeitung oder nach mehreren schlechten Nächten schlimmer wurden. Sein Arzt hatte ihn übrigens auch zu einigen Laboruntersuchungen geschickt, die aber normale Werte ergeben hatten – einmal abgesehen von einem leicht erhöhten Cholesterinspiegel.

Am Ende hatte der Hausarzt zu Monsieur A. gesagt, dass er sich überanstrenge und seine Schlafstörungen und Kopfschmerzen einem exzessiven Stress geschuldet seien. Er hatte ihm also empfohlen, sich an eine Klinik zu wenden, die Erfahrung im Umgang mit stressbedingten Problemen hatte. Monsieur A. hatte ihm geantwortet, dass er an all diese Geschichten mit Stress und so nicht glaube, dass er für jemanden auf seiner Verantwortungsebene ganz normal arbeite und dass er ohne diese Kopfschmerzen und diesen Schlafmangel noch viel mehr arbeiten könnte. Allerdings hatte er sich bereit erklärt, wenigstens einmal einen Stressspezialisten zu konsultieren, »um einfach mal zu sehen«.

»Alles in allem betrachtet, Monsieur A. – sind Sie da eher zufrieden mit dem Leben, das Sie führen?«

»Das hängt davon ab, aus welchem Blickwinkel ich es betrachte. Ja, in gewissem Sinne kann ich zufrieden sein: Ich stehe beruflich gut da, trage Verantwortung, habe eine tolle Frau und gesunde Kinder. Ja, ich habe genug Gründe, um zufrieden zu sein.«

»Und von einem anderen Blickwinkel aus?«

Monsieur A. lächelte, und sein Gesichtsausdruck wurde sanfter, als wolle er sich ein bisschen über sich selbst lustig machen wegen der Dinge, die er gleich aussprechen würde.

»Nun ja, stellen Sie sich vor, dass ich das Gefühl habe, ich müsste es eigentlich schon weiter hinauf geschafft haben auf der Karriereleiter! Generaldirektor sein oder aber auf der gleichen Hierarchieebene wie jetzt in einem noch größeren Unternehmen arbeiten. Ich habe den Eindruck, auf einer niedrigeren Ebene festzustecken, als ich eigentlich verdient hätte. Das quält mich, verstehen Sie?«

»Und was die Familie betrifft?«

»Da gibt es Spannungen. Meine Frau erträgt meinen Arbeitsrhythmus immer schlechter. Ich habe kaum noch Zeit, meine Kinder zu sehen, und wenn wir mal zusammen sind, dann fallen sie mir auf den Wecker.«

»Weshalb?«

»Wegen ihrer Lebensweise. Sie bringen überhaupt nichts zustande, hängen einfach so rum und haben Freunde, die ich total uninteressant finde.«

»Haben Sie schon darüber nachgedacht, wie Sie die Situation verbessern könnten?«

»Na ja, ich habe gedacht, ich könnte den Posten, den ich zu verdienen glaube, bekommen, indem ich noch mehr arbeite und die Ergebnisse eines anderen Firmenbereichs übertreffe … Aber Sie scheinen das für keine gute Lösung zu halten …«

»Habe ich so etwas gesagt? Ich weiß nicht. Was haben Sie sich sonst noch überlegt?«

»Es gibt auch Momente, in denen ich denke, ich sollte mit dem Golfspielen beginnen. Oder schlicht und einfach die Firma wechseln.«

»Und haben Sie sich schon entschieden?«

»Nein, und das regt mich auf, denn ich finde Leute schrecklich, die sich nicht entscheiden können!«

»Was halten Sie davon, gemeinsam darüber zu sprechen? Lassen Sie uns die verschiedenen Optionen untersuchen, und wir werden sehen, ob wir zu einer optimalen Entscheidung gelangen können.«

»Einverstanden.«

Für diese erste Konsultation hatte ich mir eigentlich etwas anderes vorgenommen, als Monsieur A. bei der Entscheidung zu helfen, ob er seine Kollegen übertrumpfen oder sich lieber einen anderen Arbeitgeber suchen sollte. Aber aufgrund seiner ungeduldigen Art und seiner Gewohnheit, das Gespräch selbst zu lenken, musste ich mich zunächst einmal um seine unmittelbaren Sorgen kümmern, ehe ich ihn dazu bringen konnte, die Situation etwas distanzierter zu betrachten.

Letztendlich gelangten wir zu folgendem Schluss: Solange Monsieur A. von seinen Kopfschmerzen und seiner Schlaflosigkeit behelligt wurde, war es unklug, das Unternehmen zu wechseln. Ein so riskantes Manöver sollte er lieber ausführen, wenn er in Bestform war. Im Übrigen behinderten ihn diese Symptome ja schon dabei, auf seinem gegenwärtigen Posten bessere Resultate zu erzielen.

»Ich habe das Gefühl, nicht mehr genügend Energiereserven zu haben, um den nächsthöheren Gang einzulegen.«

»Wenn Sie nicht mehr ausreichend Energie haben, heißt das, dass Sie zu viel verbrauchen.«

»Ja, mag sein. Aber ich brauche ja auch eine ganze Menge Energie, um in der Position zu bleiben, in die ich mich hochgearbeitet habe.«

»Das stimmt sicher. Aber gibt es vielleicht auch Bereiche, in denen Sie exzessiv oder unnötig Energie verbrauchen?«

»Vielleicht.«

Ich lieferte Monsieur A. einige Informationen zum Thema Stress.

Stress ist eine Reaktion des Organismus, die auftritt, wenn er sich an eine Veränderung anzupassen versucht. Wir sind gestresst, wenn wir uns mehr als üblich beeilen müssen, um pünktlich zu einem Termin zu erscheinen, wenn wir auf der Autobahn unterwegs sind und die Kontrolllampe von der Ölstandsanzeige aufleuchtet oder wenn wir zu einer Rede vor einem größeren Publikum ansetzen. In all diesen Situationen spüren wir, dass wir uns an eine neue Herausforderung aus unserer Umgebung anpassen müssen, und lösen automatisch eine Stressreaktion aus. Unser Puls beschleunigt sich, unsere Reflexe werden schneller, wir holen häufiger Luft, unsere Pupillen weiten sich, und es gibt noch weitere körperliche Reaktionen. Stress ist also eine normale Antwort, eine Mobilmachung unseres Organismus angesichts des Drucks der Ereignisse.

Es handelt sich somit um einen nützlichen Mechanismus. Während der Stressreaktion werden im Blut bestimmte Hormone in größerer Menge freigesetzt. Noradrenalin und Adrenalin sind zwei dieser Stresshormone. Sie haben verschiedene Wirkungen, die uns aufs Handeln vorbereiten: Sie beschleunigen die Herzfrequenz, was den Blutdurchfluss erhöht und Muskeln wie Gehirn besser durchblutet, und sie steigern unsere Befähigung zur Aufmerksamkeit und die Geschwindigkeit unserer Reflexe.

»Genau das spüre ich, wenn ich mich darauf vorbereite, zu meinem Chef ins Büro zu gehen«, sagte Monsieur A.

»Sehen Sie… Da merken Sie es, weil die Anzeichen für eine heftige Stressreaktion stehen, die einem ganz bestimmten Stressauslöser geschuldet ist: dem Treffen mit Ihrem Chef. Darüber hinaus gibt es eine Vielzahl von chronischen Stressfaktoren: Überarbeitung, zu viel Lärm im Büro, der Eindruck, seinen Aufgaben nicht gewachsen zu sein. Und dazu kommt noch die Häufung kleiner Stresssituationen des Alltags: Man verliert seinen Füller, steckt im Stau fest oder wird ständig von Anrufen bei der Arbeit unterbrochen, man bekommt einen Strafzettel, kleckert sich Soße übers Hemd …«

»Wollen Sie damit sagen, dass sich selbst diese kleinen Stressmomente addieren?«

»Ja. Heftiger Stress, chronischer Stress, kleiner Alltagsstress – all das häuft sich Tag für Tag an.«

»Aber Sie sagen doch auch, dass solche Stressreaktionen nützlich und normal sind …«

»Ja, bis zu einem gewissen Punkt. Bei zu viel Stress ermüdet unser Organismus. Wie ein Motor, der heiß läuft. Dann kommt es zu unerfreulichen Erscheinungen.«

»Und die wären?«

»Auf psychischer Ebene lässt zu viel Stress die Konzentration sinken, und er kann das Denkvermögen verlangsamen – wie bei einem allzu gestressten Studenten, der plötzlich nicht mehr weiß, was er auf seinen Prüfungsbogen schreiben soll. Zu viel Stress kann auch depressiv oder reizbar machen … Und auch auf körperlicher Ebene gibt es eine Menge unangenehmer Symptome: Hitzewallungen, starkes Herzklopfen, Krämpfe, Magenbrennen, Atembeklemmung …«

» … Kopfschmerzen, Schlafprobleme …«

»Genau.«

Monsieur A. hatte gerade eingestanden, dass es zwischen seinen Beschwerden, seiner Lebensweise und dem Stress einen Zusammenhang gab.

»Das alles erzählen Sie mir doch, weil Sie etwas im Hinterkopf haben. Was wäre die nächste Etappe?«

»Wir müssten Ihre Stressauslöser evaluieren und auch die Art und Weise, in der Sie ihnen die Stirn bieten. In Abhängigkeit von den Ergebnissen würden wir dann, wenn Sie einverstanden sind, eine Strategie entwickeln, mit der Sie Ihren Stress besser in den Griff bekommen.«

Ich reichte Monsieur A. verschiedene Fragebögen und Evaluationstabellen, und er füllte sie sehr rasch aus – in seiner üblichen Geschwindigkeit eben. Nachdem wir einen neuen Termin vereinbart hatten und Monsieur A. gegangen war, wertete ich die Fragebögen aus. Seine Punktzahl bei »Anzeichen von Stress« lag ziemlich hoch, denn außer den Kopfschmerzen und der Schlaflosigkeit hatte er in der Liste noch angekreuzt: Muskelanspannung, Hitzewallungen und Nackenschmerzen. Seine Stressauslöser waren zahlreich und vielgestaltig. Unter den etwa fünfzehn Ursachen für Stress am Arbeitsplatz waren es laut Fragebogen vier, die ihn am meisten plagten: zwischenmenschliche Konflikte, Überqualifizierung, Interessenskonflikte zwischen dem Unternehmen und den Beschäftigten sowie ein Mangel an Teilhabe. Es war eine Bestätigung dessen, was er mir schon gesagt hatte – sein Eindruck, sich auf einem Posten zu befinden, der unter seinen Fähigkeiten liegt (Überqualifizierung), die bittere Feststellung, dass die Vorgesetzten ihn bei Entscheidungen, die auch ihn betrafen, manchmal übergingen (Mangel an Teilhabe). Im Übrigen verwickelte ihn seine kampflustige Art in zwischenmenschliche Konflikte. Was den Interessenskonflikt zwischen dem Unternehmen und den Beschäftigten anging, so spürte er ihn ganz besonders, wenn er dem Vorstand ein Projekt vorlegte. Monsieur A. war ein Verfechter schneller Veränderungen je nach Marktlage, während in seiner Firma jede Entscheidung eine lange Reihe von Formalitäten und Überprüfungen durchlaufen musste. Jedes Mal, wenn er dem Vorstand etwas vorschlug, musste er monatelang warten, ehe alle notwendigen Etappen absolviert waren – für Monsieur A. verlorene Zeit. Er sagte sich, dass er in einem Unternehmen arbeitete, das nicht zu ihm passte.

Bei Monsieur A. gab es noch weitere Stressauslöser, die allerdings außerhalb des Berufslebens lagen. Sie ergaben sich aus weiteren Fragebögen: Er hatte gerade einen Kredit in Höhe dreier Jahresgehälter aufgenommen, um mit dem Geld eine Wohnung zu kaufen und renovieren zu lassen. Mit dem Architekten, der die Arbeiten an seinem vorigen Haus geleitet hatte, lag er in einem Rechtsstreit. Monsieur A.s Vater war im vergangenen Jahr gestorben, und er musste sich mehr um seine Mutter kümmern als früher. Es war ihm wichtig, dass sie in der Wohnung bleiben konnte, in der sie seit vielen Jahren gelebt hatte. Oft schaute er bei ihr vorbei, und er hatte auch Haushaltshilfen für sie gesucht. Sein älterer Sohn war schlecht in der Schule. Seine Frau hatte vor sechs Monaten wieder zu arbeiten begonnen. Diese Ereignisse waren Stressfaktoren, denn sie alle forderten seine Aufmerksamkeit, und er musste sich auf sie einstellen.

Noch andere Tests überprüften Monsieur A.s Verhalten dem Stress gegenüber. Die Resultate eines Fragebogens zur Selbstbehauptung zeigten, dass er sehr bestimmt auftrat: Es fiel ihm überhaupt nicht schwer, auszusprechen, was er über andere dachte. Das Problem war nur, dass er es häufig auf aggressive und verletzende Weise sagte, wie ein weiterer Fragebogen zeigte, der um feindseliges Verhalten kreiste. So aber schuf er Konflikte mit den anderen – eine zusätzliche Ursache für Stress.

Ein anderer Fragebogen erlaubte es, seine typischen Denkmuster offenzulegen, seine Art, das Umfeld und sich selbst zu bewerten.[1] Monsieur A. hatte bei folgenden Aussagen das Kästchen »vollkommen einverstanden« angekreuzt: »Wenn ich einen Fehler mache, werden die anderen weniger von mir halten«, »Wenn ich mir im Leben keine hohen Ziele setze, riskiere ich, als zweitrangige Person zu enden«. Es war ihm vielleicht nicht bewusst, dass er sein Leben nach diesen Grundsätzen organisierte, und eines der Ziele des Stressbewältigungsprogramms würde es sein, ihn diese Prinzipien entdecken zu lassen. In seiner Art und Weise, andere Menschen zu beurteilen, hatte Monsieur A. schließlich einen starken Hang zur »Etikettierung«: Er definierte eine Person mit einem einzigen Adjektiv, das sie seiner Ansicht nach völlig ausreichend beschrieb. Und so fand er, dass die Welt aus »Losern« oder »Siegertypen« bestand, aus »Jammerlappen« oder »Kämpfern«, aus »Schurken« oder aus »prima Kerlen«, ohne dass da noch Platz für nuanciertere Einschätzungen gewesen wäre.

Ein letztes Messverfahren, die sogenannte Bortner-Skala, ergab ähnliche Informationen.[2] Dieser Fragebogen umfasst vierzehn Aussagen, die unterschiedliche Verhaltensweisen bewerten: die Art und Weise, wie man arbeitet, wie man geht, seine Zeit einteilt, anderen Menschen gegenübertritt etc. Monsieur A. erreichte dabei einen Wert von 22. Dies bestätigte, was ich seit unserem ersten Gespräch vermutet hatte: Monsieur A. hatte ein Typ-A-Verhalten, das von Ungeduld geprägt war, vom Gefühl der Eile, einem sehr ausgeprägten Konkurrenzdenken, der Neigung, immer noch mehr tun zu wollen, und oft auch von einer gewissen Aggressivität. Diese Art von Verhalten ist in Unternehmen sehr häufig anzutreffen. Man könnte sagen, dass wir in einer Welt, in der die Konkurrenz immer schärfer wird, sogar dazu ermutigt werden. Für ihre Produktivität bekannte Menschen haben oftmals ein Typ-A-Verhaltensprofil. Mehrere Studien haben gezeigt, dass Personen mit Typ-A-Verhalten in Schule und Beruf mehr Erfolg haben und dass sie früher als die anderen auf verantwortliche Posten gelangen. Allerdings ist der Zusammenhang zwischen Typ A und beruflichem Erfolg zwar messbar, aber auch wiederum nicht so stark. Einige Forscher haben die Menschen vom Typ B untersucht, die das Gegenteil der Typ-A-Personen sind – ruhige, bedächtige Leute, die sich Zeit lassen und den anderen zuhören. Nun haben aber Studien ergeben, dass es unter den Führungskräften großer Unternehmen einen beachtlichen Prozentsatz an Typ-B-Personen gibt. Manche Wissenschaftler glauben, dass Menschen vom Typ A erfolgreich sind, weil sie einfach mehr arbeiten; andere denken hingegen, dass sie zwar mehr arbeiten, aber am Ende doch zu den gleichen Resultaten kommen wie der Typ B. Man sieht also, dass die Beziehung zwischen Typ A, Arbeitsleistung und Erfolg komplex ist. Heute ist sie noch immer der Gegenstand von Forschungen.[3] Wollte man spaßeshalber versuchen, unter berühmten Persönlichkeiten Typ-A- und Typ-B-Verhalten auszumachen, so wären Tony Blair, Hillary Clinton und Lenin höchstwahrscheinlich Typ A, während Gordon Brown, Bill Clinton oder Stalin eher zum Typ B gehören dürften.

Eine weniger amüsante Feststellung: Verhalten vom Typ A ist ein Risikofaktor für Herz- und Kreislauferkrankungen, was übrigens sogar am Ursprung seiner »Entdeckung« stand. Das Bild der Typ-A-Persönlichkeit wurde nämlich von den New Yorker Kardiologen Meyer Friedman und Ray Rosenman herausgearbeitet.[4] Diese beiden Pioniere der Wissenschaft hatten versucht, eine Beziehung zwischen der Persönlichkeit eines Individuums und seiner Anfälligkeit für Koronarerkrankungen (Herzinfarkt oder *Angina pectoris*) zu entdecken. Mehrere große epidemiologische Studien[5, 6] haben ergeben, dass Personen vom Typ A in puncto Herz-Kreislauf-Erkrankungen ein doppelt so hohes Risiko haben wie solche vom Typ B. Diese Resultate sind durch Herzkatheteruntersuchungen bestätigt worden: Bei Leuten vom Typ A sind die Herzkranzgefäße stärker geschädigt als bei denen vom Typ B. Adrenalin im Überschuss fordert eben seinen Preis.

Dennoch muss man nicht schwarzsehen: Eine Studie, die einen Zeitraum von acht Jahren umspannt, hat zwar ergeben, dass Typ-A-Personen doppelt so häufig auf die Herz-Intensivstation mussten wie die anderen, aber immerhin blieben die allermeisten von ihnen (89 Prozent) während des Versuchszeitraums von Herzstörungen verschont.[5] Zum Typ A zu gehören ist also ein Risikofaktor, aber kein so bedeutender wie Tabakkonsum oder Übergewicht.

Im Übrigen scheinen Menschen vom Typ A, die ihren ersten Herzinfarkt überlebt haben, danach weniger rückfallgefährdet zu sein als Menschen vom Typ B in der gleichen Lage. Das hat jedenfalls eine viel diskutierte Studie ergeben, die im *New England Journal of Medicin* erschienen ist.[7] Vielleicht liegt es ja daran, dass jemand vom Typ A die Hinweise seines Kardiologen zu richtiger Ernährung und Lebensweise mit extremer Beflissenheit befolgt – es handelt sich um eine Herausforderung mehr, die es zu meistern gilt. Aus neueren Studien geht schließlich hervor, dass unter den Merkmalen zur Typ-A-Kennzeichnung vor allem ein ganz bestimmtes zu einem erhöhten Risiko für die Herzkranzgefäße führt – die feindselige Haltung anderen Menschen gegenüber.[8] Es sind also die besonders feindseligen und aggressiven Typ-A-Persönlichkeiten, die ihr Herz in Gefahr bringen. Welches Verbindungsglied gibt es nun aber zwischen dem Typ-A-Verhalten und der Schädigung der Herzkranzgefäße? Es scheint, als würden Individuen vom Typ A in einer Stresssituation (etwa einer Konkurrenzsituation) eine übergroße Reaktivität des sympathischen Nervensystems zeigen: Vor allem stoßen sie größere Mengen von Adrenalin aus, was unter anderem eine Beschleunigung der Herzfrequenz und ein Ansteigen des Blutdrucks bewirkt. Diesen höheren Adrenalinausstoß findet man auch bei »dominanten« Ratten im Vergleich zu weniger kampflustigen Artgenossen, mit denen sie in einer Konkurrenzsituation stehen. Prinzipiell dient die Adrenalinausschüttung bei Stress dazu, die Stress erzeugende Situation unter Kontrolle zu bekommen. Und tatsächlich nimmt die Person vom Typ A viele Situationen als Stress erzeugend wahr und bemüht sich unablässig, sie zu kontrollieren.[9] Aber dieses Übermaß an Adrenalinverbrauch kann sie langfristig teuer zu stehen kommen.

Nicht nur, dass die Person vom Typ A möglicherweise ihr Herz gefährdet – sie kann auch nicht sicher sein, ihre Ziele zu erreichen, vor allem nicht, wenn sie aggressives Verhalten an den Tag legt: Er oder sie könnte von den Mitarbeitern als unangenehmes Individuum wahrgenommen werden, das ein schlechtes Arbeitsklima in die Firma bringt oder durch ständig überhöhte Leistungsanforderungen das Team letztendlich entmutigt. Die Person vom Typ A riskiert, am Ende das Gegenteil des erhofften Resultats zu erreichen – nämlich Mitarbeiter, die weniger produktiv sind, weil sich bei ihnen Feindseligkeit oder Entmutigung einstellen. Indem sie die anderen zu sehr stresst, wird sie sich schließlich selbst Stress bereiten, denn ihr Team wird die zu hoch gesteckten Ziele nicht erreichen können.

Für jemanden vom Typ A ist schon die kleinste Schwierigkeit eine wichtige Herausforderung, die er annehmen muss und für die er all seine Kräfte mobilisiert. Er neigt beispielsweise dazu, im Tennisspiel mit einem Freund genauso viel Eifer zu zeigen wie beim Aushandeln eines wichtigen Vertrages. Eine zu hohe Werkstattrechnung empört ihn genauso wie der gravierende Fehler eines Kollegen. Diese exzessiven und allzu häufigen Stressreaktionen drohen ihn auf lange Sicht zu erschöpfen oder aber bestimmte mit Stress verbundene Störungen hervorzubringen, so etwa Kopfschmerzen oder Schlafstörungen und auch die schon erwähnte Gefahr eines Herzinfarkts.

Die Therapien zur Stressbewältigung nutzen verschiedene Techniken, die man in variabler Reihenfolge einsetzen kann.[10] Da Monsieur A. den Arzt wegen seiner Kopfschmerzen und Schlafstörungen konsultiert hatte, war es ratsam, ihm zunächst einmal dabei zu helfen, diese Symptome in den Griff zu bekommen. Dieser Erfolg würde insgesamt sein Vertrauen in uns stärken, und dann könnten wir auf andere seiner Stress erzeugenden Verhaltensweisen eingehen, die er nicht so ohne Weiteres infrage stellen mochte.

Es gibt einen körperlichen Zustand, der genau das Gegenteil einer Stressreaktion ist: den Entspannungszustand. Wenn ein Individuum entspannt ist, verlangsamen sich sein Herzschlag und seine Atmung, seine Muskeln lockern sich, was eine angenehme Empfindung von Schwere hervorruft, sein Geist tritt in einen Ruhezustand ein, bei dem friedvolle Bilder erscheinen. Indem man so eine Entspannungshaltung bewusst erzeugt – und sei sie auch unvollständig –, kann man die Stressreaktion beschränken oder ganz aufheben.

Doch während die Stressreaktion angeboren ist, ist es die Entspannung viel weniger; sie muss erlernt werden. Ich schlug Monsieur A. also das Erlernen von Entspannungstechniken vor.

»Aber wie viel Mal pro Tag müsste ich mich dann entspannen?«

»Idealerweise jedes Mal, wenn Sie spüren, dass Sie sich zu sehr zu stressen beginnen.«

»Sie wollen sagen, im Büro?«

»Ja.«

»Und wenn ich in unserer Montagssitzung spüre, dass der Stresspegel in mir ansteigt, dann lege ich mich vor aller Augen auf den Fußboden, mache die Augen zu und entspanne mich?«

»Das wäre schwierig. Aber um sich zu entspannen, muss

man sich gar nicht hinlegen und die Augen schließen. Nach einiger Zeit, wenn Sie Ihre Entspannungsreaktion erst einmal gut beherrschen, können Sie sich auch im Sitzen oder im Stehen und mit offenen Augen entspannen, ohne dass die anderen etwas davon mitbekommen. Natürlich werden Sie einen tieferen Entspannungszustand erreichen, wenn Sie sich zu Hause in aller Ruhe ausstrecken. So werden Sie es übrigens zunächst auch lernen, denn für den Anfang ist das leichter.«

Ich überwies Monsieur A. an eine Psychomotorikerin, die nach einigen Versuchen herausfand, dass er am besten auf eine Entspannungsmethode ansprach, die von Jacobsons Technik der progressiven Muskelrelaxation abgeleitet war.[11] Hierbei lernt der Patient, die Empfindungen von Muskelanspannung und -entspannung wahrzunehmen. Indem er seine Muskeln zusammenzieht und wieder entspannt, gelingt es ihm allmählich, auch feinere Verspannungen der Muskeln zu erkennen und eine immer umfassendere Entspannung zu erreichen. Nach den ersten fünf Sitzungen schaffte es Monsieur A., binnen wenigen Minuten nacheinander alle seine Muskeln zu entspannen. Gemäß den Anweisungen der Psychomotorikerin trainierte er zwischen den Sitzungen abends zu Hause auf dem Sofa.

Nachdem es ihm gelungen war, sich regelmäßig unter erholsamen Bedingungen zu entspannen, ließ meine Kollegin ihn eine zweite Etappe angehen: Er sollte sich einige Minuten lang mit offenen Augen entspannen, während er am Schreibtisch saß – und zwar in relativ ruhigen Momenten, wo niemand sonst im Raum war. Monsieur A. trainierte regelmäßig, denn mittlerweile wusste er das Entspannungsgefühl, das ihm die Relaxation verschaffen konnte, schon zu schätzen.

Als er diese zweite Etappe gut beherrschte, konnte die Psychomotorikerin zum nächsten und schwierigsten Stadium übergehen: dem Einsatz von Entspannungstechniken zum

Dämpfen der Stressreaktion. Seit dem Beginn des Stressbewältigungstrainings sollte Monsieur A. in einem Kalender eintragen, in welchen Momenten er sich tagsüber besonders gestresst fühlte. Einige Stresssituationen kehrten regelmäßig wieder: die Sitzungen, der späte Vormittag, wenn er eine Menge Anrufe bekam und an all die Arbeit dachte, die er noch zu erledigen hatte, der Stau auf dem Heimweg. Die Psychomotorikerin empfahl ihm, sich in solchen Situationen bewusst zu entspannen. Wenn Monsieur A. an den folgenden Tagen seine Anspannung steigen fühlte, konzentrierte er sich einige Sekunden lang, um die Atmung zu beruhigen und die Muskeln zu entspannen. Dank seinem bisherigen Training schaffte er es, sich zu entspannen, während er einem Gesprächspartner zuhörte oder an der roten Ampel wartete. Monsieur A. war sehr zufrieden mit den erreichten Resultaten – zunächst einmal, weil er feststellte, dass diese tägliche Praxis seine Müdigkeit und seine Kopfschmerzen verringerte. Außerdem hatte er den neuen Lernprozess als eine Herausforderung angenommen und war nun zufrieden, sein Ziel erreicht zu haben.

Parallel dazu begann ich mit ihm an seiner Kommunikationsweise zu arbeiten. Anfangs war Monsieur A. ziemlich reserviert.

»Sie wissen nicht, wie es in meinem Job zugeht. Mit Säuselmusik bringt man die Leute nicht dazu, sich abzurackern!«

»Wahrscheinlich nicht. Aber ist die Peitsche wirklich die beste Methode für optimale Ergebnisse?«

»Sie übertreiben – ich terrorisiere meine Leute doch nicht …«

Ich bat Monsieur A., einige Situationen zu beschreiben, in denen er seine Mitarbeiter kritisierte. Dann schlug ich ihm vor, diese Szenen für ein kurzes Rollenspiel zu nutzen. Ich würde den bei einem Fehler ertappten Kollegen spielen, und Monsieur A. müsste mich so tadeln, wie er es in der wirklichen Situation getan hätte. Es ging um einen Bericht, den er von einem jungen Mitarbeiter verlangt hatte.

Monsieur A. begann mit den Worten: »Ich habe Ihren Bericht gelesen.«

»Ah, und wie finden Sie ihn, Monsieur?«

»Ich finde, ich hätte nicht Sie damit beauftragen sollen. Die Lektüre war reine Zeitverschwendung, und ich bin kein bisschen klüger als zuvor.«

»Aber ich habe Ihre Hinweise befolgt …«

»Ach so? Dann möchte ich nicht wissen, wie der Bericht erst ausgesehen hätte, wenn Sie sie nicht befolgt hätten!«

»Aber …«

»Ich habe keine Lust, noch länger über diesen Wisch zu diskutieren. Schauen Sie sich noch mal Ihre Quellen an und schreiben Sie einen neuen!«

Zweifellos entmutigte Monsieur A. seine Mitarbeiter mit solchen Antworten gründlich. In nur drei Repliken hatte er gleich mehrere Kommunikationsfehler gemacht:

- Seine Kritik war nicht zielgerichtet. Er hatte nicht präzisiert, was ihm an diesem Bericht nicht passte. So konnte der Mitarbeiter aus dem Tadel nichts lernen; er bekam keine Hinweise, was er verbessern sollte.
- Die Kritik richtete sich gegen die Person. Er hatte zu verstehen gegeben, dass dieser Mitarbeiter, egal wie er sich auch anstrengen mochte, einfach unfähig war.
- Er hatte die Interaktion auf autoritäre Weise abgebrochen (»Ich habe keine Lust, noch länger über diesen Wisch zu diskutieren.«).

Seine Gespräche mit gleichrangigen Kollegen oder Vorgesetzten waren manchmal kaum liebenswürdiger. Monsieur A. hatte die Gewohnheit, ohne Umschweife auszusprechen, was er dachte, oder brüsk die unangenehmen Fragen zu stellen, die man sonst höflich umging. Das führte zu Äußerungen wie: »Warum wollen Sie in diesen Sektor investieren, obwohl alle Zahlen dafür sprechen, dass es damit bergab geht?«, »Sie haben uns vor sechs Monaten ein besseres Controlling versprochen, und nichts ist passiert!« oder: »Warum stocken Sie das Budget von Dupont auf, obwohl er schlechter abgeschnitten hat als ich?« Als wir all diese Situationen durchgesprochen hatten und ich ihm die Ergebnisse der verschiedenen Tests erläutert hatte, räumte Monsieur A. schließlich ein, dass seine Art, die Dinge anzusprechen, ein bisschen aggressiv war und dass er es manchmal im Nachhinein bedauerte.

Ich schulte Monsieur A. rasch in den grundlegenden Techniken des Kritisierens: Man soll kurz und bündig sein, das Verhalten, aber nicht die Person kritisieren, den Standpunkt des anderen anerkennen und die Kritik in eine Bitte um Veränderung verwandeln.

»Stellen Sie sich vor, einer Ihrer Mitarbeiter kommt regelmäßig zu den Sitzungen zu spät. Was würden Sie ihm sagen?«

»Was glauben Sie denn, was ich ihm sagen würde?«, fragte mich Monsieur A.

Ihm war aufgefallen, dass ich eine Frage häufig mit einer Gegenfrage beantwortete, und er bediente sich nun meiner eigenen Methoden.

»Na ja, vielleicht etwas in der Art von ›Ständig kommen Sie zu spät, Sie sind so was von unorganisiert, mit Ihnen kann man wirklich nicht arbeiten …‹?«

»Klingt ziemlich echt.«

»Gut, und was würden Sie von folgender Reaktion halten? ›Sie sind heute Morgen nicht pünktlich, und bei der letzten Beratung waren Sie es genauso wenig. Damit stören Sie die Arbeit des Teams, und mich persönlich ärgert es auch. Ich lege großen Wert darauf, dass Sie die nächsten Male pünktlich erscheinen.‹«

»Ich weiß, was Sie sagen wollen. Diese Variante ist eine präzise Kritik des Verhaltens, gekoppelt mit der Forderung, es künftig anders zu machen.«

»Genau.«

Daraufhin bat ich Monsieur A., in einem Heftchen alle kritischen Äußerungen, die er am Arbeitsplatz machte, kurz zu notieren. Ihre Form begann allmählich der zu ähneln, die wir während der Sitzungen durch Rollenspiele erarbeitet hatten. Nach einigen Tagen weniger aggressiven Kritisierens fielen Monsieur A. zwei Dinge auf: Er blieb ruhiger, und seine Kritik schien sich stärker auf das Verhalten seiner Mitarbeiter auszuwirken. Aber es war nicht damit getan, Monsieur A. das richtige Kritisieren beizubringen. Man musste ihm auch helfen, positive Gefühle oder Lob auszudrücken.

»Loben Sie Ihre Mitarbeiter manchmal auch?«

»Nicht sehr oft. Meistens kritisiere ich sie.«

»Warum?«

»Weil sie Fehler machen.«

»Und wenn sie ihre Sache gut gemacht haben?«

»Na ja, das ist doch normal, sie werden schließlich für ihre Arbeit bezahlt, da muss man sie nicht noch extra beglückwünschen.«

Solche Ansichten zum Thema »Lob bei der Arbeit« hatte ich schon Dutzende Male gehört. Bei uns meint man häufig, es sei unnötig, wenn nicht gar schädlich, seinen Unterstellten zu ihren Erfolgen zu gratulieren. Um diese Strenge und das Ausbleiben von Lob zu rechtfertigen, werden diverse Argumente vorgebracht: »Wenn ich sie lobe, werden sie sich auf ihren Lorbeeren ausruhen«, »Sie werden denken, ich wolle mich bloß bei ihnen einschmeicheln, um etwas anderes von ihnen zu verlangen«, »So schafft man Neider«, »Sie werden glauben, dass sie sich in Zukunft alles erlauben können« oder: »Sie werden finden, dass ich auf Firmenpatriarch mache.«

Ich besprach mit Monsieur A. die verschiedenen Nachteile, aber auch die Vorzüge von Lob. Die Experimentalpsychologie hat uns gezeigt, dass richtig eingesetztes Lob die Motivation der Leute bei jenen Verhaltensweisen steigert, für die man sie lobt. Dies ist das Prinzip der positiven Verstärkung, das man auch in der Verhaltenstherapie nutzt. Im Übrigen kann Lob die Stimmung und das Selbstbild des Gelobten verbessern. Denken Sie nur mal an das letzte aufrichtige Lob oder Kompliment, das man Ihnen für eine Ihrer Handlungen gemacht hat! Die Forscher glauben, dass positive Verstärkungen und Lob Faktoren sind, die einer Depression vorbeugen.[12, 13] Und es ist ja auch einleuchtend, dass jemand eher Gefahr läuft, sich ein negatives Selbstbild zu konstruieren, wenn niemand ihm positive Informationen über ihn liefert. Und was die Personalführung angeht, so steigert Lob die Wirkung späterer Kritik – und umgekehrt. Studien haben herausgefunden, dass wir der positiven Bemerkung einer Person mehr Gewicht beimessen, wenn diese Person schon einmal eine unangenehme Meinung über uns geäußert hat. Ein Chef, der immer auf einer einzigen Bewertungsschiene fährt, indem er nur kritisiert oder im Gegenteil nur lobt, riskiert damit, die Motivation seiner Mitarbeiter zu untergraben. Da Monsieur A. einen pragmatischen und ergebnisorientierten Geist hatte, interessierte er sich für diese utilitaristische Sicht aufs Loben. Er sah darin ein Mittel, um die Leistung seiner Mitarbeiter zu steigern. Hätte ich mit ihm über das Wohlbefinden oder die umfassende psychische Entfaltung seiner Mitarbeiter gesprochen, hätte ich ihn gewiss nicht davon überzeugt, sie häufiger zu loben und zu beglückwünschen.

Wie so oft bleibt aber eine Veränderung im Verhalten kein isoliertes Phänomen – sie zieht eine Veränderung von Gedanken und Haltungen nach sich. Es kommt zu einem »Aufsteigen« der Gesten in das Denken. Pascal hat gesagt: »Beten

Sie, dann wird auch der Glaube kommen.« Die von Monsieur A. in seinem Umgang mit Mitarbeitern vorgenommenen Veränderungen führten dazu, dass sich in ihm allmählich eine andere Sicht auf seine Kollegen einstellte. Indem er konstruktivere Kritik aussprach und sie von Zeit zu Zeit auch lobte – sich also so verhielt, als respektierte er sie –, sah er sie irgendwann tatsächlich mit mehr Respekt und menschlicher Wärme. Dieser Wandel wurde durch die Veränderungen begünstigt, die er an seinen Mitarbeitern wahrnahm: Deren Stimmung war besser, und sie arbeiteten mehr und effektiver, was bei Monsieur A. einen günstigen Eindruck hinterließ. Natürlich war deshalb nicht alles Friede, Freude, Eierkuchen. Solch ein Unternehmen ist eine Welt mit harten Gesetzen, Monsieur A. ließ sich bisweilen zu einer schneidenden Antwort hinreißen, und allzu langsame oder ungeschickte Mitarbeiter wurden in seinem Team nicht alt.

Er stellte jedoch fest, dass seine eigenen Stresssymptome zurückgegangen waren und dass er die Mitarbeiter länger im Team halten konnte als früher. Er praktizierte auch weiterhin regelmäßig seine Entspannungsübungen, und es gelang ihm inzwischen auch, mit ihrer Hilfe wieder einzuschlafen, wenn er nachts aufgewacht war. Da seine Arbeitstage nicht mehr so konfliktreich waren, beschäftigten sie ihn nun auch weniger, und sein Schlaf wurde regelmäßiger. In ungefähr zehn Sitzungen, zu denen natürlich noch die Übungen kamen, die Monsieur A. zu Hause und bei der Arbeit absolvierte, war es uns gelungen, ihm durch die Relaxation eine bessere körperliche Kontrolle über seine Stressreaktion zu verschaffen; außerdem hatten wir seinen Kommunikationsstil verbessert. Es blieben noch zwei Bereiche, die mit Vorsicht angegangen werden mussten. Der erste war die Veränderung seiner Lebensweise hin zu einer besseren körperlichen Verfassung, weil man damit seine biologische Widerstandsfähigkeit gegen Stress erhöhen konnte. Monsieur A. erklärte sich ziemlich schnell bereit, ernsthaft über seine Lebensführung nachzudenken. Er gab zu, dass er zehn Kilo zu viel auf den Rippen hatte, dass er nicht genug Sport trieb und sein hoher Cholesterinspiegel ihn selbst beunruhigte. Aus Gesundheitsgründen hatte er schon vor fünf Jahren mit dem Rauchen aufgehört. Wir halfen ihm nun, ein Präventionsprogramm zu erstellen. Eine Ernährungsberaterin sagte ihm, wie eine wirkungsvolle und schrittweise vorgehende Diät aussah (nicht mehr als ein Kilo pro Woche abnehmen). Außerdem begann er wieder damit, seine Frau ins Schwimmbad zu begleiten. So ermunterten sich beide gegenseitig zum Sporttreiben, und ein Beitrag zur Verbesserung des Eheklimas war es auch noch.

Die letzte große Etappe des Programms war gleichzeitig die schwierigste: Man musste Monsieur A. dabei helfen, sich der Denkweisen bewusst zu werden, die exzessive Stressreaktionen begünstigten. Seine Grundhaltungen – etwa jene, dass er sich immer in Eile oder in einer Wettbewerbssituation fühlte – waren eng verbunden mit bestimmten mehr oder weniger unbewussten Basisgedanken, die wir freilegen würden.

Ich nutzte dazu die sogenannte kognitive Methode, die es dem Individuum erlaubt, sich der Beziehung zwischen seiner Denkweise und seinem Verhalten bewusst zu werden. Stellen wir uns beispielsweise vor, dass ich die Vorstellung (in der Sprache der Psychologie die Kognition) hätte, die anderen – sogar meine Angehörigen – würden, sobald ich nicht wachsam genug bin, versuchen, einen Vorteil über mich zu gewinnen. Mit einer derartigen Weltsicht würde ich wahrscheinlich jede Beziehung meiden, bei der ich nicht sicher sein kann, mich in einer Position der Stärke zu befinden. Vielleicht habe ich diese pessimistische Sicht auf die anderen infolge von traumatisierenden Kindheitserfahrungen erworben, vielleicht auch unter dem Einfluss eines Elternteils, der diese Weltsicht an mich weitergereicht hat. Aber diese Ausgangskognition (»Man muss auf der Hut sein!«) beeinflusst dann mein ganzes Leben: Ich suche mir meine Freunde, den Ehepartner, meine Mitarbeiter immer so aus, dass ich der Stärkere bin. Im Übrigen wird mein Misstrauen, wenn es sichtbar wird, am Ende Missfallen oder Überdruss auslösen, und es ist möglich, dass man mich verlässt oder mir zu schaden sucht. Und plötzlich ist meine Ausgangskognition (»Die anderen können gefährlich sein«) nachgewiesen und verstärkt worden. In diesem (schwierigen) Fall kann mir eine kognitive Herangehensweise dabei helfen, dass ich mir diese Kognition systematischen Misstrauens bewusst mache und auch erkenne, welchen Einfluss sie auf meine Beziehungen zu anderen Menschen ausübt. Der Therapeut kann mir sogar helfen, die Umstände offenzulegen, unter welchen ich in meiner Kindheit dieses Misstrauen der Menschheit gegenüber erworben habe. Während einer Therapie dieses Typs schlägt mir der Therapeut eine Überprüfung vor: Würde ein wenig mehr Vertrauen in bestimmten Situationen und in bestimmte Personen meine Beziehungen zu den anderen nicht vielleicht verbessern? (In einer psychoanalytischen Therapie hingegen würde die besondere Beziehung, die sich zwischen dem Psychoanalytiker und mir aufbaut – die Übertragung –, als Material dafür dienen, die am Ursprung meiner misstrauischen Haltung stehenden verdrängten Emotionen und Gefühle freizulegen.)

Ich bat Monsieur A., weiterhin über seine Stresssituationen Buch zu führen und dabei vor allem darauf zu achten, worüber er sich bei den anderen und sich selbst am meisten aufregte. Dann sollte er notieren, welche Gedanken ihm dabei durch den Kopf gingen. Man nennt das den »spontanen inneren Diskurs«. Monsieur A. verwendete dafür ein Tagebuch mit verschiedenen Spalten, das so ähnlich aussah wie bei Sylvie und Monsieur B.

Diese Arbeit verfolgte letztendlich das Ziel, Monsieur A.s grundlegende »Denkschemata« herauszuarbeiten. In der Kognitionstheorie sind Schemata sehr einfache und meist unbewusste Gedanken, die unsere Sicht auf uns selbst und auf die Welt strukturieren. Der amerikanische Psychiater Aaron T. Beck, einer der Erfinder der kognitiven Therapie, bezeichnet diese Schemata als »stille Postulate« und veranschaulicht damit gut ihren starren und unbewussten Charakter. Wir erwerben diese Schemata schon sehr früh in unserer Kindheit unter dem Einfluss unserer Eltern oder infolge von prägenden Ereignissen.

Anhand von Gesprächen mit Monsieur A. über seine Aufzeichnungen legten wir allmählich den Gedanken frei, der seinen Verhaltensweisen der Eile und des Wettbewerbsstrebens zugrunde lag: »Alles, was ich anpacke, muss mir gelingen, sonst bin ich nichts wert.« Daher rührten sein verbissener Eifer, alles zu tun, um den Sieg davonzutragen, und auch die Pauschalurteile über seine Mitarbeiter und die Freunde seines Sohnes, die »nichts taugten«. Um unsere Erkundungen zu vervollständigen, reichte ich Monsieur A. eine Liste mit imaginären Situationen, die er im Geist durchspielen sollte. Auf der Liste standen beispielsweise folgende Situationen:

- Bei einem Abendessen mit ehemaligen Kommilitonen der Ingenieurhochschule stellen Sie fest, dass die meisten einen prestigeträchtigeren Posten innehaben als Sie.
- Sie erfahren, dass die Beförderung, welche Sie sich erhofft hatten, einem Kollegen zuteilwird, der weniger leistet, aber beliebter ist als Sie.
- Sie erhalten einen Anruf von einem wichtigen Geschäftspartner, der sehr unzufrieden ist: Ihr Kundendienst hat einen Fehler gemacht, der zu ernsthaften Verzögerungen in der Arbeit dieses Geschäftspartners führt.

Ich bat Monsieur A., die Gefühle und Gedanken aufzuschreiben, die solche Situationen bei ihm auslösen würden, wenn er sie tatsächlich erlebte. Auch hier tauchte wieder das stille Postulat auf, dass man unbedingt auf allen Gebieten erfolgreich sein müsse. Schließlich erinnerte ich Monsieur A. an die Ergebnisse der ersten Evaluation, bei der es um seine Denkschemata gegangen war. Dabei hatte er beispielsweise »absolut einverstanden« angekreuzt, wenn die Aussage lautete: »Wenn ich mir im Leben keine hohen Ziele setze, riskiere ich, als zweitrangige Person zu enden.«

Dank dieser drei Methoden (Mehrspaltentagebuch, Liste mit imaginären Situationen, Diskussion der Evaluierung von Denkschemata) wurde sich Monsieur A. seiner Stress auslösendsten Denkmuster allmählich bewusst. Aber sollte er sie wirklich verändern?

»Ja, es stimmt schon, ich denke die ganze Zeit ans Gewinnen und an Wettbewerb, aber genau das hat mich doch erfolgreich gemacht.«

»Und trotzdem sagen Sie, dass Sie nicht auf der Stufe angelangt sind, auf der Sie gern wären.«

»Ähm … ja, das habe ich gesagt.«

»Ist also Ihre Denkweise, die immer auf den Erfolg gerichtet ist, wirklich die effizienteste?«

»Meinen Sie, dass ich zu viel daran denke?«

»Was meinen Sie denn selbst?«

»Ja, vielleicht zu oft. Sogar in der Schwimmhalle versuche ich schneller zu sein als meine Frau! Und dann sollte ich vielleicht auch die Freunde meiner Kinder nicht behandeln, als wären sie zum Einstellungsgespräch bei mir.«

»Ich sehe, dass Ihnen sehr gut bewusst ist, wie die Dinge laufen.«

»Ja, aber bei der Arbeit? In der Firma muss ich doch versuchen, ein optimales Ergebnis abzuliefern. Ich bin doch nicht auf diesem Posten, damit ich den Philosophen spiele. Ich muss gewinnen.«

»Das kann schon sein, aber wie gewinnt man am besten? Ist es wirklich dasselbe, wenn man versucht, ein optimales Ergebnis zu erzielen, wie wenn man sich so in die Schlacht wirft, als ob das Leben davon abhinge?«

»Sie wollen sagen, es ist wie beim Sport?«

»Beim Sport?!«

»Na ja, wenn man immerzu verkrampft ist und denkt, dass es eine Katastrophe wäre, zu verlieren, dann verliert man am Ende wirklich.«

»Genau so ist es.«

Ich freute mich, dass er diesen Vergleich aus der Sportwelt selbst gefunden hatte. Der Wandel, den ich bei Monsieur A. fördern wollte, konnte nur erfolgen, wenn er selbst seinen Beitrag dazu leistete. Es brachte nichts, wenn ich versuchte, ihm diese Veränderung aufzuzwingen. Die kognitive Herangehensweise nähert sich denn auch der sokratischen Haltung an: Der Gesprächspartner soll durch Fragen gelenkt werden, aber nicht durch Behauptungen. Mein Ziel konnte natürlich nicht sein, dass Monsieur A. künftig dachte, Erfolg sei eitel oder man müsse alle Menschen lieben. Das wäre unmöglich gewesen. Ich wollte ihn einfach nur darin schulen, dass er Erfolg künftig zwar als etwas Befriedigendes ansah, aber nicht mehr als einziges Mittel, um glücklich sein zu können.

Während der nächsten Sitzungen analysierten wir weiterhin Monsieur A.s Denkschemata, besonders wenn er gespürt hatte, wie sie in bestimmten Stress erzeugenden Situationen seiner Arbeitswoche aktiviert worden waren. Er wurde sich ihrer nun immer häufiger bewusst, und manchmal gelang es ihm, seine Taktik in letzter Sekunde noch zu ändern, statt mit heftigem Stress zu reagieren.

»Letztes Mal ist es passiert, als unser Controller einen Bericht bei mir eingereicht hat. Ich habe ihn gelesen und festgestellt, dass er nicht ausreichend mit Fakten untermauert war und dass manche Schlussfolgerungen in die falsche Richtung gingen.«

»Was war Ihr erster Gedanke?«

»Warten Sie, ich habe es notiert … Hier: ›Das ist doch völlig inakzeptabel. Es ist ein Skandal, dass jemand bei dem Gehalt nicht imstande ist, einen anständigen Bericht zu schreiben. Dieser Typ ist wirklich eine Niete!‹«

»Wie haben Sie sich dabei gefühlt?«

»Der Druck ist sofort stark gestiegen.«

»Und dann?«

»Dann habe ich gemerkt, dass ich mir damit nichts Gutes tue. Ich habe an die Sitzungen gedacht, die ich hier gerade absolviert hatte – sie müssen schließlich zu etwas nütze sein!«

»Und was haben Sie sich dann gesagt?«

»Dass es in diesem Bericht auch brauchbare Teile gab. Dass der Controller getan hat, was er konnte, aber wahrscheinlich nicht so leicht an alle Informationen herangekommen war. Er ist neu im Unternehmen. Aber auch, dass ich ihn kritisieren durfte, damit er den Bericht verbessert.«

»Hervorragend. Und wie haben Sie sich dabei gefühlt?«

»Besser. Ich habe angefangen, ihm aufzuschreiben, was mir an seinem Bericht noch fehlt.«

Wir hatten uns damit zu dem Schema »Die anderen müssen kompetent sein und immer verstehen, was ich von ihnen will« vorgearbeitet.

Monsieur A. schlief wieder gut. Seine Kopfschmerzen traten nur noch halb so häufig auf und waren längst nicht mehr so heftig. Außerdem war er viel besser in Form und viel unternehmungslustiger. Die Intensivphase des Stressbewältigungsprogramms war vorüber. Monsieur A. kam jetzt nur noch einmal monatlich zu uns, um über seine tägliche Praxis Bilanz zu ziehen.

Einige Monate später trat ein Headhunter an ihn heran, um ihm einen Generaldirektorenposten anzubieten. Es handelte sich um ein großes Unternehmen, das gerade grundlegend umstrukturiert wurde. Er würde Entlassungen vornehmen müssen. Monsieur A. analysierte die Anforderungen des neuen Postens und merkte, welchen Zuwachs an Stress er für ihn und seine Familie bedeuten würde. Dann lehnte er ab. Zum ersten Mal in seinem Leben hatte er den beruflichen Erfolg nicht über alles andere gestellt. Er hatte seine Widerstandsfähigkeit gegenüber Stress abgeschätzt und gemerkt, dass sie nicht unendlich groß war. Beruflichen Erfolg betrachtete er noch immer als eines seiner Lebensziele, aber er wollte nicht mehr alles dafür opfern.

Monsieur A. hat ein Stressbewältigungsprogramm absolviert, das auf ihn persönlich zugeschnitten war. Zehn Wochen lang war er jede Woche zu einer fünfundvierzigminütigen Sitzung gekommen. Der Erfolg kann mehreren Faktoren zugeschrieben werden. Zunächst einmal war da Monsieur A.s Motivation. Während der ersten Sitzung war sie noch ungewiss, aber sie konnte gestärkt werden, indem wir ihm Ziele vorschlugen, die für ihn von unmittelbarem Interesse waren: Man musste etwas gegen die Schlaflosigkeit und die Kopfschmerzen tun und ihm wieder zu mehr Energie verhelfen, damit er bei der Arbeit leistungsfähiger sein konnte. Diese Idee einer Leistungssteigerung ist von besonderem Reiz für Menschen, die im Management arbeiten. Im Allgemeinen sind die nämlich nicht besonders empfänglich dafür, wenn man ihnen die Stressbewältigung unter dem Vorzeichen von *peace and love* präsentiert.

Die einzelnen Techniken sind Monsieur A. so vorgestellt

worden, dass sie für ihn von wachsendem Schwierigkeitsgrad waren: zunächst die Relaxation, deren physiologische Wirkungen auf seine Stressreaktion er leicht feststellen konnte, dann die Kommunikationstechniken, deren Erlernen länger dauerte, aber die er im Alltagsleben täglich ausprobieren und überprüfen konnte. Erst als das Vertrauensverhältnis zwischen uns gefestigt war, begannen wir mit der heiklen Erforschung seiner stresserzeugenden Gedanken.

Diese Reihenfolge der einzelnen Techniken wurde aber nicht sklavisch eingehalten. In bestimmten Sitzungen, die der Kommunikation gewidmet waren, konnte es geschehen, dass ich auf die Entspannungstechniken zurückkam oder bereits auf die kognitive Methode vorausgriff. Es hing davon ab, welche Situationen Monsieur A. in der jeweiligen Woche erlebt hatte. Bei einer Person mit anderen stressbedingten Problemen hätte man vielleicht eine ganz andere Reihenfolge gewählt. Auch die Techniken selbst hätte man eventuell modifiziert: Die Psychomotorikerin hätte vielleicht andere Entspannungsmethoden eingesetzt oder mit Hypnose gearbeitet, und man hätte beim Kommunikationstraining auch zu systemischen Techniken oder zur paradoxen Intervention greifen können.

Die Programme selbst lassen sich in verschiedener Form absolvieren: als individuelles Programm der Stressbewältigung wie im beschriebenen Fall oder als Gruppentherapie, in wöchentlichen Sitzungen oder geballt an bestimmten Tagen, im Unternehmen selbst oder außerhalb der Firma, mit Teilnehmern, die aus eigenem Entschluss gekommen sind, oder mit Beschäftigten, denen das Unternehmen einen solchen Kurs verordnet hat. Es gibt auch Programme, die speziell auf Frauen zugeschnitten sind, auf bestimmte Beschäftigungsverhältnisse oder auf Personen mit besonders hohem Risiko.[10] Aber wozu braucht man solche Programme überhaupt?

Warum soll man Zeit und Geld in die Stressbewältigung investieren, wo es doch für die Menschen wie für die Firmen drängendere Probleme gibt? Und sollte das Konzept »Stress« selbst nicht vielleicht eine jener Moden aus dem nebulösen Universum der Unternehmenspsychologie sein, von denen es jedes Jahr neue gibt?

Stress und Unternehmen

Die Beachtung, die man heutzutage dem Stress schenkt, ist keine Modeerscheinung. Sie beruht vielmehr auf ökonomischen und epidemiologischen Tatsachen. Zahlreiche Studien – in der Mehrzahl amerikanische, englische und skandinavische – deuten darauf hin, dass Stressbewältigung kein Luxus ist, sondern eher eine notwendige Voraussetzung für erfolgreiche Unternehmen und gesunde Individuen. Die Kosten exzessiven Stresses für die US-amerikanische Wirtschaft wurden für das Jahr 1992 auf 200 Milliarden Dollar geschätzt, für Großbritannien auf zehn Prozent des Bruttonationalprodukts.[14] Diese Zahlen hat man erhalten, indem man alle Verluste zusammenrechnete, die durch Arbeitsausfälle, durch Invalidität infolge stressbedingter Krankheiten und durch Produktivitätseinbußen gestresster Individuen entstanden waren. Viele Erkrankungen, die zu Arbeitsausfällen führen, werden nämlich durch übermäßigen Stress ausgelöst oder verschlimmert: Angststörungen, Depressionen, Kopf- und Gelenkschmerzen, Koronar- und Verdauungsbeschwerden, Alkohol- und Nikotinmissbrauch sind allesamt mit exzessiven und anhaltenden Stressreaktionen verbunden. Natürlich gibt es auch unvermeidliche Stressursachen, aber deshalb bleibt es nicht weniger wahr, dass man mit einer besseren Stressbewältigung die Risiken für die betroffenen Personen verringern kann.

Es überrascht also nicht, dass gerade in Nordamerika, wo es meistens die Unternehmen sind, die die Krankenversicherungsbeiträge für ihre Beschäftigten zahlen, Stressbewältigungsprogramme den größten Aufschwung verzeichnen. Wenn die Ausgaben für medizinische Zwecke steigen, müssen die Firmen im nächsten Jahr einen höheren Beitrag berappen. Das sensibilisiert die Unternehmensführung natürlich enorm für die Gesundheit des Personals.

Verschiedene Studien kamen zu dem Ergebnis, dass das Kosten-Nutzen-Verhältnis bei verhaltenstherapeutischen Programmen zur Stressbewältigung zwischen 1:2 und 1:5 schwankt, und zwar bei einem Durchschnittswert von 1:4. Das bedeutet, dass man mit jedem Dollar, den man in solche Programme investiert, vier Dollar an Krankheitskosten einspart.[15, 16] Solche Stressbewältigungsprogramme lassen sich natürlich in breiter angelegte Programme zur Gesundheitsvorsorge integrieren, bei denen man gleichzeitig dazu anregt, mit dem Rauchen aufzuhören, seine Ernährungsweise zu ändern, sich körperlich mehr zu betätigen, mit entsprechenden Übungen den Rücken zu stärken und den Gesundheitszustand regelmäßig kontrollieren zu lassen. All dies trägt dazu bei, das Individuum widerstandsfähiger gegenüber Stress zu machen und die Krankheitskosten zu senken. Der Nutzen ist also sowohl ein individueller (Stärkung des Wohlbefindens) als auch ein gesellschaftlicher (höhere Produktivität, geringere Krankheitskosten).

Es gibt alle möglichen Zwischenstufen zwischen dem dreitägigen Seminar an einem Tagungsort für eine fünfzehnköpfige Teilnehmergruppe und dem Stressbewältigungstraining im Unternehmen selbst mit einer Sitzung pro Woche über mehrere Monate hinweg. Manche Programme werden den Akzent einfach auf gesundheitsbewusstes Verhalten setzen, indem sie den Teilnehmern dabei helfen, ein gesünderes Leben zu führen – mehr körperliche Betätigung, weniger Kalorien, Cholesterin und Nikotin. Andere werden versuchen, bei den Teilnehmern die Befähigung zur Kommunikation und Konfliktbewältigung auszubauen. Auch das Training der richtigen Zeiteinteilung, ein Mittel zur Dämpfung von Dringlichkeitsstress, kann ein nützlicher Bestandteil in einem Stressbewältigungsprogramm sein. Einige Programme schließlich – etwa jenes, das Monsieur A. absolvierte – werden alle Elemente der kognitiven und verhaltenstherapeutischen Methode umfassen (Entspannung, Trainieren einer souveränen Kommunikation, kognitiver Wandel, gesundheitsbewusstes Verhalten).

Und die Unternehmen?

So wichtig der Umgang mit dem Thema Stressbewältigung für den Einzelnen ist – auch die Unternehmen sollten sich des Stresses, den sie produzieren, bewusst werden. Es wäre nicht sehr sinnvoll, dem Einzelnen beizubringen, wie er seinen Stress managen kann, nur um ihn dann wieder einem System mit inkompetenter Führung, schwierigen Arbeitsbedingungen und mangelhafter Anerkennung und Belohnung – um nur einige der gravierendsten Stressfaktoren zu nennen – zum Fraß vorzuwerfen. Auch wenn es in diesem Kapitel um den individuellen Umgang mit Stress geht, der gesellschaftliche und betriebliche Umgang mit diesem Phänomen bleibt fundamental wichtig.

Aber der Nutzen der Stressbewältigung zeigt sich nicht nur auf wirtschaftlichem Gebiet oder bei den Betriebsabläufen. Auf der Ebene des Individuums sind die Beziehungen zwischen Stress und Leistung aufschlussreich. Wie Studien in Experimentalpsychologie zeigen, verschlechtert sich sowohl bei einer ungenügenden als auch bei einer überzogenen Stressreaktion die Leistung. Wir haben dieses Phänomen alle schon einmal erlebt, wenn wir eine Rede halten oder etwas Dringendes schreiben mussten. Ein zu hoher Stresspegel bringt unsere Denkfähigkeit durcheinander und mindert unsere Leistung. Wenn uns aber umgekehrt das zu behandelnde Thema anödet und die Situation folgenlos für uns ist, laufen wir Gefahr, unser Können nicht ausreichend zu mobilisieren und ein mittelmäßiges Resultat abzuliefern. Die Stress-Leistungs-Kurve hat also die Form einer Glocke, ganz wie die Drehmoment-Drehzahl-Kurve eines Motors: Es gibt einen Bereich optimalen Stresses, in dem unsere Leistung die beste ist. Unterhalb und oberhalb dieser Zone lässt unsere Leistung nach.

Diese Erkenntnis wird von neurophysiologischen Untersuchungen bestätigt. Wenn man die Hirnaktivität von Personen, die gerade Rechenaufgaben ausführen, mit einem PET-Scanner beobachtet, konstatiert man eine überdurchschnittliche Aktivität der Frontalzonen. Steigt die Besorgnis der Personen hingegen über eine bestimmte Schwelle (oder sinkt sie unter einen bestimmten Wert), geht diese Aktivität zurück, und gleichzeitig vermindern sich die Leistungen.[17]

Seit der Mensch das Jagen und Sammeln zugunsten der Arbeitsteilung aufgegeben hat, hat er einen gewissen Komfort gewonnen, sieht sich aber auch mit neuen Quellen für Stress konfrontiert. In einer bestimmten Organisationsform zu arbeiten macht anfällig für Konflikte, für das Gefühl, nicht verstanden zu werden, für Monotonie und das Dominiertwerden von Leuten, die aggressiver oder pfiffiger sind als man selbst. Dennoch können Sie am Abend Ihr Büro mit dem Gefühl verlassen, Ihr Tagewerk erledigt zu haben, und der Ansicht sein, dass Sie ein respektabler Mensch sind, auch wenn Ihre Karriere nicht den allersteilsten Verlauf genommen hat. Sie werden sich wieder zu Ihren Freunden und Ihrer Familie gesellen, die Sie nicht so sehr wegen Ihres beruflichen Status mögen, sondern vielmehr dafür, dass Sie Ihre Zeit mit ihnen verbringen.

Diese Sicht auf die Heimkehr von der Arbeit ist zu idyllisch und mittlerweile schon beinahe surrealistisch geworden. Die Wertschätzung der anderen für Ihre Person und Ihr eigenes Selbstwertgefühl vermischen sich immer mehr mit Ihrem beruflichen Erfolg und Ihrer Kaufkraft. Die Konfusion droht noch größer zu werden, wenn Ihre Firma danach strebt, dass sich auch Ihr soziales Leben im Betrieb abspielt, indem sie zahlreiche gemeinsame Abende, Wochenenden und Freizeitaktivitäten für die Belegschaft organisiert. So werden Sie dazu neigen, sich Ihre Freunde unter Ihren Kollegen auszusuchen, wodurch sich die Zahl Ihrer Angehörigen und guten Bekannten, denen Ihr beruflicher Status ziemlich egal ist, verringert.

Geld verdienen und mehr Macht erlangen – zu allen Zeiten waren das Ziele, die von vielen Menschen angestrebt wurden. Heute aber scheinen daraus fast unerlässliche Bedingungen für die Selbstachtung geworden zu sein. So spielt die Werbung für eine gewisse Kreditkarte geschickt mit diesem Thema, indem sie Ihnen weismacht, dass der Besitz der »Gold-Version« dieser Karte Ihre hohen Anforderungen an die anderen wie an sich selbst widerspiegle, Ihren Sinn für Strenge, Ihre Vorliebe für Perfektion, dass er letztendlich alle Tugenden eines hochmoralischen Wesens zum Vorschein bringe – und dabei schwingt mit, dass diese Tugenden Ihnen ohne diese schöne goldglänzende Karte abgehen würden. Tatsächlich entscheidet nur die Höhe Ihres Jahreseinkommens darüber, ob man Ihnen eine solche Karte gibt oder nicht. Die Zeitungen feiern den beruflichen Erfolg, und ständig können Sie lesen, wie viel Sie in Ihrem Alter und mit Ihrer Qualifikation verdienen sollten und wie viel Sie hätten verdienen können, wenn Sie dynamischer oder intelligenter gewesen wären oder einfach mehr Glück gehabt hätten. Welchen Wert Sie haben, spiegelt sich in den Gütern wider, die Sie besitzen. Warum sollte man noch andere Kriterien suchen? Es gab Zeiten, wo die Männer oder Frauen, die man der jungen Generation als Vorbild hinstellte, Grundschullehrer waren oder Urwalddoktoren, Wissenschaftler oder Entdeckungsreisende – also Menschen, deren wichtigstes Ziel es nicht war, reich zu werden. Wenn man solche Vorbilder ehrte, machte man die Geschäftswelt deshalb noch lange nicht verächtlich, allerdings wertete man diejenigen, die nicht dazugehörten, auch nicht ab. Aber heute?

Die Ursachen für diese Entwicklung sind vielfältig und bereits von brillanten Denkern analysiert worden. Man kann das gesamte kulturelle Gefüge anklagen, das uns suggerieren will, das Tragen einer teuren amerikanischen Fliegerjacke sei ebenso viel wert wie die Kenntnis der amerikanischen Literatur[18], man kann die postmoderne Coolness beschuldigen, die den Komfort der Empfindungen wichtiger findet als die Anstrengung des Denkens[19], den Kult der Exzellenz, der in vollem Bewusstsein jene herabwürdigt, die nicht exzellent sind[20], schließlich den weltweiten wirtschaftlichen Wettbewerb, der uns dazu zwingt, uns eher um einen Produktivitätszuwachs zu sorgen als um das Wohlergehen des Einzelnen.

Indem unsere Gesellschaft die Selbstachtung von äußerlichen Erfolgssymbolen abhängig macht und gleichzeitig das Streben nach unverzüglicher Bedürfnisbefriedigung ermuntert, liefert sie der jungen Generation alle Voraussetzungen für einen neuen Typ von Stress. Mag er heute auch unsichtbar sein, werden wir doch seine Folgen in den kommenden Jahren zu spüren bekommen.

Aber genug der ökonomischen, medizinischen oder moralischen Predigten! Man kann die Stressbewältigung auch einfach nur als ein Mittel zur Steigerung des Wohlbefindens sehen. Das Leben ist hart, und es ist kurz. Hier haben wir einen Versuch, es ein wenig sanfter zu machen und zu verlängern. Am Ende wird die coole Postmoderne doch das letzte Wort gehabt haben …

Nach zwanzig Jahren

Es gibt noch immer viele Männer wie Monsieur A., aber in den letzten zwei Jahrzehnten sind auch immer mehr Frauen in Führungspositionen gelangt. Wenn ich das Kapitel heute neu schreiben müsste, würde ich mich wahrscheinlich für eine Madame A. entscheiden. Bei ihr wirken dieselben beruflichen Stressfaktoren, aber dazu gesellen sich noch die ungleich aufgeteilten häuslichen Pflichten. Oder vielleicht eine überlastete Mademoiselle A., die im Internet auf Partnersuche ist, weil ihr die Arbeit kaum Zeit für ein abwechslungsreiches soziales Leben lässt.

Das in diesem Kapitel beschriebene Stressmodell ist das medizinisch geprägte von Seyle, aber in der Berufswelt wird heutzutage eher das von Karasek[21] verwendet. Man beurteilt eine Tätigkeit nach der Höhe der Anforderungen und dem Grad der Kontrolle, die man über sie hat. Den größten Stress verursachen Arbeitsabläufe nach dem Prinzip *high demand, low control* – zum Beispiel ein Übermaß an dringenden Arbeiten (*high demand*), für die man nicht wirklich qualifiziert ist (*low control*), oder ein Chef, der sowohl sehr anspruchsvoll (*high demand*) als auch ganz unberechenbar ist (*low control*). In den letzten zwanzig Jahren ist die Menge der Fachliteratur über Stress im Beruf bedeutend gewachsen, und inzwischen gibt es auch wissenschaftliche Zeitschriften, die sich ganz diesem Phänomen widmen. Dem sowohl interessierten als auch sprachkundigen Leser empfehlen wir zwei Internetseiten der französischen beziehungsweise britischen Regierung, die eine Unmenge Informationen liefern, darunter auch Stressvergleiche von Land zu Land:

http://www.britac.ac.uk/policy/Stress-at-Work.cfm
http://www.travailler-mieux.gouv.fr/IMG/pdf/RAPPORT_Final_.pdf[22]

Schließlich muss man anmerken, dass Monsieur A. ziemlich repräsentativ ist für eine Führungskraft in Westeuropa oder Nordamerika in den 1980er-Jahren, die in einem expandierenden Unternehmen arbeitet und die Möglichkeit hätte, in eine andere Firma zu wechseln.

Oder heute würde ich vielleicht denselben Mann beschreiben, der jedoch davon gestresst ist, dass man von ihm verlangt, die Personalstärke durch Entlassungen zu verringern. Womöglich droht ihm sogar selbst die Arbeitslosigkeit, oder er fasst nach einem Karriereknick wieder Tritt und muss dabei Gehaltseinbußen hinnehmen; vielleicht orientiert er sich künftig an weniger materialistischen Zielen.

Und heute müsste man, um noch mehr Führungskräfte mit den Problemen des Monsieur A. von vor zwanzig Jahren zu finden, wahrscheinlich nach Asien gehen …

Anhang

Wenn wissbegierige Leser, Ärzte oder Studenten sich eingehender mit den Themen beschäftigen möchten, die in den Kapiteln dieses Buches angeschnitten wurden, können sie auf folgende Werke zurückgreifen. Die Liste ist natürlich nicht vollständig: Jedes Jahr erscheinen neue Abhandlungen über Psychiatrie. Zunächst weisen wir auf ein paar allgemeine Standardwerke hin; außerdem finden sich unter den einzelnen Kapiteln weitere Hinweise zu spezieller krankheitsbildspezifischer Literatur.

Überblicksdarstellungen

Zarifian, E.: *Gärtner der Seele. Psychiatrie heute: eine kritische Bilanz.* München (dtv) 1996

Eine lebendige Beschreibung der heutigen Psychiatrie und ihrer Beziehungen zu den Grundlagenwissenschaften. Das Buch spricht auch zentrale Fragestellungen für die Zukunft an und erörtert, wo noch diagnostische und therapeutische Fortschritte gemacht werden müssen. Ein Plädoyer für eine moderne Psychiatrie, die alle Fortschritte der Wissenschaften integriert und dabei weiterhin dem Kranken zuhört.

DSM-IV-TR: Diagnostisches und Statistisches Manual Psychischer Störungen. Göttingen (Hogrefe) 2003

Dilling, H. (Hg.): *Taschenführer zur ICD-10-Klassifikation psychischer Störungen.* Bern (Huber) [5]2010

Zaudig, M. / Wittchen, H.-U. / Saß, H.: *DSM-IV und ICD-10*

Fallbuch: Fallübungen zur Differentialdiagnose. Göttingen (Hogrefe) 2000

Das erstgenannte Werk ist die Übersetzung des Standardkompendiums der Amerikan Psychiatric Association. Es liefert in klarer und pädagogischer Darstellung diagnostische Kriterien für alle erfassten psychischen Störungen. Die in Deutschland maßgebliche Klassifikation, nach der die Ärzte auch ihre Diagnosen verschlüsseln, ist jedoch die von der Weltgesundheitsorganisation erarbeitete ICD-10, welche der oben genannte Taschenführer vorstellt. Das dritte Werk ist eine Anwendung der beiden ersten: Es enthält Fallgeschichten von Patienten und diagnostische Analysen. Alle drei Bücher beschränken sich auf die Diagnostik und beschreiben weder Theorien noch Therapien.

Für deutschsprachige Leser ebenfalls zu empfehlen:

Berger, M.: *Psychische Erkrankungen: Klinik und Therapie.* München, Jena (Urban & Fischer) ^{2}2004

Huber, G. / Gross, G.: *Psychiatrie: Lehrbuch für Studium und Weiterbildung.* Stuttgart, New York (Schattauer) ^{7}2005

Kaplan, H. I. / Sadock, B.: *Klinische Psychiatrie.* Göttingen (Hogrefe) 2000

Shorter, E.: *Geschichte der Psychiatrie.* Berlin (Alexander Fest Verlag) 1999

Tölle, R. / Windgassen, K.: *Psychiatrie.* Heidelberg (Springer) ^{15}2009

Für englischsprachige Interessierte:

Kaplan, H. I. / Sadock, B.: *Synopsis of Psychiatry.* Philadelphia (Lippincott, Williams & Wilkins) ^{10}2007

Ein *must* für englischsprachige Psychiatrie- und Psychologiestudenten. Vollständig und pädagogisch klug, bemerkenswertes Verhältnis von Seitenzahl und Wissensfülle, für jede Neuauflage aktualisiert. Dieses Buch ist eine Synopsis des folgenden.

Kaplan, H. I. / Sadock, B.: *Comprehensive Textbook of Psychiatry.* Philadelphia (Lippincott, Williams & Wilkins) ^{8}2005

Die »Bibel« der englischsprachigen Psychiater. Mehr als drei Kilo geballte Geisteswissenschaften und Psychiatrie. Jedes Unterkapitel ist von einem Experten für den dargestellten Teilbereich verfasst, und die Liste der Autoren umfasst beinahe 200 Namen! Ein unerschöpfliches Wissensreservoir für den Fachmann. Regelmäßig überarbeitet und neu aufgelegt.

Und für den französischsprachigen Leser:

Lalonde, P. / Grunberg, F.: *Psychiatrie clinique.* Montréal (Gaëtan Morin) 1988

Ein exzellenter Leitfaden der Psychiatrie, angenehm und sehr pädagogisch dargeboten. Man findet darin nicht nur eine vollständige Beschreibung der psychischen Störungen und ihrer Behandlungsmöglichkeiten; einige Kapitel widmen sich auch den modernen Aspekten der Wissenschaftsdisziplin (Ehepaar und Familie, Arbeit und psychische Gesundheit, Frauen und Psychiatrie etc.). Eine bemerkenswerte Abteilung zu den verschiedenen Typen von Psychotherapien vermittelt klare Vorstellungen von einem komplexen Gebiet.

Guelfi, J.-D. / Boyer, D. / Consoli, S. / Olivier-Martin, R.: *Psychiatrie.* Paris (PUF) 1993

Ein ebenso qualitätvoller Abriss wie der vorige, verfasst von einem französischen Autorenteam. Er bietet umfassende Einblicke in die verschiedenen Bereiche der Wissenschaftsdisziplin und in die Theorien unterschiedlicher Schulen. Informationsfülle und Typografie machen die Lektüre für einen Laien allerdings etwas mühsam.

Postel, J. / Quetin, C.: *Nouvelle histoire de la psychiatrie.* Toulouse (Privat) 1983

Diese in einem lebendigen und bildhaften Stil verfasste Geschichte der Psychiatrie liefert eine Masse von Informationen über die Lebensbedingungen psychisch Kranker im Laufe der Jahrhunderte, über die Entwicklung der Diagnosen und Behandlungsmöglichkeiten und die Biografien großer Psychiater, welche die Wissenschaftsdisziplin vorangebracht haben.

Weiterführende Literatur:

Barlow, D. H.: *Anxiety and its Disorders, the Nature and Treatment of Anxiety and Panic.* New York (Guilford Press) [2]2004

Böker, H.: *Angststörungen.* Freiburg, Basel, Wien (Herder) 2007

Chneiweiss, L. / Albert, E.: *L'anxiété.* Paris (Odile Jacob) 2004

Cottraux, J. / Mollard, E.: *Les phobies: Perspectives nouvelles.* Paris (PUF) 1986

Hambly, K.: *Am liebsten ginge ich nicht mehr aus dem Haus: Agoraphobie und Panikattacken überwinden.* Frankfurt am Main, New York (Campus) 1996

Koupernik, C.: *Le livre des peurs.* Paris (Ramsay) 1987

Schmidt-Traub, S.: *Angst bewältigen: Selbsthilfe bei Panik und Agoraphobie.* Heidelberg (Springer) [4]2008

Schneider, S. / Margraf, J.: *Agoraphobie und Panikstörung.* Göttingen (Hogrefe) 1998

Quellenverzeichnis:

1 Marks, I. M.: »Le syndrome d'agoraphobie«, in: *Psychiatrie*, 1986, 3, 22, S. 78 f.

2 Freud, S.: »Über die Berechtigung, von der Neurasthenie einen bestimmten Symptomenkomplex als ›Angstneurose‹ abzutrennen«, in: *Gesammelte Werke*, Bd. 1. Frankfurt am Main (Fischer) 1999, S. 312–342

3 Freud, S.: *Hemmung, Symptom und Angst.* Frankfurt am Main (Fischer) 1992

4 McNally, R. J.: »Psychological approach to panic disorders: a review«, in: *Psychological Bulletin*, 1990, 108, 3, S. 403–419

5 Kendler, K. S., et al.: »The genetic epidemiology of phobias in women: the interrelationship of agoraphobia, social phobia, situational phobia, and simple phobia«, in: *Archives of General Psychiatry*, 1992, 49–4, S. 273–281

6 Harris, E. L. / Noyes, R. /Crowe, R. R., et al., »A family study of agoraphobia: report of a pilot study«, in: *Archives of General Psychiatry*, 1983, 40, S. 1061–1064

7 Roy-Byrne, P. P. / Geraci, M. / Uhde, T. W.: »Life events and the

onset of panic disorder«, in: *American Journal of Psychiatry*, 1986, 143, S. 1426 f.
8 Barlow, D. H.: *Anxiety and its Disorders, the Nature and Treatment of Anxiety and Panic.* New York (Guilford Press) ²2004
9 Wolpe, J.: *Praxis der Verhaltenstherapie.* Bern (Huber) ²1977
10 Marks, I. M.: *Bewältigung der Angst: Furcht und nervöse Spannung leichter gemacht.* Berlin, Heidelberg, New York (Springer) 1977
11 Rognant, J.: *Les thérapeutiques de déconditionnement dans les névroses.* Paris (Masson) 1970
12 Barlow, D. H. / O'Brien, G. T. / Last, C. G., »Couples treatment of agoraphobia«, in: *Behavior Therapy*, 1984, 15, S. 41–58
13 Freud, S.: »Wege der psychoanalytischen Therapie«, in: *Schriften zur Behandlungstechnik*, Studienausgabe, Ergänzungsband. Frankfurt am Main (Fischer) 1982, S. 241–249
14 Chalmers, A. F.: *Wege der Wissenschaft: Einführung in die Wissenschaftstheorie.* Berlin, Heidelberg, New York (Springer) ⁶2007
15 Munby, M. / Johnston, D. W.: »Agoraphobia: the long-term follow-up of behavioural treatment«, in: *British Journal of Psychiatry*, 1980, 137, S. 418–427

Nach zwanzig Jahren:
16 Fava, G. A. / Rafanelli, C. / Grandi, S. / Cinto, S. / Ruini, C. / Mangelli, L. / Belluardo, P.: »Long-term outcome of panic disorder with agoraphobia treated by exposure«, in: *Psychological Medicine*, 2001, 31, S. 891–898
17 Botella, C. / Villa, H. / García-Palacios, A., et al.: »The use of VR in the treatment of panic disorders and agoraphobia«, in: Riva, G. / Botella: C. / Légeron, P. / Optale, G. (Hg.): *Cybertherapy: Internet and Virtual Reality as Assessment and Rehabilitation Tools for Clinical Psychology and Neuroscience.* Amsterdam (Ios Press) 2004, S. 891–898
18 Alcañz, M. / Botella, C. / Banos, R., et al.: »Internet-based telehealth system for the treatment of agoraphobia«, in: *CyberPsychology & Behavior*, 2003, 6, S. 355–358

19 Wittchen, H.-U. / Gloster, A. T. / Beesdo-Baum, K. / Fava, G. A. / Craske, M. G.: »Agoraphobia: a review of the diagnostic classificatory position and criteria«, in: *Depression and Anxiety*, 2010, 27², S. 113–133

Der Goldjunge, der mit Gott sprach

Weiterführende Literatur:

Caillard, V.: *La Maladie maniaque.* Paris (PUF) 1982

Kraepelin, E. : *Psychiatrie: Ein Lehrbuch für Studierende und Ärzte.* Leipzig (Johann Ambrosius Barth) ⁸1909–13. Darin Kap. XI: »Das manisch-depressive Irresein«.

Loo, H. / Olié, J.-P. / Gay, C.: *Le déprimé et son lithium.* Paris (Masson) 1989

Navratil, L.: *Manisch-depressiv: Zur Psychodynamik des Künstlers.* Wien (Brandstätter) 1999

Ouillon, M.: *Das Glück, der Wahn und ich: Die Geschichte eines Manisch-Depressiven.* Düsseldorf (Droste) 2007

Wormer, E. J.: *Bipolar: Leben mit extremen Emotionen. Depression und Manie.* München (Droemer Knaur) 2002

Quellenverzeichnis:

1 Jeannot, A.: *Honoré de Balzac: Le forçat de la gloire.* Paris (Geigy) 1986

2 Fava, G. A. / Kellner, R.: »Prodromal symptoms in affective disorders«, in: *American Journal of Psychiatry*, 1991, 148, 7, S. 823–830

3 Mendlewicz, J. / Leboyer, M. / De Bruyn, A. / Malafosse, A. / Sevy, S. / Hirsch, D. / Van Broeckhoven, C. Mallet, J., »Absence of linkage between chromosome 11p15, markers and manic-depressive illness in a Belgian pedigree«, in: *American Journal of Psychiatry*, 1991, 148, 12, S. 1683–1687

4 Baron, M. / Endicott, J. / Ott, J.: »Genetic linkage in mental illness: limitations and prospects«, in: *British Journal of Psychiatry*, 1990, 157, S. 647–655

5 Dunner, D. L. / Patrick, V. / Fieve, R. R.: »Life events at the onset of bipolar affective illness«, in: *American Journal of Psychiatry*, 1979, 136, S. 508–511

6 Post, R. / Uhde, T. W.: »Carbamazepine in bipolar illness«, in: *Psychopharmacology Bulletin*, 1985, 21
7 Freeman, T. W. / Clothier, J.-L. / Pazzaglia, P. / Lesem, M. / Swann, A.: »A double blind comparison of Valproate and Lithium in the treatment of acute mania«, in: *American Journal of Psychiatry*, 1992, 149, S. 108–111
8 Jacques, R. M. / Cox, S. J.: »Verapamil in major psychotic depression«, in: *British Journal of Psychiatry*, 1991, 158, S. 124 f.
9 Prien, R. F. / Gelenberg, A. J.: »Alternatives to lithium for preventive treatment of bipolar disorder«, in: *American Journal of Psychiatry*, 1989, 146, S. 840–848

Nach zwanzig Jahren:
10 Calabrese, J. R.: »Overview of patient care issues and treatment in bipolar spectrum and bipolar II disorder«, in: *Journal of Clinical Psychiatry*, 2008, 69, e 18
11 Sklar, P. / Smoller, J. W. / Fan, J. / Ferreira, M. A. / Perlis, R. H. / Chambert, K., et al.: »Whole-genome association study of bipolar disorder«, in: *Molecular Psychiatry*, 2008, 13, S. 558–569
12 Tohen, M. / Greil, W. / Calabrese, J. R. / Sachs, G. S. / Yatham, L. N. / Oerlinghausen, B. M. / Koukopoulos, A. / Cassano, G. B. / Grunze, H. / Licht, R. W. / Dell'Osso, L. / Evans, A. R. / Risser, R. / Baker, R. W. / Crane, H. / Dossenbach, M. R. / Bowden, C. L.: »Olanzapine versus lithium in the maintenance treatment of bipolar disorder: a 12-month, randomized, double-blind, controlled clinical trial«, in: *American Journal of Psychiatry*, 2005, 162, S. 1281–1290
13 Goodwin, G. M. / Bowden, C. L. / Calabrese, J. R. / Grunze, H. / Kasper, S. / White, R. / Greene, P. / Leadbetter, R.: »A pooled analysis of 2 placebo-controlled 18-month trials of lamotrigine and lithium maintenance in bipolar I disorder«, in: *Journal of Clinical Psychiatry*, 2004, 65, S. 432–441
14 www.nice.org.uk/page.aspx?o=cg38niceguideline

Weiterführende Literatur:

Beck, A. T. / Rush, A. J. / Shaw, B. F. / Emery, G.: *Kognitive Therapie der Depression.* Weinheim (Beltz) ⁴1994

Blackburn, I. / Cottraux, J.: *Thérapie cognitive et comportementale des dépressions.* Paris (Masson) 1988

Daninos, P.: *Die schwarze Couch.* Berlin (Ullstein) 1968

Féline, A. / Hardy, P. / Bonis, M. de (Hg.): *La dépression.* Paris (Masson) 1991 (über die Biologie depressiver Zustände)

Gassman, V.: *Mémoires dans une soupente.* Paris (Bernard de Fallois) 1991

Giger-Bütler, J.: *Endlich frei: Schritte aus der Depression.* Weinheim (Beltz) 2010

Hautzinger, M.: *Kognitive Verhaltenstherapie bei Depressionen.* Weinheim (Beltz) 2003

Loo, H. / Cuche, H.: *Je suis déprimé mais je me soigne.* Paris (Éditions n° 1) 1991

Rouillon, F.: »Aspects économiques de la dépression«, in: *Confrontations psychiatriques.* Paris (Spécia) 1989, S. 15–45 (zur Epidemiologie und den gesellschaftlichen Kosten der Depression)

Solomon, A.: *Saturns Schatten: Die dunklen Welten der Depression.* Frankfurt am Main (Fischer) 2001

Styron, W.: *Sturz in die Nacht: Die Geschichte einer Depression.* Neuausgabe Berlin (Ullstein) 2010

Widlöcher, D.: *Die Depression: Logik eines Leidens.* München, Zürich (Piper) 1986

Zorn, F.: *Mars.* München (Kindler) 1977

Quellenverzeichnis:

1 Stoudemire, A. / Frank, N. / Hedemark, N. / Kamlet, M. / Blazer, D.: »The economic burden of depression«, in: *General Hospital Psychiatry*, 1986, 8, S. 387–394

2 Widlöcher, D.: *Die Depression: Logik eines Leidens.* München, Zürich (Piper) 1986

3 Fontaine, O. / Wilmotte, J.: »Théories comportementales et co-

gnitives de la dépression«, in: *Cliniques de thérapies comportementales.* Liège (Mardaga) 1984, S. 106–109

4 Volkow, N. D. / Tancredi, L. R.: »Biological correlates of mental activity studied with PET«, in: *American Journal of Psychiatry*, 1991, 148, 4, S. 439–443

5 Martinot, J.-L.: »Dépression et nouvelles techniques d'imageries cérébrales«, in: Féline, A. / Hardy, P. / Bonis, M. de (Hg.): *La dépression.* Paris (Masson) 1991

6 Joyce, P. R. / Paykel, E. S.: »Predictors of drug response in depression«, in: *Archives of General Psychiatry*, 1989, 46, S. 89–99

7 Tellenbach, H.: *Melancholie: Zur Problemgeschichte, Typologie, Pathogenese und Klinik.* Berlin, Heidelberg, Göttingen (Springer) 1961

8 Boyce, P. / Parker, G. / Barnette, B. / Cooney, M. / Smith, M.: »Personality as a vulnerability factor to depression«, in: *British Journal of Psychiatry*, 1991, 159, S. 106–114

9 Winokur, G. / Isvang, M. T. / Crowe, R. R.: »The Iowa 500: affective disorder in relatives of manic and depressed patients«, in: *American Journal of Psychiatry*, 1987, 139, S. 209–219

10 Brown, G. W. / Harris, J. O. / Copeland, J. R.: »Depression and loss«, in: *British Journal of Psychiatry*, 1977, 130, S. 1–18

11 Brugha, T. / Conroy, R. / Walsh, N. et al.: »Social networks, attachments and support in minor affective disorders: a replication«, in: *British Journal of Psychiatry*, 1982, 141, S. 249–255

12 Blackburn, I. M. / Cottraux, J.: *Thérapie cognitive de la dépression.* Paris (Masson) 1988

13 Beck, A. T.: *Kognitive Therapie der Depression.* Weinheim (Beltz) 1999

14 Elkin, I. / Shea, M. T. / Watkins, J. T. / National Institute of Mental Health of Depression, collaborative research program: »General effectiveness of treatments«, in: *Archives of General Psychiatry*, 1989, 46, S. 971–983

15 Sostky, S. M. / Glass, D. R. / Shea, M. T. / Pilkonis, T. A.: »Patient predictors of response to psychotherapy and pharmacotherapy findings in the NIMH collaborative research program«, in: *American Journal of Psychiatry*, 1991, 148, 8, S. 997–1008

16 Gérin, P.: *L'évaluation des psychothérapies.* Paris (PUF) 1984

17 Karasu, T. B.: »Toward a clinical model of psychotherapy for depression: a systematic comparison of three psychotherapies«, in: *American Journal of Psychiatry*, 1990, 147, 2, S. 133–146

Nach zwanzig Jahren:

18 American Psychiatric Association (Hg.): *Guideline watch: Practical guideline for the treatment of patients with major depressive disorder.* Second Edition. Zugänglich über: http://www.psychiatryonline.com/pracGuide/loadGuidelinePdf.aspx?file=MDD.watch

19 Fournier, J. C. / De Rubeis, R. J. / Hollon, S. D. / Dimidjian, S. / Amsterdam, J. D. / Shelton, R. C., et al.: »Antidepressant drug effects and depression severity: a patient-level meta-analysis«, in: *Journal of the American Medical Association*, 2010, 303, S. 47–53

20 Lisanby, S. H.: »Electroconvulsive therapy for depression«, in: *New England Journal of Medicine*, 2007, 357[19], S. 1939–1945

21 McDonald, A. / Walter, G.: »The portrayal of ECT in American movies«, in: *The Journal of ECT*, 2001, 17, 4, S. 264–274

22 American Psychiatric Association, »Electroconvulsive Therapy (ECT). Position Statement«, Dezember 2007, zugänglich über: http://www.psych.org/Departments/EDU/Library/APAOfficialDocumentsandRelated/PositionStatements/200702.aspx

23 O'Reardon, J. P. / Solvason, H. B. / Janicak, P. G., et al.: »Efficacy and safety of transcranial magnetic stimulation in the acute treatment of major depression: a multisite randomized controlled trial«, in: *Biological Psychiatry*, 2010, 67, 2,:e13 und e15-7

Der kleine Prinz, der blutete

Weiterführende Literatur:

Aarons, M. / Gittens, T.: *Das Handbuch des Autismus: Ein Ratgeber für Eltern und Fachleute.* Weinheim (Beltz) Neuausgabe 2008

Attwood, T.: *Ein ganzes Leben mit dem Asperger-Syndrom.* Stuttgart (Trias) 2008

Brauns, A.: *Buntschatten und Fledermäuse: Mein Leben in einer anderen Welt.* München (Goldmann) 2004

Grandin, T.: *Ich bin die Anthropologin auf dem Mars: Mein Leben als Autistin.* München (Droemer Knaur) 1997

Leaf, R. / McEachin, J.: *A Work in Progress: Behavior Management Strategies and a Curriculum for Intensive Behavioral Treatment of Autism.* New York (DRL Books) 1999

Peeters, T.: *Autism: From Theoretical Understanding to Educational Intervention.* San Diego (Singular Pub Group) 1997

Remschmidt, H.: *Autismus: Erscheinungsformen, Ursachen, Hilfe.* München (Beck) ⁴2008

Quellenverzeichnis:

1 Kanner, L.: »Autistic disturbance of affective contact«, in: *Nervous Child*, 1943, 2, S. 217

2 Lelord, G. / Sauvage, D.: *L'autisme de l'enfant.* Paris (Masson) 1990

3 Sauvage, D.: *L'Autisme du nourrisson et du jeune enfant.* Paris (Masson) ²1988

4 Frith, U.: *Autism: Explaining the Enigma.* Oxford (Blackwell) 1989

5 Milcent, C.: *L'autisme au quotidien.* Paris (Odile Jacob) 1991

6 *DSM-IV-TR: Diagnostisches und Statistisches Manual Psychischer Störungen.* Göttingen (Hogrefe) 2003

7 «Bettelheim charges fly«, in: *Autism Research Review*, 1990, 4, 4, S. 4

8 Wolff, S. / Narayan, S. / Noyes, B.: »Personality characteristics of parents of autistic children«, in: *Journal of Child Psychology and Psychiatry*, 1988, 29, S. 143–153

9 Lane, H.: *Das wilde Kind von Aveyron: Der Fall des Wolfsjungen.* Frankfurt am Main, Berlin, Wien (Ullstein) 1985

10 Le Louarn, P. / Moraine, C. / Perrot, A. / Barthélémy, C. / Garreau, B.: »Autisme et syndrome de l'X fragile : aspects pédopsychiatriques«, in: *Archives françaises de pédiatrie*, 1989, 46, S. 211–216

11 Smalley, S. L. / Asarnow, R. F. / Spence, A.: »Autism and genetics, a decade of research«, in: *Archives of General Psychiatry*, 1988, 45, S. 953–961

12 Sacks, O.: *Der Mann, der seine Frau mit einem Hut verwechselte.* Reinbek bei Hamburg (Rowohlt) 1987

13 Kosiński, J.: *Willkommen, Mr. Chance.* München, Zürich (Droemer Knaur) 1980
14 Burd, L. / Kerbeshian, J.: »Asperger's Syndrome«, in: *British Journal of Psychiatry*, 1987, 151, S. 417
15 Beaugerie-Perrot, A. / Lelord, G.: *Intégration scolaire et autisme.* Paris (PUF) 1991
16 Schopler, E. / Reichler, R. J. / Bashford, A.: *PEP-R. Entwicklungs- und Verhaltensprofil. Förderung autistischer und entwicklungsbehinderter Kinder.* Dortmund (Verlag Modernes Lernen) 2009
17 Rimland, B. / Callaway, E. / Dreyfus, P.: »The effects of high doses of vitamin B6 on autistic children: a blind cross-over study«, in: *American Journal of Psychiatry*, 1978, 135, S. 472–475
18 Ritvo, E. R. / Freeman, B. J., et al.: »Fenfluramine treatment of autism: UCLA collaborative study of 81 patients at nine medical centers«, in: *Psychopharmacology*, 1986, 22, S. 133–140
19 Singh, V. K. / Fudenberg, H. H. / Coleman, M. / Emerson, D.: »Immunodiagnosis and immunotherapy in autistic children«, in: *Annals of the New York Academy of Sciences*, 1988, S. 602 ff.
20 Barthélémy, C. / Hameury, L. / Lelord, G.: *L'autisme de l'enfant: la thérapie d'échange et de développement.* Paris (Elsevier) 1995

Nach zwanzig Jahren:

21 Zilbovicius, M. / Boddaert, N. / Belin, P., et al.: »Temporal lobe dysfunction in childhood autism: a PET study«, in: *American Journal of Psychiatry*, 2000, 157, S. 1988–1993
22 Hagen, E. A. von dem / Nummenmaa, L. / Yu, R. / Engell, A. D. / Ewbank, M. P. / Calder, A. J.: »Autism spectrum traits in the typical population predict structure and function in the posterior superior temporal sulcus«, Erstveröffentlichung online unter http://cercor.oxfordjournals.org/content/early/2010/05/03/cercor.bhq062.abstract
23 Toal, F. / Bloemen, O. J. / Deeley, Q. / Tunstall, N. / Daly, E. M. / Page, L. / Brammer, M. J. / Murphy, K. C. / Murphy, D. G.: »Psychosis and autism: magnetic resonance imaging study of brain anatomy«, in: *British Journal of Psychiatry*, 2009, 194, S. 418–425
24 Abrahams, B. S. / Geschwind, D. H.: »Connecting genes to brain

in the autism spectrum disorders«, in: *Archives of Neurology*, 2010, 67, S. 395–399
25 Newschaffer, C. J. / Croen, L. A. / Daniels, J. / Giarelli, E. / Grether, J. K. / Levy, S. E. / Mandell, D. S. / Miller, L. A. / Pinto-Martin, J. / Reaven, J. / Reynolds, A. M. / Rice, C. E. / Schendel, D. / Windham, G. C.: »The epidemiology of autism spectrum disorders«, in: *Annual Review of Public Health*, 2007, 28, S. 235–258
26 http://en.wikipedia.org/wiki/Autism_therapies
27 Doja, A. / Roberts, W.: »Immunizations and autism: a review of the literature«, in: *Canadian Journal of Neurological Sciences*, 2006, 33, S. 341–346
28 Wazana, A. / Bresnahan, M. / Kline, J.: »The autism epidemic: fact or artifact?», in: *Journal of the American Academy of Child and Adolescent Psychiatry*, 2007, 46, S. 721–730

Das Reine und das Unreine

Weiterführende Literatur:

Cottraux, J.: *Obsessions et compulsions. Nouvelles approches théoriques et thérapeutiques.* Paris (PUF) 1989

Emmelkamp, P. / Oppen, P. van: *Zwangsstörungen.* Göttingen (Hogrefe) 2000

Freud, S.: *Zwei Falldarstellungen.* Frankfurt am Main (Fischer) 1982. Darin: »Bemerkungen über einen Fall von Zwangsneurose«

Fricke, S. / Hand, I.: *Zwangsstörungen verstehen und bewältigen.* Bonn (Balance) ^{4}2007

Hantouche, E. / Lépine, J-P.: »Trouble obsessionnel compulsif, données cliniques et épidémiologiques«, in: *L'Encéphale*, 1989, XV, S. 309–318

Moritz, S.: *Erfolgreich gegen Zwangsstörungen: Metakognitives Training.* Heidelberg (Springer) 2010

Rapoport, J.: *Der Junge, der sich immer waschen musste.* München (Goldmann) 1990

Quellenverzeichnis:

1 Janet, P.: *Les obsessions et la psychasthénie.* Paris (Alcan) 1903
2 Rapoport, J.: *Der Junge, der sich immer waschen musste.* München (Goldmann) 1990
3 Freud, S.: »Bemerkungen über einen Fall von Zwangsneurose«, in: *Zwei Falldarstellungen.* Frankfurt am Main (Fischer) 1982
4 Hantouche, E. / Guéguen, B. / Martinot, J.-L. / Gasnault, J.: »Arguments en faveur d'un dysfonctionnement cérébral dans le trouble obsessionnel-compulsif: revue et synthèse de la littérature«, in: *L'Encéphale,* 1990, XVI, S. 23–30
5 Sacks, O.: *Awakenings – Zeit des Erwachens.* Reinbek bei Hamburg (Rowohlt) 1991
6 Brochier, T. / Hantouche, E.: »Analyse critique des études pharmacologiques contrôlées dans le trouble obsessionnel-compulsif«, in: *L'Encéphale,* 1989, XV, S. 325–333
7 Baxter, L. R. jr. / Phelps, M. E. / Mazziotta, J.-C. / Guze, B. H. / Schwartz, J. M. / Selin, E. C.: »Local cerebral glucose metabolic rates in obsessive-compulsive disorder«, in: *Archives of General Psychiatry,* 1987, 44, S. 211 ff.
8 Benkelfat, C. / Nordhal, T. E. / Semple, W. E. / King, A. C. / Murphy, D. L. / Cohen, R. M.: »Local cerebral glucose metabolic rates in obsessive compulsive disorder: patients treated with clomipramine«, in: *Archives of General Psychiatry,* 1990, 47, S. 840–848
9 Hoehn-Saric, R. / Pearlson, G. D. / Harris, G. J. / Machlin, S. R. / Camargo, E. E.: »Effects of fluoxetine on regional cerebral blood flow in obsessive-compulsive patients«, in: *American Journal of Psychiatry,* 1991, 148, 9, S. 1243ff.
10 Cottraux, J.: »Obsessions et compulsions«, in: *Thérapies comportementales et cognitives.* Paris (Masson) 1991, S. 115–122
11 Marks, I.: *Cure and Care of Neuroses: Theory and Practice of Behavioural Therapy.* Hoboken (John Wiley & Sons) 1981 (darin besonders Kapitel 9)
12 Cottraux, J.: *Obsessions et compulsions. Nouvelles approches théoriques et thérapeutiques.* Paris (PUF) 1989

Nach zwanzig Jahren:
13 http://www.guideline.gov/syntheses/printView.aspx?id=16432
14 Marks, I.: »Behaviour therapy for obsessive-compulsive disorder: a decade of progress«, in: *Canadian Journal of Psychiatry*, 1997, 42, S. 1021–1027
15 http://ocd.stanford.edu/treatment/pharma.html
16 Lopes, A. C. / De Mathis, M. E. / Canteras, M. M. / Salvajoli, J. V. / Del Porto, J. A. / Miguel, E. C.: »Update on neurosurgical treatment for obsessive compulsive disorder«, in: *Revista brasileira di psiquiatria*, 2004, 26, S. 62–66; Epub 2004 Mar 3
17 Mallet, L. / Polosan, M. / Jaafari, N. / Baup, N. / Welter, M. L. / Fontaine, D.: »Subthalamic nucleus stimulation in severe obsessive-compulsive disorder«, in: *New England Journal of Medicine*, 2008, 359, S. 2121–2134
18 Lakhan, S. E./ Callaway, E.: »Deep brain stimulation for obsessive-compulsive disorder and treatment-resistant depression: systematic review«, in: *BMC Research Notes*, 2010, 3:60doi:10.1186/1756-0500-3-60; http://www.biomedcentral.com/1756-0500/3/60

Auf der anderen Seite des Spiegels

Weiterführende Literatur:

Arieti, S.: *Schizophrenie: Ursachen, Verlauf, Therapie, Hilfen für Betroffene.* München, Zürich (Piper) [10]2008

Braus, D. E. (Hg.): *Schizophrenie: Bildgebung – Neurobiologie – Pharmakotherapie.* Stuttgart, New York (Schattauer) 2005

Chambon, O. / Marie-Cardine, M.: *La réadaptation sociale des psychotiques chroniques: Approche cognitivo-comportementale.* Paris (PUF) 1992

Garrabé, J.: *Histoire de la schizophrénie.* Paris (Seghers) 1992

Häfner, H.: *Das Rätsel Schizophrenie.* München (Beck) 2000

Tobin, C.: *La schizophrénie au quotidien.* Paris (Odile Jacob) 1990 (mit zahlreichen nützlichen Informationen und Antworten für die Familien der Patienten)

Quellenverzeichnis:
1 Andreasen, N. C.: »Negative symptoms in schizophrenia: a criti-

cal reappraisal«, in: *Archives of General Psychiatry*, 1990, 47, S. 615–621
2 Murphy, J. M. / Heltzer, J. E.: »Epidemiology of schizophrenia in adulthood«, in: Michels, R. (Hg.): *Psychiatry.* Philadelphia (Lippincott) 1988. Bd. 3, Kap. 15, S. 1–14
3 Sans, P.: »Les placements familiaux thérapeutiques«, in: *Encyclopédie médico-chirurgicale: Psychiatrie*, 37930 P10 7, 1984
4 Kraepelin, E.: *Psychiatrie: Ein Lehrbuch für Studierende und Ärzte.* Leipzig (Johann Ambrosius Barth) [8]1909–13
5 Bleuler, E.: *Dementia praecox oder Gruppe der Schizophrenien.* Leipzig, Wien (Deuticke) 1911
6 Kendell, R. E. / Cooper, J. E. / Gourlay, A. J.: »Diagnostic criteria of American and British Psychiatrists«, in: *Archives of General Psychiatry*, 1971, 25, S. 123–130
7 Wing, J. K. / Nixon, J.: »Discriminating symptoms of schizophrenia: a report from the International Pilot Study of Schizophrenia«, in: *Archives of General Psychiatry*, 1975, 32, S. 853–859
8 *DSM-IV-TR: Diagnostisches und Statistisches Manual Psychischer Störungen.* Göttingen (Hogrefe) 2003
9 Nau, J. Y.: »Crime psychiatrique contre l'humanité«, in: *Le Monde* vom 11. September 1991, S. 14
10 Hausman, K.: »Soviet psychiatric leaders drag feet on reform, WPA finds«, in: *Psychiatric News*, 1991, XXVI, 18
11 Bateson, G.: *Ökologie des Geistes.* Frankfurt am Main (Suhrkamp) 1981
12 Falloon, I. R. H. / Boyd, J. L. / Mc Gill, C. W.: *Family Care of Schizophrenia.* New York (Guilford Press) [2]1987
13 Vaughn, C. E. / Leff, J. P.: »The influence of family and social factors on the cause of psychotic illness: a comparison of schizophrenic and depressed neurotic patients«, in: *British Journal of Psychiatry*, 1976, 129, S. 125–137
14 Seywert, F.: »Expressed emotion«, in: *Revue de la littérature. Évolution psychiatrique*, 1984, 49, 3
15 Doane, J. A. / West, K. L. / Goldstein, M. J. / Rodnick, E. H. / Jones, J. E. »Parental communication deviance and affective style: predictors of subsequent schizophrenia spectrum disorders in vul-

nerable adolescents«, in: *Archives of General Psychiatry*, 1981, 38, S. 679–685
16 Chambon, O. / Marie-Cardine, M.: *Réadaptation sociale des psychotiques chroniques.* Paris (PUF) 1992
17 Liberman, R. P.: »Les thérapies familiales comportementales«, in: *Réhabilitation psychiatrique des malades mentaux chroniques.* Paris (Masson) 1991
18 Szymanski, S. / Kane, J. M. / Lieberman, J. A.: »A selective review of biological markers in schizophrenia«, in: *Schizophrenia Bulletin*, 1991, 17, 1, S. 99–111
19 De Beaurepaire, B.: »La théorie dopaminergique de la schizophrénie à l'épreuve de la caméra à positrons: situation de la question«, in: *Psychiatrie*, op. cit., S. 139 ff.
20 Andreasen, N. C. / Ehrhardt, J. C. / Swayze, V. W.: »Magnetic resonance imaging of the brain in schizophrenia«, in: *Archives of General Psychiatry*, 1990, 47, S. 35–44
21 Schultz, C. S. / Pato, N.: »Advances in the genetics of schizophrenia: editor`s introduction«, in: *Schizophrenia Bulletin*, 1989, 15, 3, S. 361–363
22 Boyd, J. H. / Pulver, A. E. / Stewart, W.: »Season of birth: schizophrenia and bipolar disorder«, in: *Schizophrenia Bulletin*, 1986, 12, S. 173–186
23 Torrey, E. F.: »A viral-anatomical explanation of schizophrenia«, in: *Schizophrenia Bulletin*, 1991, 17, 1, S. 15–18
24 Villemain, F. / Chatenoud, L. / Galinowski, A. / Homo-Delarche, F. / Ginestet, D. / Loo, H. / Zarifian, E. / Bach, J. F.: »Aberrant T-cell mediated immunity in untreated schizophrenic patients: Deficient interleukin-2 production«, in: *American Journal of Psychiatry*, 1989, 146, S. 609–618
25 Cooper, D. G.: *Psychiatrie und Anti-Psychiatrie.* Frankfurt am Main (Suhrkamp) 1971
26 Postel, J. / Quetin, J.: »La vie quotidienne d'un asile d'aliénés à la fin du XIXe siècle«, in: dies., *Nouvelle histoire de la psychiatrie.* Toulouse (Privat) 1983, S. 443–449

27 Verhoeven, W. M. A. / Den Boer, J. A.: »Les neuroleptiques atypiques, revues des données cliniques existantes«, in: *L'Encéphale*, 1990, XVI, S. 439–444
28 Hogarty, G. E. / Anderson, C. M. / Reiss, D., et al.: »Family psycho-education, social skills training and maintenance chemotherapy in aftercare treatment for schizophrenia«, in: *Archives of General Psychiatry*, 1986, 43, S. 633–642 (zu den Resultaten nach zwei weiteren Jahren der Begleitung der Patienten siehe in derselben Zeitschrift 1991, 48, S. 340–347)
29 Falloon, I. R. H. / Boyd, J. L. / Mc Gill, C. W., et al.: »Family management in the prevention and morbidity of schizophrenia«, in: *Archives of General Psychiatry*, 1985, 42, S. 887–897
30 »Issue theme: Long term follow-up studies of schizophrenia«, in: *Schizophrenia Bulletin*, 1988, 14, 4

Nach zwanzig Jahren:
31 Tregellas, J.: »Connecting brain structure and function in schizophrenia«, in: *American Journal of Psychiatry*, 2009, 166, S. 134 ff.
32 Bassett, A. S. / Scherer, S. W. / Brzustowicz, L. M.: »Copy number variations in schizophrenia: critical review and new perspectives on concepts of genetics and disease«, in: *American Journal of Psychiatry*, 2010, 167, S. 899–914
33 Clarke, M. C. / Tanskanen, A. / Huttunen, M. / Whittaker, J. C. / Cannon, M.: »Evidence for an interaction between familial liability and prenatal exposure to infection in the causation of schizophrenia«, in: *American Journal of Psychiatry*, 2009, 166, S. 1025–1030
34 Kern, R. S. / Glynn, S. M. / Horan, W. P. / Marder, S. R.: »Psychosocial treatments to promote functional recovery in schizophrenia«, in: *Schizophrenia Bulletin*, 2009, 35, S. 347–361

Zwei hilfreiche Internetseiten mit Auskünften, Erfahrungsberichten und Foren für Betroffene und ihre Angehörigen:
www.kompetenznetz-schizophrenie.info
www.selbsthilfeschizophrenie.de

Weiterführende Literatur:

Jacobi, C. / Thiel, A. / Paul, T.: *Kognitive Verhaltenstherapie bei Anorexia und Bulimia nervosa.* Weinheim (Beltz) ^{3}2008

Langsdorff, M.: *Die heimliche Sucht, unheimlich zu essen.* Frankfurt am Main (Fischer) 2002

Schmidt, U. / Treasure, J.: *Die Bulimie besiegen: Ein Selbsthilfe-Programm.* Weinheim (Beltz) 2000

Quellenverzeichnis:

1 Neueste verfügbare Aktualisierung: *DSM-IV-TR: Diagnostisches und Statistisches Manual Psychischer Störungen.* Göttingen (Hogrefe) 2003

2 Fairburn, C. G. / Beglin, S. J.: »Studies of epidemiology of bulimia nervosa«, in: *American Journal of Psychiatry*, 1990, 147, S. 401–408

3 Carlat, D. J. / Camargo, C. A.: »Review of bulimia nervosa in males«, in: *American Journal of Psychiatry*, 1991, 148, S. 831–843

4 Raimbault, G. / Eliacheff, C.: *Les indomptables: figures de l'anorexie.* Paris (Odile Jacob) 1989

5 Furnham, A. / Alibhai, N.: »Cross-cultural differences in the perception of female body shapes«, in: *Psychological Medecine*, 1983, 13, S. 829–837

6 Walsh, B. T. / Hadigan, C. M. / Devlin, M. J. / Gladis, M. / Roose, S. P.: »Long-term outcome of antidepressant treatment for bulimia nervosa«, in: *American Journal of Psychiatry*, 1991, 148 f., S. 1206–1212

7 Ollié, J.-P. / Truffinet, P.: »Comportements boulimiques, données cliniques, biochimiques, pharmacologiques«, in: *L'Encéphale*, 1989, XV, S. 263–272

8 Obarzanek, E. / Lesem, M. D. / Goldstein, D. S. / Jimerson, D. C.: »Reduced resting metabolic rate in patients with bulimia nervosa«, in: *Archives of General Psychiatry*, 1991, 48, S. 456–462

9 Basard, P.: »Neurotransmetteurs et boulimie: spéculations théoriques et découvertes empiriques«, in: *Psychiatrie*, März 1992, 9, 140, S. 1928 f.

10 Kendler, K. S. / Mac Lean, C. / Neale, M. / Kessler, R. / Heath, A. / Eaves, L.: »The genetic epidemiology of bulimia nervosa«, in: *American Journal of Psychiatry*, 1991, 148, S. 1627–1637
11 Criquillon-Doublet, S. / Samuel-Lajeunesse, B.: »Boulimies et dépressions, leur relation clinique«, in: *L'Encéphale*, 1989, XV, S. 227–231
12 Galinowski, A.: »Apport des chimiothérapies dans le traitement des conduites boulimiques«, in: *L'Encéphale*, 1989, XV, S. 243–247
13 Marks, I.: »La psychothérapie comportementale des névroses, principes généraux«, in: *Traitement et prise en charge des malades névrotiques*, Paris (Gaëtan Morin) 1985
14 Boisvert, J.-M. / Beaudry, M. : *S' affirmer et communiquer*, Montréal (Éditions de l'Homme) 1979
15 Blackburn, I. M. / Cottraux, J.: *Thérapies cognitives de la dépression.* Paris (Masson) 1989
16 Cottraux, J.: *Les thérapies comportementales et cognitives.* Paris (Masson) 1990. Darin besonders Kapitel 6: »Analyse fonctionnelle et méthodes de mesure«
17 Agras, W. S. / Rossiter, E. M. / Arnow, B. / Schneider, J. A. / Telch, C. F. / Raeburn, S. D. / Bruce, B. / Perl, M. / Koran, L. M.: »Pharmacologic and cognitive-behavioral treatment for bulimia nervosa: a controlled comparison«, in: *American Journal of Psychiatry*, 1992, 149, S. 82–87
18 Fairburn, C. G. / Jones, R. / Peveler, R. C. / Carr, S. J. / Solomon, R. A. / O'Connor, M. E. / Burton, J. / Hope, R. A.: »Three psychological treatments for bulimia nervosa: a comparative trial«, in: *Archives of General Psychiatry*, 1991, 48, S. 463–469
19 Mitchell, J. E. / Pyle, R. L. / Eckert, E. D. / Hatsukami, D. / Pomeroy, C. / Zimmerman, R.: »A comparison of antidepressant and structured intensive group therapy in the treatment of bulimia nervosa«, in: *Archives of General Psychiatry*, 1990, 47, S. 149–157
20 Wilson, G. T. / Rossiter, E. / Kleifield, E. I. / Lindholm, L.: »Cognitive-behavioral treatment of bulimia nervosa: a controlled evaluation«, in: *Behaviour Research and Therapy*, 1986, 24, S. 277–288

Nach zwanzig Jahren:

21 *DSM-IV-TR: Diagnostisches und Statistisches Manual Psychischer Störungen.* Göttingen (Hogrefe) 2003

22 Kaye, W.: »Neurobiology of anorexia and bulimia nervosa«, in: *Physiology & Behavior*, 2008, 94, S. 121–135. Sehr informativer Aufsatz, der auch im Internet zu finden ist (http://www.ncbi.nlm.nih.gov/pmc/articles/PMC2601682).

23 Fairburn, C. G. / Welch, S. L. / Doll, H. A. / Davies, B. A. / O'Connor, M. E.: »Risk factors for bulimia nervosa«, in: *Archives of General Psychiatry*, 1997, 54, S. 509–517

24 Hay, P. P. / Bacaltchuk, J. / Stefano, S. / Kashyap, P.: »Psychological treatments for bulimia nervosa and binging«, in: *Cochrane Database of Systematic Reviews*, 2009, Oct, 7[4]: CD 000562

25 Shapiro, J. R. / Berkman, N. D. / Brownley, K. A. / Sedway, J. A. / Lohr, K. N. / Bulik, C. M.: »Bulimia nervosa treatment: a systematic review of randomised controlled trials«, in: *International Journal of Eating Disorders*, 2007, 40, S. 321–336

26 Mitchell, J. E. / Agras, S. / Wonderlich, S.: »Treatment of bulimia nervosa: where are we and where are we going?», in: *International Journal of Eating Disorders*, 207, 40, S. 95–101

Panik im Ring

Weiterführende Literatur:

Baker, R.: *Wenn plötzlich die Angst kommt: Panikattacken verstehen und überwinden.* Wuppertal (Brockhaus) 1998

Barlow, D. H.: *Anxiety and its disorders: the nature and treatment of anxiety and panic.* New York (Guilford Press) 1988

Albert, E / Chneiweiss: *L'anxiété au quotidien.* Paris 1991

Cottraux, J.: *Les phobies: perspectives nouvelles.* Paris (PUF) 1986

Trickett, S.: *Angstzustände und Panikattacken erfolgreich meistern.* München (Goldmann) 2002

Quellenverzeichnis:

1 Neueste verfügbare Aktualisierung: *DSM-IV-TR: Diagnostisches und Statistisches Manual Psychischer Störungen.* Göttingen (Hogrefe) 2003

2 Norton, G. R. / Harrison, B. / Hauch, J. / Rhodes, L.: »Characteristics of people with infrequent panic attacks«, in: *Journal of Abnormal Psychology*, 1985, 94, S. 216–221
3 Cottraux, J.: *Les thérapies comportementales et cognitives.* Paris (Masson) 1990. S. 41–48
4 Barlow, D. H. / Cerny, J. A.: *Psychological treatment of panic.* New York (Guilford Press) 1988
5 Albert, E. / Chneiweiss, L.: *L'anxiété au quotidien.* Paris (Odile Jacob) 1991
6 Salkovskis, P. M. / Jones, D. R. / Clark, D. M.: »Respiratory control in the treatment of panic attacks: replication and extension with concurrent measurement of behaviour and pCO_2«, in: *British Journal of Psychiatry*, 1986, 148, S. 526–532
7 Brown, C. S. / Rakel, R. E. / Wells, B. J. / Downs, J. M. / Akiskal, H. S.: »Mise à jour pratique sur les troubles liés à l'anxiété et leur traitement pharmacologique«, Neuropsychiatrisches Ergänzungsheft zum *Journal of the American Medical Association*, französische Ausgabe 1991, 235, 16, S. 17–38
8 Freud, S.: »Über die Berechtigung, von der Neurasthenie einen bestimmten Symptomenkomplex als ›Angstneurose‹ abzutrennen«, in: *Gesammelte Werke*, Bd. 1. Frankfurt am Main (Fischer) 1999, S. 312–342
9 Widlöcher, D.: »Un point de vue psychodynamique«, in: Boulenger, J.-P. (Hg.): *L'attaque de panique: un nouveau concept.* Paris (Éditions J.-P. Goureau) 1987
10 Boulenger, J.-P. / Bisserbe, J.-C. / Zarifian, É.: »Biologie des troubles anxieux«, in: Mendlewicz, J. (Hg.): *Acquisitions en psychiatrie biologique.* Paris (Masson) 1991
11 Roy-Byrne, P. P. / Geraci, M. / Uhde, T. W.: »Life events and the onset of panic disorder«, in: *American Journal of Psychiatry*, 1986, 143, S. 1426 f.
12 Gorman, J. M. / Fyer, M. R. / Goetz, R. / Askanazi, J. / Martinez, J. / Liebowitz, M. R. / Fyer, A. J. / Kinney, J. / Klein, D. F.: »Ventilatory challenge study of patients with panic disorders«, in: *Archives of General Psychiatry*, 1988, 45, S. 31–39

13 Boulenger, J.-P.: »Les effets anxiogènes de la caféine«, in: *Psychiatrie*, 3, Ergänzungsheft 22, S. 35 ff.
14 Reiman, E. M. / Raichle, M. E. / Robins, E. / Butler, J. K. / Hersovitch, P. / Fox, P. / Perlmutter, J.: »The application of positron emission tomography to the study of panic disorder«, in: *American Journal of Psychiatry*, 1986, 143, S. 469–477

Nach zwanzig Jahren:
15 Dannon, P. N. / Gon-Usishkin, M. / Gelbert, A., et al.: »Cognitive behavioral group therapy in panic disorder patients: the efficacy of CBGT versus drug treatment«, in: *Annals of Clinical Psychiatry*, 2004, 16, S. 41–46
16 Bouchard, S. / Paquin, B. / Payeur, R., et al.: »Delivering cognitive-behavior therapy for panic disorder with agoraphobia in videoconference«, in: *Telemedicine Journal and e-Health*, 2004, 10, S. 13–25
17 Bergström, J. / Andersson, G. / Ljótsson, B. / Rück, C. / Andréewitch, S. / Karlsson, A. / Carlbring, P. / Andersson, E. / Lindefors, N.: »Internet- versus group-administered cognitive behaviour therapy for panic disorder in a psychiatric setting: a randomised trial«, in: *BMC Psychiatry*, 2010, 10, S. 54
18 Bruce, S. E. / Vasile, R. G. / Goisman, R. M., et al.: »Are benzodiazepines still the medication of choice for patients with panic disorder with or without agoraphobia?», in: *American Journal of Psychiatry*, 2003, 160, S. 1432–1438

Der Mann, der es eilig hatte

Weiterführende Literatur:
Bartholdt, L. / Schütz, A.: *Stress im Arbeitskontext: Ursachen, Bewältigung und Prävention*. Weinheim (Beltz) 2010
Charrey, M. / Michem, M. P.: *Le Golden Stress ou la très profitable angoisse de ces patrons à qui tout réussit*. Paris (Dunod) 1990
Flannery, R. B.: *Becoming Stress Resistant*. Chestnut Ridge (Crossroad Publishing Company) 1990
Kaluza, G.: *Gelassen und sicher im Stress*. Berlin (Springer) ³2007
Lelord, F.: *10 conseils pour bien vivre avec son stress*. Paris (Publi-Union) 1990

Légeron, P.: »Stress et approche cognitive comportementale«, in: *L'Encéphale*, Sondernummer, 1993
Rivolier, J.: *L'homme stressé*. Paris (PUF) 1989
Vester, F.: *Phänomen Stress*. München (dtv) 1978

Quellenverzeichnis:

1 Beck, A. T.: »Échelle d'attitudes dysfonctionnelles«, in: Cottraux, J. / Bouvard, M. / Légeron, P. (Hg.): *Méthodes et échelles d'évaluation des comportements*. Issy-les-Moulineaux (Éditions EAP) 1985
2 Bortner, R. W.: »Questionnaire d'auto-évaluation du Type A«, in: Cottraux, J. / Bouvard, M. / Légeron, P. (Hg.): *Méthodes et échelles d'évaluation des comportements*. Issy-les-Moulineaux (Éditions EAP) 1985
3 Roskies, E.: *Stress Management and the Healthy Type A*. New York (Guilford Press) 1987. Darin vor allem S. 23–26: »Type A and occupational achievement«.
4 Friedman, M. / Rosenman, R. H.: *Der A-Typ und der B-Typ*. Reinbek bei Hamburg (Rowohlt) 1975
5 Rosenman, R. H. / Brand, R. J. / Jenkins, D. / Friedman, M. M. / Strauss, R. / Wurm, R.: »Coronary heart disease in the Western Collaborative Study Group: final follow-up experience of 8½ years«, in: *Journal of the American Medical Association*, 1975, 233, S. 872–877
6 Belgian-French Pooling Project: »Assessment of type A behavior by the Bortner rating scale and ischaemic heart disease«, in: *European Heart Journal*, 1984, 5, S. 440–446
7 Ragland, D. R. / Brand, R. J.: »Type A behavior and mortality from coronary heart disease«, in: *New England Journal of Medicine*, 1988, 318, S. 65–69
8 Dembrovski, T. M. / Mac Dougall, J. M. / Williams, R. B. / Haney, T. L. / Blumenthal, J. A.: »Components of Type A, hostility and anger-in: relationship to angiographic findings«, in: *Psychosomatic Medicine*, 1985, 47, S. 219–233
9 Dantzer, R.: *L'illusion psychosomatique*. Paris (Odile Jacob) 1989. Darin S. 165–211: »Les infortunes de l'individualité«.

10 Légeron, P.: »Stratégies comportementales et cognitives dans la gestion de stress«, in: *Quotidien du médecin*, 15. November 1990, S. 360
11 Jacobson, E.: *Savoir se relaxer pour combattre le stress*. Montréal (Éditions de l'Homme) 1980
12 Brugha, T. / Conroy, R. / Walsh, N., et al.: »Social networks, attachments and support in minor affective disorders. A replication«, in: *British Journal of Psychiatry*, 1982, 141, S. 249–255
13 Fontaine, O. / Wilmotte, J. W.: »La dépression«, in: Fontaine, O. / Cottraux, J. / Ladouceur, R.: *Cliniques de thérapies comportementales*. Liège (Pierre Mardaga) 1984
14 Jahresbericht des Bureau International du Travail (Internationales Arbeitsamt): *Le stress dans le monde du travail*. Genf 1993, Kap. 5
15 Cole, E. G. / Tucker, L. A. / Friedman, G. M.: »Absenteeism data as a measure of cost-effectiveness of stress management programs«, in: *American Journal of Health Promotion*, 1987, S. 12–15
16 Schneider, C. J.: »Cost-effectiveness of biofeedback and behavioral medicine treatments: a review of the literature«, in: *Biofeedback and Self-Regulation*, 1987, 12, S. 71–89
17 Mathew, R. J. / Wilson, W. H.: »Anxiety and cerebral blood flow«, in: *American Journal of Psychiatry*, 1990, 147, S. 838–849
18 Finkielkraut, A.: *Die Niederlage des Denkens*. Reinbek bei Hamburg (Rowohlt) 1989
19 Lipovetsky, G.: *Narziss oder die Leere: Sechs Kapitel über die unaufhörliche Gegenwart*. Hamburg (Europäische Verlags-Anstalt) 1995
20 Aubert, N. / Pagès, M.: *Le coût de l'excellence*. Paris (Seuil) 1991

Nach zwanzig Jahren:

21 Karasek, R. / Theorell, T.: *Healthy Work: Stress, Productivity and the Reconstruction of Working Life*. New York (Basic Books) 1990
22 Patrick Légeron, einer der Autoren des letztgenannten Berichtes, veröffentlichte auch *Le stress au travail*, Paris (Odile Jacob) 2003.

François Lelord

Hector und die Geheimnisse der Liebe

Aus dem Französischen von Ralf Pannowitsch. 240 Seiten. Piper Taschenbuch

Auf seiner Reise wird der junge Psychiater Hector zum Abenteurer des Herzens. Er spürt einem Professor nach, der das Geheimnis der Liebe entschlüsselt haben will. Dabei entdeckt er, wie kompliziert die Liebe sein kann: Kann man nicht für immer verliebt bleiben? Warum liebt manchmal der eine mehr als der andere? Und Hector entdeckt, daß allein die Liebe – für alle Zeit und wo immer wir leben – die Macht haben wird, unsere tiefsten Sehnsüchte zu stillen.

»Eine tiefsinnige Geschichte, die mit klugen Einsichten zum Thema Liebe überrascht.«

Gala

05/2123/02/L

François Lelord

Hectors Reise oder die Suche nach dem Glück

Aus dem Französischen von Ralf Pannowitsch. 208 Seiten. Piper Taschenbuch

Es war einmal ein ziemlich guter Psychiater, sein Name war Hector, und er verstand es, den Menschen nachdenklich und mit echtem Interesse zuzuhören. Trotzdem war er mit sich nicht zufrieden, weil es ihm nicht gelang, die Leute glücklich zu machen. Also begibt sich Hector auf eine Reise durch die Welt, um dem Geheimnis des Glücks auf die Spur zu kommen.

»Wenn man dieses Buch gelesen hat – ich schwöre es Ihnen – ist man glücklich.«

Elke Heidenreich

05/2122/02/R

François Lelord

Hector und die Entdeckung der Zeit

Aus dem Französischen von Ralf Pannowitsch. 224 Seiten. Piper Taschenbuch

Es war einmal ein junger Psychiater, der Hector hieß ... Natürlich wollten alle, die zu ihm kamen, das Rezept zum Glücklichsein, und Hector hatte genügend Erfahrung, um dem einen oder anderen helfen zu können. Aber es beschäftigte ihn noch etwas anderes, und er verbrachte mehr und mehr Zeit damit, über die Zeit nachzudenken. Über ihren steten Fluß, die Jahre, die verfliegen, und die Frage, warum alle immer zu wenig Zeit haben, obwohl sie ständig in Eile sind. Existiert die Zeit überhaupt, wenn das Vergangene vergangen ist, die Gegenwart augenblicklich Vergangenheit wird und das Zukünftige sich noch nicht ereignet hat? Hector beginnt die Suche nach der verlorenen Zeit und versucht herauszufinden, wie das Unmögliche möglich und ein flüchtiger Moment des Glücks Ewigkeit werden kann.

3sat

05/2422/01/L

François Lelord

Im Durcheinanderland der Liebe

Roman. Aus dem Französischen von Ralf Pannowitsch. 256 Seiten. Piper Taschenbuch

Ein junger Inuit kommt als Botschafter seines Stammes nach Paris. Obwohl sich alle für ihn interessieren, fühlt Ulik jeden Abend in seinem Hotel die Einsamkeit in sich aufsteigen, denn in seinem Land ist man niemals allein. Überhaupt ist Ulik verwundert. Im Land der Eskimos ist Liebe ein Austausch von Geschenken unter zwei Menschen, die einander brauchen. In Paris scheint man komplett andere Vorstellungen zu haben. In dem mutigen und einsamen Inuit spiegelt der Psychiater und Bestsellerautor François Lelord unsere Sehnsucht nach starken Gefühlen und den Zustand der Liebesunordnung, in dem wir leben.

»Diese fast kindlich schöne Liebessuche ist wunderbar zu lesen.«

Emotion

05/2423/01/R